U0245265

全国县级医院系列实用手册

妇产科护理手册

主　编　徐鑫芬　熊永芳

副主编　罗碧如　徐旭娟

人民卫生出版社

图书在版编目（CIP）数据

妇产科护理手册/徐鑫芬,熊永芳主编.—北京:人民卫生出版社,2016

（全国县级医院系列实用手册）

ISBN 978-7-117-22275-4

Ⅰ.①妇…　Ⅱ.①徐…②熊…　Ⅲ.①妇产科学-护理学-手册　Ⅳ.①R473.71-62

中国版本图书馆 CIP 数据核字(2016)第 055542 号

| 人卫社官网 | www.pmph.com | 出版物查询，在线购书 |
| 人卫医学网 | www.ipmph.com | 医学考试辅导，医学数据库服务，医学教育资源，大众健康资讯 |

全国县级医院系列实用手册

妇产科护理手册

主　　编：徐鑫芬　熊永芳
出版发行：人民卫生出版社(中继线 010-59780011)
地　　址：北京市朝阳区潘家园南里 19 号
邮　　编：100021
E - mail：pmph @ pmph.com
购书热线：010-59787592　010-59787584　010-65264830
印　　刷：北京盛通印刷股份有限公司
经　　销：新华书店
开　　本：850×1168　1/32　印张：15.5
字　　数：393 千字
版　　次：2016 年 4 月第 1 版　2017 年 4 月第 1 版第 2 次印刷
标准书号：ISBN 978-7-117-22275-4/R·22276
定　　价：89.00 元
打击盗版举报电话：010-59787491　E-mail：WQ @ pmph.com
（凡属印装质量问题请与本社市场营销中心联系退换）

编　者（以姓氏笔画为序）

方　琳　湖北省妇幼保健院

冯素文　浙江大学医学院附属妇产科医院

朱　珠　南京医科大学附属南京市妇幼保健院

江　露　第三军医大学第一附属医院

罗碧如　四川大学华西第二医院

徐旭娟　南通大学附属医院

徐鑫芬　浙江大学医学院附属妇产科医院

葛莉娜　中国医科大学附属盛京医院

曾淑贤　湖南省妇幼保健院

熊永芳　湖北省妇幼保健院

《全国县级医院系列实用手册》
编委会

出版说明

　　县级医院是我国医疗服务承上启下的重要一环，是实现我国医疗服务总体目标的主要承载体。目前，我国县级医院服务覆盖全国人口 9 亿多，占全国居民总数 70% 以上，但其承担的医疗服务与其功能定位仍不匹配。据《2014 中国卫生和计划生育统计提要》数据显示，截至 2013 年，我国有县级医院 1.16 万个，占医院总数的 47%；诊疗人次 9.24 亿人次，占医院总诊疗人次的 34%；入院人数 0.65 亿人，占医院总入院人数的 46%。

　　为贯彻习近平总书记"推动医疗卫生工作重心下移、医疗卫生资源下沉，推动城乡基本公共服务均等化，为群众提供安全有效方便价廉的公共卫生和基本医疗服务"的指示，落实国务院办公厅《关于全面推开县级公立医院综合改革的实施意见》和《关于推进分级诊疗制度建设的指导意见》等文件精神，推动全国县级医院改革发展与全国分级诊疗制度顺利实施，通过抓住县级医院这一关键环节，实现"郡县治，天下安"的目标，在国家卫生和计划生育委员会的领导下，在中国医师协会、中华医学会、中国医院管理协会的支持下，人民卫生出版社组织编写了本套《全国县级医院系列实用手册》。

　　本套图书编写有如下特点：

　　1. 编写工作是在对全国 31 个省市自治区 100 多家县级医院的充分调研基础上开展的，充分反映了全国县级医院医务工作者迫切需求。

　　2. 图书品种是严格按照县级医院专业构成和业务能力发展要求设置的，涉及临床、护理、医院管理等 27 个专业。

3. 为了保证图书内容的学术水平，全部主编均来自全国知名大型综合三甲医院；为了增加图书的实用性，还选择部分县级优秀医生代表参与编写工作。

4. 为了保证本套图书内容的权威性和指导性，大部分参考文献来源于国家制定的指南、规范、路径和国家级教材。

5. 整套图书囊括了县级医院常见病、多发病、疑难病的诊治规范、检查技术、医院管理、健康促进等县级医院工作人员必备的知识和技术。

6. 本套图书内容在保持先进性的同时，更侧重于知识点的成熟性和稳定性。

7. 本套图书写作上字斟句酌，字词凝练。内容表达尽量条理化、纲要化、图表化。

8. 本书装帧精良，为方便阅读，参照国际标准制作成易于携带的口袋用书。

本套图书共 27 种，除适合于县级医院临床工作者阅读之外，还兼顾综合性医院年轻的住院医师和临床研究生使用。本套图书将根据临床发展需要，每 3~5 年修订一次。整套图书出版后，将积极进行数字化配套产品的出版。希望本套图书的出版为提升我国县级医院综合能力、着力解决我国"看病难、看病贵"等问题，做出应有贡献。

希望广大读者在使用过程中发现不足，并反馈给我们，以便我们逐步完善本套图书的内容，提高质量。

人民卫生出版社

《全国县级医院系列实用手册》编委会

2016 年 1 月 18 日

前　言

　　《全国县级医院系列实用手册——妇产科护理手册》
是应国家卫生和计划生育委员会、国家中医药管理局
《关于印发全面提升县级医院综合能力工作方案的通知》
（国卫医发〔2014〕48号）要求，参照《国务院办公厅关
于全面推开县级公立医院综合改革的实施意见》（国办发
〔2015〕33号），由人民卫生出版社组织编写的"全国县
级医院系列实用手册"系列书27个专业分册之一。

　　全书共有五章五十七节，内容包括妇产科一般护理、
妇科常见疾病的护理、妊娠分娩常见并发症与合并症的
护理、助产护理、妇产科护理技术操作规范及考核标准
等。第一章妇产科一般护理，作为全书的总述部分，涵
盖了妇产科临床护理的所有服务对象及其所需护理的共
同的基础的部分，为其后的疾病护理及专科护理打下了
基础。第二章妇科常见疾病护理，选取了妇科常见的二
十种疾病，分二十节进行分别阐述。每节按"概述"、
"护理评估"、"护理措施"、"健康教育"、"注意事项"
五个版块逐一展开，既是一种叙述方式，也是一种思维
模式和工作模式。"概述"主要向使用本书的护理人员
提供有关疾病的定义、发病机制、治疗原则等基础医学
知识，为实施疾病的护理做好基础铺垫。接下来的"护
理评估"是护理工作不可缺少的重要环节，也是临床护
理工作常缺少或不足的环节。通过护理评估全面收集病
人的资料，有助于增加对疾病及病人的了解。"护理措
施"是临床护理的主要内容。除了一般护理的内容，症
状护理、用药护理、手术护理、心理护理是临床护士基

于对疾病知识的理解及病人情况的充分评估后，开展的主要的、具体的工作。本书将"健康教育"和"注意事项"作为单列的版块进行撰写，是为了让读者充分认识健康教育的对象、目的及意义，突破"形式"的局限，实施个性化指导，包括疾病知识、个人卫生及生活习惯、用药知识和随访；而注意事项则是以护士为对象，说明实施护理措施时应注意的问题。第三章妊娠分娩常见并发症与合并症的护理，保持与第二章相同的书写格式，内容上强调"母婴一体"的整体观念。第四章助产护理，主要突出助产的专业特点和临床思维，树立"孕产妇"不是"病人"的助产理念，从妊娠分娩的正常性出发，适时提供助产适宜技术，呵护母婴健康。第五章妇产科护理技术操作规范和考核标准从妇科一般护理技术、产科一般护理技术、助产技术及母婴同室新生儿护理技术四个方面列举，为妇产科护士岗位培训、考核和管理提供了一个实用的蓝本，也是妇产科护士自我学习和自我训练的参考指南。本书还特别提供了两个附录，"妇产科常用药物参考目录"及"妇产科常用检验项目的正常参考值和临床意义"，可以强化临床护士的药学知识，养成关注辅助检查结果的工作习惯，有利用全面了解疾病、病人、孕产妇和胎、婴儿的生命状态和疾病状况，更好地实施个性化护理。

　　本书虽定位于"县级医院"妇产科护理，但参与撰写的专家均来自于国内知名的三级妇产专科医院、妇幼保健院和综合医院，知识层面和要求高度不打折扣。本书内容全面、丰富、实用、前沿。是一本难得的工具书和实践指南。

　　由于编者经验、水平及关注点的不同，加之编撰时间有限等诸多因素，本书一定还存在很多不足，竭诚希望广大读者提出宝贵意见和建议，以便不断完善。

主编

2016 年 3 月

目　录

第一章

妇产科一般护理

第一节　妇科病人的护理

【概述】

本节妇科病人是指妇科住院病人，包括普通妇科、妇科肿瘤、妇科内分泌、计划生育住院病人，内容涉及妇科疾病常见症状体征、辅助检查、症状护理、术前术后护理、心理护理、健康教育及注意事项，不包括化疗病人和门诊计划生育妇女的一般护理。

【护理评估】

1. 健康史

（1）现病史：了解本次疾病发生、演变和诊疗全过程。包括起病时间、主要症状特点、有无伴随症状、发病后诊疗情况及结果，睡眠、饮食、体重及大小便等一般情况的变化。

（2）月经史：包括初潮年龄、月经周期及经期持续时间、经量、经期伴随症状。月经异常者了解前次月经时间、末次月经时间、经期有无不适、有无痛经及疼痛部位、性质、程度、起止时间等。绝经后病人应询问绝经年龄、绝经后有无不适等。

（3）婚育史：包括婚姻及生育状况。了解结婚年龄、婚次、男方健康情况；分娩史和流产史。主要有分娩或流产次数及时间，分娩方式，有无难产史，产后或流产后有无出血、感染史，采取的避孕措施等。

（4）既往史：过去的健康和疾病情况。包括以往健康状况、疾病史，特别是妇科病、结核病、肝炎、心血管疾病及腹部手术史等。询问药物、食品过敏史。

（5）个人史：询问病人的生活及居住情况，出生地和曾居住地区，个人特殊嗜好、生活方式、营养、卫生习惯、有无烟酒嗜好、有无毒品使用史。

（6）家族史：了解父母、兄弟、姊妹及子女的健康状况。询问家族成员有无遗传性疾病（如血友病、白化病等）、可能与遗传有关的疾病（如糖尿病、高血压、肿瘤等）以及传染病（如结核等）。

2. 生理状况

（1）症状：妇科常见症状观察主要有阴道流血、白带异常、下腹痛等。

（2）体征：①外阴发育情况；②宫颈大小、硬度、有无糜烂样改变、撕裂、息肉、腺囊肿，有无接触性出血、举痛及摇摆痛等；③宫体位置、大小、硬度、活动度，表面是否平整、有无突起，有无压痛等；④腹部有无压痛、反跳痛及肌紧张，能否扪到包块，包块位置、大小、硬度、表面光滑与否、活动度，有无压痛以及与子宫及盆壁关系。

（3）辅助检查：

1）影像学检查：①超声检查：B超检查子宫肌瘤、子宫腺肌病和腺肌瘤、盆腔炎性疾病、盆腔子宫内膜异位症、卵巢肿瘤、卵泡发育监测、宫内节育器探测等；②X线检查：X线检查借助造影诊断先天性子宫畸形，了解子宫腔及输卵管腔内形态；X线胸片主要用于妇科恶性肿瘤肺转移的诊断；③CT、MRI、PET用于妇科肿瘤的进一步检查。

2）生殖道脱落细胞学检查：用于诊断生殖道感染性疾病和恶性肿瘤的初步筛选。

3）宫颈脱落细胞HPV DNA检测：作为宫颈癌及癌前病变的常见筛查手段。

4）妇科肿瘤标志物检查：CA125、AFP、CEA、

ER、PR、*Myc* 基因、*ras* 基因等。

5）女性内分泌激素测定：GnRH、FSH、LH、PRL、hCG、HPL、雌激素、孕激素、雄激素等。

6）女性生殖器官活组织检查：局部活组织检查、诊断性宫颈锥切、诊断性刮宫、组织穿刺。

7）妇科内镜检查：阴道镜、宫腔镜、腹腔镜。

3. 高危因素

（1）自理能力受限：有发生坠床和跌倒的风险，常见于特级、一级护理病人，如化疗所致过敏反应或骨髓抑制的危重症、复杂大手术后、妇科肿瘤大手术后、妇科肿瘤动脉灌注及栓塞化疗后等。评估方法见附表一、附表二。

（2）皮肤完整性受损：有感染或发生压疮的危险，常见于恶性肿瘤病人术后或化疗期间。评估方法见附表三。

4. 心理-社会因素

（1）环境改变引发的问题：病人对医院环境感到陌生，对病房作息时间、探视制度不适应，一时不能接受病人的角色。

（2）疾病引发的问题：病人对自己所患疾病的性质和程度不清楚，对治疗和护理的期望值过高，难以忍受疾病本身给躯体带来的痛苦，不能接受治疗过程中产生的疼痛等不适感。

（3）家庭支持与经济状况引发的问题：生病后病人不能照顾家庭或影响生育，病人可能产生负疚感，病人及家属有烦躁、焦虑情绪。恶性肿瘤病人因治疗周期长，可能出现经济困难；担心预后差，病人及家属可能有恐惧、绝望、沮丧、悲哀等情绪变化。

（4）宗教信仰与社会关系：包括宗教信仰、价值观、工作状况、生活方式、家庭状况、经济状况等。

【护理措施】

1. 入院护理

（1）接诊：收集病历资料，填写入院登记，建立病历，填写体温单及首次护理记录单。

（2）安置病人：安排床位，填写床头卡，佩戴手腕

1

带，介绍病区环境，送病人到病床。

2. 住院护理

（1）一般护理：①病房整洁、安静，保持床单位清洁、舒适，注意室内空气流通，避免交叉感染；②测量生命体征，定期巡视病房，细致观察病情变化及治疗反应等，发现异常及时报告医师，做好护理记录和书面交班，危重病人床边交班。

（2）晨、晚间护理：整理床单位，开窗通风或关门窗，协助病人翻身、取舒适体位，适时做好压疮护理及头面部、口腔、会阴部、足部护理，维护管路安全，观察生命体征及病情变化，进行饮食、活动等方面的指导。晚间请探视人员离开病区，创造良好环境，促进病人入睡。

（3）症状护理：

1）阴道流血：①测量体温、脉搏、呼吸、血压，观察病人面色、嘴唇、甲床的颜色，评估出血量，记录阴道流血量、颜色及性状，观察有无组织物排出，必要时送病检，观察有无腹痛等其他伴随症状；②预防感染，注意观察体温、脉搏的变化以及白细胞计数和分类的变化，保持会阴部清洁、勤换护垫；③进食高蛋白、高热量、高维生素、易消化、含铁丰富的饮食，以补充因流血而导致铁、蛋白质等营养物质的丢失；④阴道流血量多、体质虚弱的重度贫血病人需卧床休息，以减少机体消耗，活动时避免体位突然改变而发生体位性低血压。

2）白带异常：①询问并观察病人白带的量、性状、气味，是否伴有外阴瘙痒或灼痛，注意观察用药反应；②注意个人卫生，保持外阴部清洁、干燥，勤换内裤，尽量避免搔抓外阴部致皮肤破损；③治疗期间禁止性生活；④告知行阴道分泌物检查前24～48小时避免性交、避免阴道灌洗或局部用药；⑤月经期间暂停阴道冲洗及阴道用药。

3）下腹痛：①观察下腹痛部位、性质、时间、起病缓急，有无恶心、呕吐、发热等伴随症状；②注意生命体征的变化，未确诊前禁用止痛药；③嘱卧床休息，取平卧或半坐卧位，以缓解疼痛、局限炎症。

4）下腹部肿块：①观察有无腹痛、阴道流血及排液、发热等症状；②巨大肿块、腹水病人应每天测量空腹体重及腹围并记录，巨大包块压迫膀胱、直肠致排尿排便不畅时，应给予导尿、通便治疗。

（4）用药护理：遵医嘱及时、准确用药，对病人说明药物名称、用药目的、剂量、方法、可能出现的不良反应及应对措施。妇科常用药物见附录一"妇产科常用药物参考目录"。

（5）围术期护理：

1）术前护理：

饮食护理：外阴、阴道手术及恶性肿瘤手术或可能涉及肠道的手术，术前3天进无渣半流质饮食，术前一天进流质饮食，手术前8小时禁食，术前4小时禁饮。

皮肤准备：腹部手术备皮范围是上起剑突水平，两侧至腋中线，下至大腿内上侧1/3及会阴部。阴道手术上起耻骨联合上10cm，两侧至腋中线，下至外阴部、肛门周围、臀部及大腿内侧上1/3。腹腔镜手术病人重点做好脐周清洁，清除脐窝污垢。

肠道准备：清洁肠道应遵医嘱于术前3天、术前一天、手术当日灌肠或清洁灌肠，也可以口服缓泻剂代替多次灌肠。

阴道准备：遵医嘱术前1天或3天行阴道冲洗或擦洗，每天1~2次。

2）术中护理：按手术室护理常规护理。

3）术后护理：

床边交班：术毕返回病房，责任护士向手术室护士及麻醉师详细了解术中情况，包括麻醉类型、手术范围、术中出血量、尿量、用药情况、有无特殊注意事项等；及时为病人测量血压、脉搏、呼吸；观察病人神志；检查输液、腹部伤口、引流管、背部麻醉管、镇痛泵、阴道流血情况等，认真做好床边交班并详细记录。

术后体位：术后回病房根据麻醉方式决定体位，硬膜外麻醉者去枕平卧6~8小时，全麻病人未清醒时应去枕平卧，头偏向一侧。然后根据不同手术指导病人采取不同体位，如外阴癌根治术应采取平卧位，腹部手术可采取半卧位。

监测生命体征：通常术后每 15～30 分钟测量一次脉搏、呼吸、血压，观察病人神经精神状态，4～6 小时平稳后可根据手术大小及病情改为每 4 小时 1 次或遵医嘱监测并记录。

饮食护理：术后 6 小时禁食禁饮，根据病情遵医嘱开始进食流质，然后半流质饮食，最后过渡到普食。

伤口护理：观察伤口有无渗血、渗液或敷料脱落情况，有无阴道流血，发现异常应报告医师及时处理。

导尿管护理：保持导尿管通畅，观察并记录尿量、颜色、性质，手术当日每小时尿量应不少于 100ml，至少 50ml 以上，如有异常，及时通知医师。根据手术范围及病情术后留置尿管 1～14 天，保持会阴清洁，每天 2 次会阴擦洗，防止发生泌尿系感染，尿管拔除后 4～6 小时应督促并协助病人自行排尿，以免发生尿潴留。

引流管护理：包括盆、腹腔引流管，可经腹部或阴道放置，合理固定引流管，注意保持引流管通畅，避免扭曲、受压及脱落，注意观察引流液的颜色、性状及量并做好记录。一般 24 小时内引流液不超过 200ml，性状应为淡血性或浆液性，引流量逐渐减少，根据引流量，一般留置 24～48 小时，引流量 <10ml 便可拔除。拔管后，注意观察置管伤口的愈合情况。

活动指导：鼓励尽早下床活动，暂时不能下床的病人需勤翻身、四肢适当活动，可以改善胃肠功能，预防或减轻腹胀，协助并教会病人做踝足运动，预防静脉血栓的发生。术后第一次下床的病人起床要缓慢，有护士或家属陪护，防止因体位性低血压引起晕厥。

疼痛护理：伤口疼痛，通常术后 24 小时内最为明显，可以更换体位减轻伤口张力，遵医嘱给予止痛药；腹腔镜手术术后 1～2 天因二氧化碳气腹原因可引起双肋部及肩部疼痛，即串气痛，多可自行缓解，适当活动四肢可减轻症状，必要时使用镇痛剂。

1

腹胀护理：如出现腹胀不能缓解，可采取肛管排气、肌注新斯的明、"1、2、3"溶液灌肠等护理措施。

（6）心理护理：

1）针对病人在不同情况下的心理反应，作出正确的心理评估与判断。

2）鼓励病人表达自己的情绪，耐心倾听，深入沟通交流，介绍病区病友认识，使其尽快适应医院环境，与医师护士及病友建立良好的关系。

3）介绍疾病的发展及转归，治疗方案的选择及治疗过程中的注意事项，解答病人及家属的疑问，耐心开导和鼓励病人，正确面对疾病，以积极的姿态配合治疗。

4）争取家属及朋友的支持与开导，建议采取适当的方法放松心情，如听音乐、看书、按摩、深呼吸、热水浴等。

5）尊重个人宗教信仰及价值观，尊重其采取解除焦虑的措施，如哭泣、愤怒、诉说等。

6）警惕发生意外，密切观察病人心理变化，及时报告医师，进行心理与药物治疗。

（7）危急状况处理：妇科住院病人常见危急状况是急性大出血（包括内出血），处理措施如下：

1）立即通知医师的同时，置病人头抬高15°，下肢抬高20°休克卧位，测量生命体征。

2）迅速扩容，建立静脉通道（18G留置针），输入平衡液，若失血多，血管穿刺困难者行颈外静脉穿刺或立即配合医师行中心静脉置管术，保证充分的液体补充。

3）氧气吸入，氧流量调至2~4L/min，保持呼吸道通畅，观察生命体征变化。

4）静脉采血送检，协助医师做好辅助检查及对症处理，输入血液制品，观察输血反应。

5）需手术的病人必须及时做好术前准备如交叉配血、备皮、留置导尿管，更换手术衣，尽快护送病人入手术室。

6）抢救病人执行口头医嘱时需复述，经确认无误后方可执行，抢救完成后6小时内及时补记。真实、完整书写护理记录单。

1

3. 出院护理

（1）执行出院医嘱，通知病人或家属出院时间，做出院健康指导。

（2）协助病人或家属整理物品，办理出院手续，解除腕带。

（3）转入社区继续治疗的病人，和社区医务人员交接病人治疗、护理、药品、物品和病情记录单，完整交接病人信息，核对准确。

（4）撤去床头卡，清理床单位，终末消毒，铺好备用床。

【健康指导】

1. 入院指导　介绍管床医师、责任护士、病区环境、生活设施及使用方法，介绍作息时间、探视制度，强调安全管理，如不能外出、防止跌倒坠床等。

2. 住院指导　讲解疾病知识，解释各项检查、治疗、用药的目的、方法和注意事项；向手术病人解释术前准备的内容，介绍手术名称及过程、手术时间、麻醉方式及术后注意事项；告知疾病的进展、诊疗效果；告知可能出现的并发症及防范措施。

3. 出院指导　指导病人出院后休息时间、饮食要求、症状护理及注意事项，详细说明出院带药的使用方法。告知继续治疗及随访的重要性，明确告知随访时间、地点、内容及目的。

【注意事项】

1. 协助病人上下妇科检查床，尤其是年老体弱、行动不便的病人，避免跌倒损伤，并注意保暖，避免受凉。

2. 实施检查、治疗，如检查伤口、会阴擦洗等操作时，应关闭门窗，注意使用屏风或拉好床边围帘、窗帘，尽量减少暴露部位，注意保护病人隐私。

3. 术前准备期间，发现月经来潮或其他异常情况如发热、血压升高等，及时报告医师，决定是否延期手术。

4. 有传染病或疑似传染病病人，应完善隔离措施，防止交叉感染。

附表 1　改良 Barthel 指数评定量表（MBI）

ADL 项目	完全依赖 1 级	最大帮助 2 级	中等帮助 3 级	最小帮助 4 级	完全独立 5 级
修饰（洗脸、梳头、刷牙、刮脸）	0	1	3	4	5
洗澡	0	1	3	4	5
进食	0	2	5	8	10
如厕（包括擦净、穿裤、冲水）	0	2	5	8	10
穿衣（包括系鞋带）	0	2	5	8	10
大便控制	0	2	5	8	10
小便控制	0	2	5	8	10
上下楼梯	0	2	5	8	10
床椅转移（从床上转移到椅子上就座）	0	3	8	12	15
平地行走	0	3	8	12	15

注：该量表适合于功能障碍病人的日常生活能力的评定。1. >60 分为良，有轻度功能障碍，能独立完成部分日常活动，需要部分帮助。2. 41～60 分为中，有中度功能障碍，需要极大地帮助方能完成日常生活活动。3. ≤40 分为差，有重点功能障碍，大部分日常生活不能完成或需其他人照顾

附表 2　住院病人跌倒危险因素评估表

项目	危险因素	评分值
年龄	年龄 >65 岁或 <6 岁	5
跌倒史	跌倒既往史	5
神经精神情况	老年痴呆	3
	烦躁不安	2
	昏迷	2
视听力	视听力下降，视野变窄	2
	眩晕症	5
	出血量 >500ml	4
疾病因素	血压 <90/60mmHg	3
	血红蛋白 <30g/L	3
	类隐血	3
	肢体残缺	5
	偏瘫	4
肢体情况	关节僵硬、变形、疼痛	4
	肢体肌力下降	4
	移动时需要帮助	4
药物影响	使用镇痛药、镇静药	1
	使用利尿药	1
	使用降压药	1
	使用降血糖药	1
	使用化疗药	1
	使用缓泻剂	1
	使用抗凝血药	1
不良症状	尿频	1
	皮肤感觉异常	1

注：评分 <2 分为低度危险；3~5 分为中度危险性；>5 分为高度危险性

附表3　修订后Norton压疮危险度评估表

项目	4分	3分	2分	1分
意识状态	清醒	淡漠	模糊	昏迷
营养状况	好	一般	差	极差
运动	运动自如	轻度受限	重度受限	运动障碍
活动	运动自如	扶助行走	依赖轮椅	卧床不起
排泄控制	能控制	尿失禁	大便失禁	二便失禁
循环	毛细血管再灌注迅速	毛细血管再灌注减慢	轻度水肿	中度～重度水肿
体温	36.6～37.2℃	37.2～37.7℃	37.7～38.3℃	>38.3℃
药物使用	未使用镇静药或类固醇类药	使用镇静药	使用类固醇类药	使用类固醇及镇静药

注：评分25～31分为低度危险，17～24分为中度危险，8～16分为高度危险，12分以下为难免压疮

（方　琳）

1

1

第二节 计划生育妇女的护理

【概述】

计划生育措施主要包括避孕、绝育及避孕失败补救措施。常用的避孕方法有工具避孕法、药物避孕法及外用避孕法。女性绝育方法主要采用输卵管绝育术。避孕失败补救措施有早期人工流产术（手术流产和药物流产）、中期妊娠引产术。本节主要介绍女性避孕方法的选择及早期人工流产术的护理。

【护理评估】

1. 健康史 评估现病史、既往史、婚育史、月经状况，了解有无各种计划生育措施的禁忌证。

（1）宫内节育器放置术禁忌证：①妊娠或妊娠可疑。②生殖道急性炎症。③人工流产出血多，怀疑有妊娠组织物残留或感染可能；中期妊娠引产、分娩或剖宫产胎盘娩出后，子宫收缩不良有出血或潜在感染可能。④生殖器官肿瘤。⑤生殖器官畸形如中隔子宫、双子宫等。⑥宫颈内口过松、重度陈旧性宫颈裂伤或子宫脱垂。⑦严重的全身疾病。⑧宫腔 < 5.5cm 或 > 9.0cm（除外足月分娩后、大月份引产后放置含铜无支架 IUD）。⑨近3个月内有月经失调、阴道不规则流血。⑩有铜过敏史。

（2）甾体激素避孕药的禁忌证：①严重心血管疾病、血栓性疾病；②急、慢性肝炎或肾炎；③恶性肿瘤、癌前病变；④内分泌疾病；⑤哺乳期；⑥精神病人；⑦年龄 > 35 岁吸烟的妇女不宜长期服用；⑧有严重偏头痛，反复发作者。

（3）宫内节育器取出术禁忌证：①并发生殖道炎症时，先给予抗感染治疗，治愈后再取出 IUD；②全身情况不良或在疾病的急性期，应待病情好转后再取出。

（4）手术流产禁忌证：①生殖道急性或亚急性炎症，如阴道炎、宫颈炎、盆腔炎等；②各种疾病的急性期；③全身情况不能耐受手术，如严重贫血、高血压、心力衰竭、重度酸中毒等；④术前两次体温在 37.5℃以上者。

（5）药物流产禁忌证：①有使用米非司酮禁忌证，如肾上腺及其他内分泌疾病、妊娠期皮肤瘙痒史、血液病、血管栓塞等病史；②有使用前列腺素药物禁忌证，如心血管疾病、青光眼、哮喘、癫痫、结肠炎等；③带器妊娠、宫外孕；④其他：过敏体质、妊娠剧吐、长期服用抗结核、抗癫痫、抗抑郁、抗前列腺素药物等。

2. 生理状况

（1）症状体征：有无体温升高及急、慢性疾病体征。妇科检查外阴、阴道、宫颈、白带、子宫、附件有无异常。

（2）辅助检查：①血、尿常规和出凝血时间；②阴道分泌物检查、心电图、肝肾功能、腹部 B 超检查等，根据实际情况，选择相应检查项目。

3. 高危因素

（1）人工流产的高危因素有：剖宫产术后 6 个月内；足月分娩后 3 个月内；哺乳期；生殖器畸形；6 个月内有终止妊娠史；1 年内 2 次以上人工流产史；3 次以上人工流产史；脊柱、下肢、骨盆病变致膀胱截石位困难者。

（2）忽略禁忌证而选取了不合适的避孕或节育措施。

4. 心理-社会因素

（1）对避孕措施的顾虑，如口服避孕药者可能担心月经异常或增加肿瘤的发生率，担心药物影响今后的生育；采用宫内节育器者可能担心节育器脱落、移位及带器妊娠；采用避孕套者则担心影响性生活质量等。

（2）对人工流产的顾虑，药物流产可能导致流产不全；手术流产可能导致大出血、子宫损伤等。

【护理措施】

1. 工具避孕

（1）宫内节育器：宫内节育器（IUD）是一种安全、

1

有效、简便、经济而且可逆的避孕工具，是我国育龄妇女的主要避孕方法。

宫内节育器种类：①含铜宫内节育，如 Tcu-IUD、Vcu-IUD、MLcu-IUD、宫铜 IUD、含铜无支架 IUD；②含药宫内节育器，如左炔诺酮 IUD 和含吲哚美辛 IUD。

宫内节育器放置时间：①月经干净 3～7 天无性交；②人工流产后立即放置；③产后 42 天恶露已净，会阴伤口愈合，子宫恢复正常；④剖宫产后 6 个月放置；⑤含孕激素 IUD 在月经第 3 天放置；⑥自然流产于转经后放置，药物流产者 2 次正常月经后放置；⑦哺乳期放置应先排除早孕；⑧性交后 5 天内放置为紧急避孕方法之一。

宫内节育器的不良反应及护理：①不规则阴道流血：一般不需处理，3～6 个月后逐渐恢复；②腰腹酸胀感：给予局部热敷或止痛药对症处理。

宫内节育器取出时间：①月经干净后 3～7 天为宜；②带器妊娠者人工流产时取出；③子宫不规则出血或月经过多者，随时可取。

（2）阴茎套：也称男用避孕套，使用前应先选好合适的型号，检查有无破损、漏气，排出储精囊内空气后即可使用。每次应全程使用，不能反复使用。事后检查如有破裂或脱落，需采取紧急避孕措施如口服紧急避孕药或放置宫内节育器。避孕套还有防止艾滋病等性传播疾病的作用，应用广泛。

（3）女用避孕套：又称阴道套。既有避孕作用，又有防止艾滋病等性传播疾病的作用，Ⅱ度子宫脱垂及对女用避孕套过敏者不宜应用。

2. 药物避孕 药物避孕也称激素避孕，指女性使用甾体激素达到避孕，是一种高效避孕方法。甾体避孕药的激素成分是雌激素和孕激素。

（1）甾体激素避孕药的种类及用法：

1）口服避孕药：①复方短效口服避孕药：是雌、孕激素组成的复合制剂。复方炔诺酮片、复方甲地孕酮片，自月经周期第 5 天开始服用第 1 片，连服 22

天，若漏服应及早补服，且警惕有妊娠可能。若漏服2片，补药后要同时加用其他避孕措施。漏服3片应停药，待出血后开始服用下一周期药物。三相片口服避孕药将1个周期分成3个服药阶段，各阶段雌激素和孕激素剂量、药片颜色均不相同，按顺序服用，每天1片，共21天。②复方长效口服避孕药：由长效激素和人工合成孕激素配伍制成，服药1次可避孕1个月。因激素含量大，类早孕反应、月经失调等副作用多，目前少用。

2）长效避孕针：有单孕激素制剂和雌、孕激素复合制剂两种。复合制剂副作用大，很少用。单孕激素制剂：醋酸甲羟孕酮避孕针，每隔3个月肌内注射1针；庚炔诺酮避孕针，每隔2个月肌内注射1次。长效避孕针有月经紊乱、点滴出血或闭经等副作用。

3）探亲避孕药：适用于短期探亲夫妇，有炔诺酮探亲片、甲地孕酮探亲避孕片1号等。

4）缓慢释放避孕药：又称缓释避孕系统。常用的有皮下埋置剂、阴道药环、避孕贴片及含药的宫内节育器。

（2）甾体激素避孕药的副作用及护理：

1）类早孕反应：轻者一般无须处理，数天后可自行消失；症状严重需考虑换药或停药。

2）不规则阴道流血：又称突破性出血。若阴道点滴流血，不用处理；流血偏多者，每晚加服雌激素直至停药；流血似月经量或时间已近月经期，则停止服药，作为一次月经来潮。于流血第5天开始服用下一周期药物，或更换避孕药。

3）闭经：对原有月经不规则妇女，谨慎使用避孕药。停经后月经不来潮，需除外妊娠，停药7天后可继续服药，若连续停经3个月，需停药观察。

4）体重增加及色素沉着：一般不需处理，色素沉着在停药后多数可自行消退或减轻，如症状显著者可改用其他避孕措施。

1

3. 手术流产

（1）负压吸引术适应证：妊娠 10 周内要求终止妊娠而无禁忌证者；因各种疾病不宜继续妊娠者。

（2）手术护理：①术前告知手术过程，嘱排空膀胱；②术中安慰受术者，以减轻其心理负担；③术后卧床休息 1～2 小时，观察阴道流血量，保持外阴清洁；④术后疼痛可采用盆腔理疗或给予止痛药以缓解疼痛。

（3）人工流产综合反应的观察及护理：①症状观察，受术者在术中或术后出现恶心呕吐、心动过缓、心律失常、面色苍白、头昏、胸闷、大汗淋漓，严重者甚至出现血压下降、昏厥、抽搐等迷走神经兴奋症状；②通知医师立即停止手术，取平卧位；③给予氧气吸入，安慰受术者；④不能自行恢复者，可加用阿托品 0.5～1mg 静脉注射。

4. 药物流产

（1）药物流产适应证：妊娠 49 天之内已确诊为宫内妊娠者。

（2）用药方法：米非司酮分顿服和分服法。顿服于用药第 1 天顿服 200mg。分服法 150mg 米非司酮分次口服，服药第 1 天晨服 50mg，8～12 小时再服 25mg；用药第 2 天早晚各服米非司酮 25mg；第 3 天上午 7 时再服 25mg。每次服药前后至少空腹 1 小时。顿服法于服药的第 3 天早上口服米索前列醇 0.6mg，前后空腹 1 小时；分服法于第 3 天服用米非司酮后 1 小时服米索前列醇。

（3）观察及护理：①服药过程中可能出现恶心、呕吐、腹痛、腹泻等轻微症状；②服用米索前列醇后腹痛、腹泻症状可能加重，需到医院留院观察 6 小时，告知流产后症状会逐步缓解；③观察阴道流血情况，仔细检查阴道排出物是否完整，有无绒毛及胚胎组织，必要时送病检；④备齐缩宫素、止血药等急救药品，做好输液、输血准备，大量出血者需刮宫终止妊娠。

5. 知情选择避孕节育方法

（1）新婚期：复方短效口服避孕药使用方便，避孕

1

效果好，不影响性生活，列为首选。男用阴茎套也是较理想的避孕方法，一般不选用宫内节育器。

（2）哺乳期：阴茎套是哺乳期选用的最佳避孕方式。哺乳期不宜使用雌、孕激素复合避孕药或避孕针及安全期避孕。

（3）生育后期：各种避孕方法均适用，根据个人身体状况进行选择。

（4）绝经过渡期：可采用阴茎套。使用宫内节育器无不良反应者可继续使用，致绝后 6 个月取出。不宜选用避孕药膜、复方避孕药及安全期避孕。

6. 心理护理

（1）按照个性化原则，让夫妻双方了解避孕方法的种类、适应证、禁忌证、常见不良反应及防治措施，耐心解释其提出的具体问题，协助其选择最适宜的避孕措施，解除其思想顾虑。

（2）术前讲解人工流产的过程及注意事项，术中陪伴在其旁边，提供人性化服务，态度温和，动作轻柔，保持手术间环境安静，温度适宜，以减轻恐惧焦虑情绪，使其平静地接受手术。

7. 危急状况处理 计划生育手术常见危急状况有子宫穿孔、大网膜及肠管损伤，表现为下腹剧烈疼痛和（或）出血性休克。出血性休克的处理措施如下：

（1）立即停止手术操作，置病人头抬高 15°，下肢抬高 20°休克卧位，观察病人腹痛、脉搏、血压及出血等情况。

（2）迅速扩容，建立静脉通道（18G 留置针），输入平衡液，若失血多，血管穿刺困难者行颈外静脉穿刺或立即配合医师行中心静脉置管术，保证充分的液体补充。

（3）氧气吸入，氧流量调至 2～4L/min，保持呼吸道通畅，观察生命体征变化。

（4）静脉采血送检，协助病人做腹部 B 超检查或 X 线片等辅助检查。

1

（5）评估出血量，遵医嘱输入血液制品，观察输血反应。

（6）需手术的病人必须及时做好术前准备如交叉配血、备皮、留置导尿管，更换手术衣，尽快护送病人入手术室。

（7）抢救病人执行口头医嘱时需复述，确认无误后方可执行，抢救完成后 6 小时内及时补记。真实、完整书写护理记录单。

【健康指导】

1. 指导避孕器具或药物的正确使用方法。

2. 口服避孕药需说明药物名称、剂量、方法、可能出现的不良反应及应对措施。药品需妥善保管，防止潮湿失效，防止儿童误服。强调按时服药的重要性，如有漏服需及时咨询，及时处理。

3. 告知紧急避孕仅对一次无保护性生活有效，避孕有效率明显低于常规避孕方法，且紧急避孕药激素剂量大，副作用亦大，不能替代常规避孕。

4. 告知放置 IUD 的并发症有节育器异位、节育器嵌顿或断裂、节育器下移或脱落、带器妊娠。为减少并发症的发生，应定期随访。

5. 放置 IUD 术后注意事项　①术后休息 3 天，1 周内忌重体力劳动，2 周内禁止性生活及盆浴，保持外阴清洁；②术后第一年 1、3、6、12 个月进行随访，以后每年随访 1 次直至停用，特殊情况随时就诊；③随访时了解 IUD 在宫腔内情况，发现问题，及时处理，以保证 IUD 避孕的有效性。

6. 宫内节育器取出术后休息 1 天，2 周内禁止性生活及盆浴，保持外阴清洁。取出 IUD 后应落实其他避孕措施。

7. 人工流产术后休息 15 天，禁止性生活及盆浴 1 个月，保持外阴清洁，预防感染。如果阴道流血多于月经量、手术流产术后阴道流血时间超过 2 周、药物流产后阴道流血时间超过 3 周、腹部疼痛加重、发热等异常情况需及时就诊。

8. 讲解人工流产的风险，可能出现子宫穿孔、吸宫不全、漏吸、术中出血、术后感染等并发症，不仅对身体造成损伤，同时可能留下心理阴影，指导夫妇双方采取安全可靠的避孕措施。

【注意事项】

1. 全面评估计划生育妇女的生理及心理状况，掌握禁忌证，选择合适的计划生育避孕节育措施，避免产生高危风险。

2. 保护隐私，尽可能提供一对一咨询服务。

3. 门诊筛查有高危因素的早期妊娠流产者，在病历上标示高危标志，需提醒手术医师，必要时住院处理。

4. 手术间备齐型号大小不同的宫内节育器，以便探查宫腔深度后选择大小合适的节育器。

5. 放置或取出宫内节育器及人工流产术前需测量体温、脉搏、呼吸、血压并记录，术后需观察 1~6 小时，离开前测量脉搏、呼吸、血压并记录，观察面色及神经精神状态，确认生命体征平稳，方能让其离开。

（方　琳）

第三节　妇科化疗病人的护理

【概述】

肿瘤化疗是采用化学药物治疗恶性肿瘤的一种治疗手段，一般选择静脉给药，也可通过口服、肌内、动脉、腹腔等途径给药。

妇科肿瘤化疗的适应证有：妊娠滋养细胞肿瘤、卵巢生殖细胞肿瘤等对化疗极度敏感的实体肿瘤；宫颈癌、卵巢癌、阴道癌、外阴癌等先期化疗或新辅助化疗能提高手术质量；卵巢癌、子宫内膜癌、子宫肉瘤术后辅助化疗能推迟或减少复发；宫颈癌的放化疗；晚期或复发性肿瘤的姑息性治疗等。

妇科肿瘤化疗的禁忌证有：①恶病质；②心脏、肝

1

脏、肾脏等重要脏器功能严重障碍；③KPS 评分≤50；④骨髓抑制，经治疗后贫血、粒细胞减少和血小板减少不能纠正；⑤感染、发热及其他并发症。

【护理评估】

1. 健康史　既往用药史，尤其是化疗史及药物过敏史，疾病的治疗经过及病程。采集病人的肿瘤疾病史、发病时间、治疗方法及效果，了解总体和本次治疗的化疗方案，目前的病情状况。

2. 生理状况

（1）症状体征：①测量体温、脉搏、呼吸、血压、体重；②评估意识状态、营养、面色、饮食、睡眠形态、排泄状态、生活自理能力等；③观察皮肤、黏膜、淋巴结有无异常；④了解原发肿瘤的症状及体征，本次化疗的毒副作用。

（2）辅助检查：①实验室检查：血常规、肝肾功能、凝血功能、肿瘤标志物、尿常规等；②影像学检查：胸部 X 线、CT、MRI、PET；③心电图。

3. 高危因素　化疗药物导致的过敏、出血、感染、腹泻、肝损伤、肾毒性等。

4. 心理-社会因素　对化疗不良反应的恐惧；对疾病预后及化疗效果产生焦虑、悲观情绪，自我控制力下降，可能出现暴躁情绪；部分病人担心化疗药物对身体造成影响，对化疗缺乏信心，产生抗药心理；也有部分病人对化疗产生盲目依赖性，单纯追求用药，较少考虑营养与精神疗法。

【护理措施】

1. 入院护理

（1）接诊：收集病历资料，填写入院登记，建立病历，填写体温单及首次护理记录单。

（2）安置病人：安排床位，填写床头卡，佩戴手腕带，介绍病区环境，送病人到病床。

2. 住院护理

（1）一般护理：①测量生命体征，定期巡视病房，细致观察病情变化及治疗反应等，发现异常及时报告医师，做好护理记录和书面交班，危重病人床边交班；②病房整洁、安静，保持床单位清洁、舒适，注意室内空气流通，定时通风，定期消毒病房及病人用物，严格控制探视，避免交叉感染；③嘱病人卧床休息，适当活动，避免疲劳；④鼓励病人进食高营养、高蛋白、高维生素、易消化的饮食，纠正贫血，改善机体状况，以增强机体抵抗力。

（2）晨晚间护理：整理床单位，酌情开窗通风，协助病人翻身、取舒适体位，适时做好压疮护理及头面部、口腔、会阴部、足部护理，观察生命体征，观察化疗副作用等病情变化，健康宣教，给予休息、饮食、活动等方面的指导。

（3）症状护理：

1）恶心、呕吐：鼓励病人进食，少食多餐，进易消化、营养丰富食物，避免过甜、油腻食物，补充足够水分，餐后取半卧位，遵医嘱给予镇吐药物；保持呼吸道通畅，防止误吸，呕吐后及时清除呕吐物，协助漱口洗脸；观察呕吐物色、量、性质；严格记录出入量，评估脱水情况。

2）疲乏：进食高蛋白、高维生素、低脂饮食；有效控制发热、疼痛、恶心、呕吐等不适，减少机体能量的消耗；制定合理作息时间，保证充足的睡眠和休息，保证适当的活动和锻炼。

3）骨髓抑制：白细胞减少时有感染的可能，观察体温以判断是否有感染；限制探视，妥善安排休息、活动，避免身处易引起感染的环境中；注意保暖，预防感冒；鼓励摄食营养素；护士严格执行无菌操作，彻底消毒洗手，防止感染；根据血常规结果采取一般保护性隔离或无菌保护性隔离；加强静脉管道护理，预防穿刺点细菌生长。血小板减少时，观察有无牙龈出血、鼻出血、皮下瘀血或阴道活动性流血等倾向；注意维持皮肤、黏膜的完整性，防止出血，具体措施有进食柔软、温和食物，用软毛牙刷温和刷牙，使用中性浴液清洗身体，避免用力擦洗；及时修剪指甲；进行全关节运动，避免压疮等。

4）口腔溃疡：保持口腔清洁，使用软毛牙刷刷牙或用手指缠绕纱布清洁牙齿，进食前后用消毒液漱口，避免进食过热、过硬或刺激性食物及饮料，因疼痛影响进食时可给予利多卡因混悬液口腔含漱以减轻疼痛，给予富营养易消化的饮食，少食多餐，鼓励进食。

5）腹泻：认真观察、记录每天大便的次数与性状，如有异常及时报告医师，遵医嘱给予止泻，纠正水、电解质紊乱等治疗，必要时记录出入量；留取大便标本做常规及细菌培养等检查，及时治疗肠道感染；鼓励进食少渣、低纤维素饮食；做好肛周皮肤护理。

6）脱发：加强健康教育，告知脱发只是暂时现象，建议病人戴假发、头巾或帽子，停药后头发会重新生长，减轻其心理障碍，增强自信心。

7）肾及膀胱毒性：鼓励病人多饮水，每天尿量保持在 2000～3000ml 以上；注意加强尿液碱化，以抑制尿酸形成；准确记录尿量，观察尿液颜色，并教会病人自我监护，理解补充足够液体及维持足够尿量的重要性。

（4）用药护理：

1）准确测量体重并记录，应在早上、空腹、排空大小便后进行测量，酌情减去衣服重量，每个疗程的用药前及用药中各测一次体重，根据体重正确计算和调整用药。

2）正确使用药物，严格执行三查七对，正确溶解及稀释药物，并做到现配现用，严格按时间、方法、剂量给药，不可任意配伍或同时给药。

3）操作时穿隔离衣，戴防护帽、口罩、帽子、手套，如溅到皮肤上，应立即用大量清水冲洗。

4）合理使用静脉血管并注意保护，用药前先注入少量生理盐水，确认血管通畅无渗漏，再注入化疗药物，化疗药物注射完毕须滴注生理盐水冲洗静脉。建议使用

1

PICC 或输液港给药，以保护外周静脉，避免反复穿刺的痛苦，减少药物对血管壁的刺激。无条件时需使用外周静脉留置针，应遵循长期补液保护血管的原则，从远端开始，有计划地穿刺。

5）发现药物外渗应立即停止输注，尽可能吸出局部外渗残液，用生理盐水或普鲁卡因局部封闭，金黄散或喜疗妥外敷。根据药物性能采用局部冷敷、硫酸镁湿敷等，以防止局部组织坏死、减轻疼痛和肿胀。

妇科常用化疗药物用法及副作用见表 1-3-1。

（5）心理护理：

1）关心病人，倾听其诉说恐惧、不适及疼痛，鼓励其克服化疗不良反应。

2）提供疾病相关信息，提供可利用的支持系统，增强病人战胜疾病的信心。

3）提供舒适、洁净、空气流通、阳光充足的住院环境，有利于缓解病人焦虑情绪。

4）护理操作熟练、态度和蔼、工作严肃认真、责任心强，可以减少病人恐惧心理，使之获得安全感和信任感，从而达到心理上的稳定，对治疗起到积极作用。

（6）危急状况处理：使用紫杉醇等药物可能发生变态反应，出现过敏性休克时，处理措施如下：

1）立即停药，更换输液器，取平卧位，皮下注射 0.1% 肾上腺素 0.5～1ml，同时通知医师。如症状不缓解，可每隔 30 分钟皮下或静脉注射 0.1% 肾上腺素 0.5ml。

2）高流量氧气吸入，当呼吸受抑制时，进行口对口人工呼吸或使用呼吸复苏囊，喉头水肿影响呼吸时，应尽快行气管插管或配合施行气管切开。

3）保持静脉通道通畅，积极进行液体复苏，快速输入 1000～4000ml 等渗液体。

4）抗过敏治疗，给予地塞米松 5～10mg 静脉注射，或氢化可的松 200mg 加入 5% 或 10% 葡萄糖液 500ml 中静脉滴注。

表 1-3-1　妇科常用化疗药物剂型、用法、用途、副作用

药物名称	剂型	用法	用途	副作用
长春新碱 VCR	粉剂 1mg	静脉注射	卵巢生殖细胞肿瘤、妊娠滋养细胞肿瘤	神经系统毒性（外周神经炎、腹痛、便秘、麻痹性肠梗阻）、消化道反应、骨髓炎、静脉炎、血压改变、脱发、药物外渗可引起局部坏死
环磷酰胺 CTX	粉剂 0.1g	静脉注射 肌内注射	卵巢癌 滋养细胞肿瘤	泌尿道反应（出血性膀胱炎）、骨髓抑制、脱发、口腔炎、中毒性肝炎、皮肤色素沉着、月经紊乱、肺纤维化等
紫杉醇	针剂 5ml: 30mg	静脉给药	卵巢癌 宫颈癌 子宫内膜癌	骨髓抑制、过敏反应、心血管毒性、神经毒性、关节痛和肌痛

续表

药物名称	剂型	用法	用途	副作用
顺铂 DDP	粉剂 10mg	静脉给药 腹腔化疗动 脉给药	卵巢癌 宫颈癌 子宫内膜癌 外阴癌 阴道癌	严重的恶心及呕吐、肾毒性、神经毒性、骨髓抑制，偶可发生极严重的过敏反应
卡铂	针剂 10ml: 100mg	静脉给药	卵巢癌 宫颈癌 子宫内膜癌	骨髓抑制、恶心、呕吐、肝肾功能损害、过敏反应、耳毒性、神经毒性
氟尿嘧啶 5-FU	针剂 10ml: 250mg	静脉给药	妊娠滋养细胞肿瘤 宫颈癌 外阴癌 阴道癌	骨髓抑制、恶心、呕吐、口腔溃疡、腹痛、腹泻（严重时血性腹泻）、皮肤色素沉着、脱发、偶见心律失常

续表

药物名称	剂型	用法	用途	副作用
更生霉素	粉剂 0.2mg	静脉给药	妊娠滋养细胞肿瘤	骨髓抑制、恶心、呕吐、口腔溃疡、腹泻、脱发、色素沉着、肝肾功能损害、药物外渗对软组织损害显著
甲氨蝶呤 MTX	粉剂 0.1g	肌内注射 静脉给药	妊娠滋养细胞肿瘤	消化道反应、骨髓抑制、脱发、肝肾功能损害、皮疹等
依托泊苷 VP-16	水剂 5ml：0.1g	静脉给药	卵巢生殖细胞肿瘤 妊娠滋养细胞肿瘤	骨髓抑制、消化道反应（食欲减退、恶心、呕吐、口腔炎）、脱发、过敏反应（低血压、喉痉挛）
博来霉素 BLM	粉剂 15U	肌内注射 静脉给药	卵巢生殖细胞肿瘤	肺毒性（肺炎最常见，严重时肺纤维化）、黏膜炎、发热、肝损害、药物外渗可引起严重皮肤损害

1

5）根据病情给予升压药如多巴胺、间羟胺等。

6）纠正酸中毒。

7）若心搏骤停，则立即行心肺复苏抢救。

8）密切观察生命体征、尿量及其他病情变化，注意保暖，并做好记录。病人未脱离危险前不宜搬动。

3. 出院护理

（1）执行出院医嘱，通知病人或家属出院时间，做出院健康指导。

（2）协助病人或家属整理物品，办理出院手续，解除腕带。

（3）转入社区继续治疗的病人，和社区医务人员交接病人治疗、护理、药品、物品和病情记录单，完整交接病人信息，核对准确。

（4）撤去床头卡，清理床单位，终末消毒，铺好备用床。

【健康指导】

1. 入院指导 介绍管床医师、责任护士、病区环境、生活设施及使用方法，介绍作息时间、探视制度，强调安全管理如不能外出、防止跌倒坠床等。

2. 住院指导

（1）讲解病情及化疗方案，化疗药物的名称、给药时间、用法等，告知化疗药物可能发生的毒副作用及处理措施。

（2）保证营养及液体的摄入，胃肠道反应严重时，鼓励少食多餐。

（3）保持口腔清洁，用软毛牙刷刷牙，饮食前后漱口，预防口腔炎症及溃疡。

（4）保持皮肤干燥清洁，勤擦身更衣，避免感染。

3. 出院指导

（1）进食高蛋白、高维生素、易消化饮食，保证营养的摄入。

（2）注意休息，保证充足的睡眠。

（3）尽量避免去公共场所，预防感冒，避免感染。

1

（4）治疗期间避免受孕；怀孕前需向医师咨询。

（5）化疗间隙期做好血常规、肝功能等的监测，如有异常及时与医院联系；告知病人下次化疗时间，并叮嘱准时来院。随访病人告知复查的重要性、复查目的、复查内容，提醒复查时携带所有检查报告。协助预约门诊复查时间。

（6）充分告知化疗可能导致的不良反应，如骨髓抑制、口腔溃疡、腹泻、恶心呕吐、肝肾功能异常、皮疹等，部分化疗药物的毒性反应可延迟至用药后 1~3 周出现，如情况较重，随时急诊就诊。

【注意事项】

1. 建立良好护患关系，耐心解答病人及家属的提问，主动解决和尽量满足其合理要求。

2. 经常巡视病人，观察体温、皮肤黏膜、胃肠道、大小便等情况，发现异常，及时报告。

3. 酒精过敏的病人，禁用/慎用紫杉醇。

4. 注意观察有无单侧肢体肿胀，肢体沉重或疼痛，面部、颈部及锁骨上窝肿胀等症状体征，警惕静脉血栓栓塞性疾病的发生。

（方 琳）

第四节 产科一般护理

【概述】

产科一般护理包括入院护理、住院护理和出院护理，是产科责任护士（助产士）的基本工作范畴，具体包括入院接诊、床位安置、护理评估、治疗处置、病情和产程观察、健康教育和出院指导等内容。由于孕产妇不是一般意义上的病人，且任何问题都有可能涉及胎儿和家庭，故产科护理与其他临床科室的护理相比有其特色和不同的专科护理要求，应全面考虑孕产妇、胎婴儿、家庭经济、文化背景、社会心理等。

【护理评估】

1. 健康史

（1）年龄：年龄过小易发生难产；年龄过大，尤其是35岁以上的高龄初产妇，易并发妊娠期高血压疾病、产力异常等。

（2）职业：是否接触有毒、有害、放射性物质。

（3）本次妊娠经过：妊娠早期有无病毒感染及用药史、发热及出血史；饮食营养、运动、睡眠、大小便情况。胎动开始时间。

（4）推算预产期：按末次月经推算预产期。如孕妇记不清末次月经日期或哺乳期月经尚未来潮而受孕者，可根据早孕反应开始出现时间、胎动开始时间、子宫底高度和B超检查的胎囊大小、头臀长度、胎头双顶径及股骨长度值推算出预产期。

（5）月经史和孕产史：初潮年龄，月经周期、持续时间。初产妇了解孕次和流产史；经产妇应了解既往孕产史，如有无难产史、早产史、死胎死产史、分娩方式、有无产后出血和会阴三度裂伤史等，了解出生时新生儿情况。

（6）既往史和手术史：重点了解妊娠前有无高血压、心脏病、血液病、肝肾疾病、结核病、糖尿病和甲状腺功能亢进等内分泌疾病；做过何种手术；有无食物、药物过敏史。

（7）家族史：询问家族中有无妊娠合并症、双胎及其他遗传性疾病。

（8）配偶情况：着重询问有无不良嗜好、健康状况和有无遗传性疾病。

2. 生理状况

（1）症状

1）疼痛：询问发生时间、部位、性质及伴随症状。鉴别生理性疼痛与病理性疼痛、临产与假临产。

2）阴道流血：根据出血的量、颜色和性状，鉴别病理性出血（胎盘/血管前置、胎盘早剥等）和临产前

1

征兆（见红）。

3）阴道流液：观察阴道流液时间、量、颜色、性状、pH 及能否自主控制，判断是破膜还是一过性尿失禁。

4）其他：有无头昏、头痛、视物模糊等自觉症状。

（2）体征：

1）宫缩：通过触诊法或胎儿电子监护仪监测，观察宫缩的规律性，持续时间、间歇时间和强度，确定是否临产。假临产特点为宫缩持续时间短（<30秒）且不恒定，间歇时间长且不规律，宫缩强度不增加，宫缩时宫颈管不短缩，宫口不扩张，常在夜间出现，清晨消失，给予强镇静药物能抑制宫缩。临产开始的标志为规律且逐渐增强的子宫收缩，持续约30秒，间歇5~6分钟，同时伴随进行性宫颈管消失、宫口扩张和胎先露部下降；用强镇静药物不能抑制宫缩。随着产程进展，宫缩持续时间渐长（50~60秒），强度增加，间歇期渐短（约2~3分钟），当宫口近开全时，宫缩持续时间可长达1分钟或以上，间歇期仅1~2分钟。

2）宫口扩张：通过阴道检查或肛查（不建议使用），确定宫口扩张程度。当宫缩渐频繁并增强时，宫颈管逐渐缩短直至消失，宫口逐渐扩张。潜伏期扩张速度较慢，活跃期后加快，当宫口开全时，宫颈边缘消失。

3）胎先露下降：通过阴道检查明确颅骨最低点与坐骨棘平面之间的关系。潜伏期胎头下降不明显，活跃期加快。

4）胎膜破裂：胎膜多在宫口近开全时自然破裂，前羊水流出。未破膜者，阴道检查时触及有弹性的前羊水囊；已破膜者，则直接触及先露部，推动先露部时流出羊水。

5）疾病相关体征：详见"第三章　妊娠分娩常见并发症与合并症的护理"。

（3）辅助检查：

1）实验室检查：血常规、尿常规、出凝血时间、血型（ABO 和 Rh）、肝肾功能、乙肝抗原抗体、糖耐量、梅毒螺旋体、HIV 筛查、阴道分泌物等。

2）B 型超声检查。

3）胎儿电子监护。

4）其他：心电图等。

3. 高危因素

（1）年龄：＜18 岁或≥35 岁。

（2）疾病：妊娠合并症与并发症。

（3）异常分娩史。

（4）其他：酗酒、吸毒等。

4. 心理-社会因素

（1）分娩意愿：选择自然分娩或剖宫产，了解其原因。

（2）宗教信仰：有无因宗教信仰的特殊要求。

（3）家庭及社会支持度：包括家族成员对分娩的看法和医院提供的服务。

（4）对分娩过程的感知：包括对分娩的恐惧、自身和胎儿安全的担忧、自我形象的要求、母亲角色适应和行为反应。

（5）对医院环境感知：包括隐私保护、环境舒适性要求等。

【护理措施】

1. 入院护理

（1）接诊：热情接待孕产妇，询问就诊原因，初步评估孕产妇情况，包括面色、体态、精神状态，根据情况安排护理工作流程。

（2）安置孕产妇：依孕产妇自理能力，协助送达已准备好的房间和床位；协助安放母婴生活用品。

（3）收集资料：①入院证；②门诊资料（包括围产期保健手册）；③历次产检记录及辅助检查报告单；④分娩计划书。

（4）建立病历，填写床头卡、手腕带并完成放置和佩戴。

（5）测量生命体征、体重，填写三测单，完成首次护理评估单的书写。

（6）通知管床医师，协助完成产科检查，遵医嘱完成相应辅助检查及处理；根据孕产妇的情况和自理能力，与医师共同确定护理级别，提供相应级别的护理。

（7）介绍管床医师、责任护士、病房环境、生活设施及使用方法、作息时间及家属探视陪伴相关制度。

（8）根据入院评估情况，制订个性化护理计划。

2. 基础护理

（1）观察生命体征：每天测量体温、脉搏、呼吸、血压，如血压升高或妊娠期高血压疾病等，应酌情增加测量次数，并报告医师给予相应处理。每周测体重 1 次。

（2）遵医嘱进行相应治疗处理（详见第三章及第四章相关内容）。

（3）活动与休息：指导孕产妇保证足够的睡眠，护理活动应不打扰其休息。鼓励适当活动，有合并症或并发症等应征求医师意见。

（4）清洁与舒适：病室每天开窗通风；指导孕产妇穿棉质衣服，保持个人卫生和会阴部清洁；协助并指导家属为生活不能自理的孕产妇进行脸部清洁、口腔护理、会阴护理、足部护理。

（5）排尿与排便：了解每天排便情况，指导产妇勤排尿，多吃含纤维素的食物，增加饮水量，适当活动。

（6）晨晚间护理：观察和了解孕产妇夜间睡眠质量及产科情况，整理床单位，满足孕产妇清洁、舒适和安全的需要，创造良好的环境，保障母婴休息。

3. 阴道分娩孕产妇的护理

（1）产前护理：

1）指导并协助孕妇采取舒适体位，以左侧卧位为宜，增加胎盘血供。

2）指导孕妇数胎动，每天三次，每次 1 小时。

3）听胎心每 4 小时一次，胎膜破裂和有异常时酌情增加；必要时行胎儿电子监护。如胎心异常及时给予氧气吸入，左侧卧位，并通知医师及时处理。

1

4）密切观察产兆，了解宫缩开始和持续时间、频率及强度；适时阴道检查了解宫口软硬度、扩张情况和是否破膜。

5）观察阴道流液：发现破膜立即听胎心，观察羊水的量、色及性状；保持外阴清洁，避免不必要的阴道检查，预防感染。若先露高浮，应取头低足高位，预防脐带脱垂。

6）营养和休息：鼓励进食、适当活动、保存体力，指导应对和放松技巧。

（2）产时护理：确诊临产且满足产房转入标准时，转入产房分娩（详见第四章相关内容）。

（3）产后护理：

1）每天测量生命体征 4 次，体温超过 38℃ 及时报告医师。

2）子宫复旧和恶露：产后入病房，2 小时内每 30 分钟按压宫底一次，观察阴道出血量、颜色和性状，准确测量产后 24 小时出血量。每天在同一时间评估宫底高度、子宫收缩情况，同时观察恶露量、颜色和气味，如发现异常，及时排空膀胱，按摩子宫，遵医嘱给宫缩剂。如恶露有异味，提示有感染的可能，配合医师做好血标本和组织标本的采集及使用抗生素。

3）会阴护理：保持局部清洁干燥。产后数小时内用冰袋冷敷减轻疼痛不适，24 小时后红外线治疗。每天用 0.05% 聚维酮碘消毒液或用 2‰ 苯扎溴铵擦洗或冲洗会阴 2～3 次，大便后清洗外阴，保持局部清洁干燥。会阴有缝线者，每天检查有无红肿、硬结、分泌物，取伤口对侧卧位。如有会阴伤口疼痛剧烈或有肛门坠胀感，应报告医师，排除阴道壁或会阴血肿；如出现伤口感染者遵医嘱处理，提前拆线，定时换药；会阴水肿者予 50% 硫酸镁湿热敷。

4）排尿和排便护理：保持大小便通畅。鼓励多饮水，多吃蔬菜及含纤维素食物。产后 4～6 小时内尽早排尿，排尿困难可改变体位，解除思想顾虑，温

1

水冲洗、热敷下腹部、针灸或新斯的明注射，无效时导尿。

5）产后1小时进流食或清淡半流饮食，以后进普通饮食。乳母注意增加蛋白质、维生素和铁的摄入。

6）给予活动指导，鼓励尽早下床活动。

7）乳房护理和母乳喂养指导（详见第一章第六节相关内容）。

4. 剖宫产分娩孕产妇的护理

（1）术前护理：

1）术前禁饮食：择期手术前禁食>6小时，禁饮水>4小时，急诊手术即刻禁食禁饮。

2）术前皮肤准备：备皮（新的观念不主张），孕妇情况及医院条件允许可指导或协助孕产妇沐浴、更换手术衣、剪指甲，取下义齿、首饰等物品交家属保管。

3）药物过敏试验：遵医嘱进行抗生素、局麻药皮试并详细记录结果。

4）遵医嘱完善相关辅助检查，必要时备血。

5）送孕妇至手术室前，听胎心、测血压、完善病历。

6）与手术室工作人员核查身份和物品，做好交接并记录。

（2）术后护理：

1）手术结束，由麻醉师和产科医师或手术室助产士送产妇及新生儿回母婴休息室，与病区责任护士进行入室交接，包括手术和麻醉方式、手术过程和术中出血情况；目前产妇神志及生命体征；镇痛、输液（血）及用药情况；新生儿情况。

2）安置床位，搬移尽量平稳，注意保护伤口、导管，防止滑脱或污染。

3）根据麻醉方式选择适当卧位。全麻未清醒者专人守护，去枕平卧，头偏向一侧；腰麻、硬膜外麻醉病人术后平卧6小时，血压平稳，可用枕头或抬高床头；6

1

小时后协助翻身，定期检查皮肤受压情况，鼓励产妇肢体活动，防止下肢静脉血栓形成。

4）观察生命体征和病情变化：持续心电监护测血压、脉搏、氧饱和度，30分钟记录一次直至平稳。

5）切口护理：观察腹部伤口有无渗血、渗液，保持局部清洁干燥。

6）观察子宫收缩及阴道出血情况：定时观察宫底位置、软硬度，观察阴道流血的量、色和性状，准确估计出血量，有异常及时报告医师。

7）加强管道护理：标识清晰，避免管道折叠，确保通畅；观察并记录引流液的量及性质。

8）饮食与排泄：术后6小时内禁食禁饮，之后进无糖无乳流质，肛门排气后逐步过渡到半流质、普食。适当补充维生素和纤维素，保证营养，有利于乳汁的分泌。术后24小时拔除尿管，鼓励产妇下床活动，适量饮水，尽早排尿。

9）指导母乳喂养：分娩后1小时内行母婴皮肤接触、早吸吮不少于30分钟。

10）新生儿护理（详见第一章第五节相关内容）。

5. 心理护理

（1）主动沟通，介绍住院环境、分娩手术相关知识、可能出现的情况和配合方法，缓解因陌生环境、分娩、手术等引起的不良情绪。

（2）观察情绪变化，鼓励孕妇表达分娩经历和内心感受，给予帮助和疏导。

（3）根据母亲角色适应阶段进行对应护理：

1）依赖期：产后3天内，让产妇休息，医务人员和家属共同完成产妇和新生儿的日常护理。

2）依赖-独立期：产后3天开始，医务人员及家属加倍关心产妇，耐心指导并鼓励产妇参与照护新生儿，促进产妇接纳孩子与自己。

3）独立期：指导产妇及丈夫正确应对压力、照护新生儿、家庭模式和生活方式的改变等，培养新的家庭观念。

6. 危急状况处理

（1）阴道流水：密切观察阴道流液时间、量、性质、伴随症状，测定 pH，判断是否破膜。若确诊破膜，立即让产妇平卧、听胎心、检查胎先露是否固定，同时报告医师进行相应处理。

（2）阴道流血：密切观察流血时间，正确估计出血量、性质及伴随症状，同时报告医师进行相应处理（详见第三章第十七节）。

（3）头昏、头痛：立即监测血压、脉搏等生命体征，警惕子痫等疾病发生，同时报告医师进行相应处理（详见第三章第八节）。

（4）胎心、胎动异常：判断是否出现胎儿宫内窘迫及脐带脱垂，其应急处理详见第三章第十六节。

7. 出院护理

（1）按常规完成出院体检，去除手腕带；评估产妇产后/术后恢复情况、饮食及睡眠情况、自护和护理新生儿的能力。

（2）进行新生儿沐浴和体检，评估新生儿情况，包括体重、生理性黄疸消退及母乳喂养情况，更换襁褓，去除手腕带。

（3）完成出院宣教，发放出院指导手册；有出院带药者，详细说明使用方法及注意事项；交代产后随访，定期复查。

（4）签署并执行出院医嘱，完善住院病历；审核住院项目，通知住院处结账。

（5）整理床单位，进行终末消毒；铺好备用床，准备迎接新入院者。

【健康指导】

1. 入院指导

（1）了解是否接受过门诊和孕妇学校的健康教育，针对其不足给予针对性指导。

（2）指导异常症状的判断，出现阴道流血、腹痛、头昏、眼花、胸闷、心悸、气短、发热、突然阴道大量流液、胎动减少等，应及时呼叫医务人员。

（3）告知胎动计数及吸氧的意义，学会识别异常情况并及时向责任护士报告（详见第四章第一节妊娠期护理）。

（4）做好入院告知、安全宣传和安全防护，防止发生跌倒、坠床等。

2. 住院指导

（1）讲述分娩知识，进行自然分娩指导，包括非药物分娩镇痛方法。鼓励家属参与陪伴分娩，树立自然分娩信心。

（2）加强饮食和营养指导，保证充足营养、水分和纤维素，满足母婴需求。

（3）指导住院期间的饮食、休息、活动、卧位及安全，促进自然分娩及产后恢复。

（4）产后和术后给予个性化活动指导：鼓励经阴道分娩的产妇及早下床活动。剖宫产分娩的产妇于术后6小时开始下肢活动，24小时后鼓励下床并逐渐增加活动量，预防下肢静脉血栓形成。

（5）进行自我护理及婴儿护理指导，包括产妇会阴部清洁、婴儿沐浴及更换尿布等。

3. 出院指导

（1）休息：避免重体力劳动，调整睡眠时间，尽量与新生儿保持同步休息。

（2）饮食：进食营养丰富、易消化吸收食物，饮食多样化，粗细搭配。

（3）个人卫生：保持口腔、身体清洁；穿棉质衣物；生理分娩24小时后可淋浴，剖宫产术后2周可淋浴，禁止盆浴；保持会阴清洁干燥，勤更换会阴垫。

（4）性生活及避孕：产褥期内禁止性生活，采取合适的避孕措施。

（5）自我护理：每天观察恶露的量、色、气味的

1

变化，有异常及时随诊；观察会阴伤口情况，出现红肿、渗血、渗液，或阴道出血超过月经量，应及时就诊。

（6）产后恢复：指导做产后操及盆底康复训练，促进腹壁、盆底肌肉张力的恢复，预防尿失禁、膀胱直肠膨出及子宫脱垂。

（7）随访：出院前转给社区支持组织，由社区医疗保健人员分别在产后 7、14、28 天进行上门访视；产后 42 天进行母婴健康体检。

【注意事项】

1. 收集资料应客观全面，密切关注分娩安全的 4 个评估关键时机：入院时、临产、新生儿出生 1 小时内、出院前，及时捕捉疾病征象，保障母婴安全。

2. 如产妇出现不明原因的阴道流血及明确诊断前置胎盘者，应根据类型禁止或慎做阴道检查。

3. 有高危因素的孕产妇，应严密观察胎心的变化，必要时行胎儿电子监护。

4. 所有孕产妇均有发生子宫破裂的可能性，尤其瘢痕子宫和使用催、引产药物者，应做好全面评估和严密观察。

5. 产后出血多发生在产后 2 小时内，应严格监测生命体征、宫底高度、阴道出血量、膀胱充盈情况，及早发现、及时处理。

6. 完善消毒隔离措施，做好医院感染防控。

7. 注意沟通交流技巧，保护孕产妇隐私，提供个性化服务及人文关怀。

（朱　珠）

第五节　母婴同室新生儿护理

【概述】

母婴同室是指新生儿自出生起 24 小时在母亲身边，因治疗、护理需要，与母亲分离时间不超过 1 小时，母婴同室让母亲尽可能多地接触新生儿并按自己的愿望照顾新生儿，使母亲顺利完成角色转换，促进母乳喂养。新生儿是指出生后至满28天内的婴儿。母婴同室新生儿护理，包括新生儿护理评估、临床观察、日常护理及健康指导等内容。

【护理评估】

1. 健康史

（1）既往史：胚胎及胎儿期情况，包括自然受孕还是人工辅助生殖技术受孕；有无保胎治疗；其母有无妊娠期及分娩期合并症与并发症；其母有无妊娠高危因素，包括年龄、职业、疾病等。

（2）家族史及遗传史：有无家族性及遗传相关性疾病。

（3）现病史：

1）胎龄：是否早产、过期产。

2）分娩方式：阴道分娩（正常产、胎头吸引器助产、产钳助产、臀位牵引、肩难产等）、剖宫产。

3）胎儿数：单胎、双胎及多胎。

4）宫内情况：有无胎儿宫内窘迫（即胎儿在宫内因急性或慢性缺氧危及其健康和生命的综合症状）。

5）出生情况：有无新生儿窒息（即胎儿娩出后1分钟，仅有心跳而无呼吸或未建立规律呼吸的缺氧状态）、羊水情况、出生体重、出生时抢救处理方法及结果。

6）早期皮肤接触及早吸吮情况。

2. 生理状况

（1）症状：

1）生理性黄疸：新生儿由于胆红素代谢特点，50%~60%的足月儿和80%以上的早产儿于生后2~3天出现黄疸，4~5天达高峰，足月儿在两周内消退，早产儿可延到3~4周。

2）体温波动：体温中枢发育尚不完善，皮下脂肪薄，体表面积相对较大，易散热，早产儿尤甚。新生儿正常的体表温度为 36.0 ~ 36.5℃，正常核心（直肠）体温为 36.5 ~ 37.5℃，腋窝温度可能低 0.5 ~ 1.0℃。体温低于 35℃ 为体温过低或不升，核心温度超过 37.5℃ 为体温过高。

3）胎便：新生儿出生后 10 小时内首次排出胎粪，呈墨绿色、无臭味，2 ~ 3 天内逐渐过渡为正常粪便。

4）吐奶与溢奶：食管下部括约肌松弛，胃呈水平位，幽门括约肌较发达，易溢乳甚至呕吐。

5）哭闹：生理性哭闹哭声有力、时间短，间歇期面色如常，消除原因后哭闹停止。病理性哭闹哭声剧烈，呈持续性、反复性，不能用抱或进食及玩具等方法让其停止哭闹，有伴随症状。

（2）体征：了解正常新生儿的外观特点。

1）皮肤：较薄嫩，血管丰富，呈红色，出生 2 ~ 3 天进入黄疸期会变黄。皮肤表层有灰白色胎脂，对皮肤有保护作用，不用强行洗去，但皱褶处宜用温水或植物油拭去。头面部、躯干、四肢、臀部可见"新生儿红斑"或"胎生青记"。

2）头面部：新生儿头相对较大（头围生长速度为 1.1cm/月，至生后 40 周逐渐减缓），前囟未闭。面部可见皮脂栓，口腔黏膜可见"上皮珠"，在齿龈上者俗称"马牙"，是上皮细胞堆积和黏液腺分泌物潴留而成。

3）胸腹部：胸部两侧对称，呼吸时胸腹起伏协调，无吸气三凹征。由于呼吸中枢发育尚不成熟，呼吸节律常不规则，频率较快，安静时约 40 次/分左右。心率波动范围较大，在 100 ~ 180 次/分，平均 120 ~ 140 次/分。血压平均为 70/50mmHg（9.3/6.7kPa）。乳晕明显，有结节，>4cm。新生儿腹部相对较大，脐带出生后结扎，残端一般于出生后 3 ~ 7 天脱落。

4）脊柱、四肢：四肢对称，相对短小呈屈曲状，指（趾）甲长到超过端指。足底有较深的足纹。脊柱正常，无脊柱裂、尾椎膨隆、骨折或关节脱位。

5）肛门、外生殖器：肛门外观正常，无闭锁；外生殖器无异常，男孩睾丸已降至阴囊，女婴大阴唇完全遮住小阴唇。

6）反射、肌张力：新生儿大脑对下层控制较弱，常出现不自主和不协调动作，出生时已具备多种暂时性原始反射，如觅食反射、吸吮反射、握持反射、拥抱反射等，于数月后自行消失。新生儿肌张力正常，如中枢神经系统受损可表现为肌张力异常。

7）活动与排泄：足月儿大脑皮层兴奋性低，睡眠时间长，觉醒时间一昼夜为 2~3 小时，反应灵敏，哭声洪亮。出生时肾结构发育已完成，一般在生后 24 小时内开始排尿，一周内每天可达 20 次；出生后 4 小时内排胎便，2~3 天排完。

（3）辅助检查：

1）Apgar 评分：以出生后 1 分钟内的心率、呼吸、肌张力、喉反射及皮肤颜色 5 项体征为依据，每项为 0~2 分，满分为 10 分。8~10 分属正常婴儿；4~7 分为轻度窒息，又称青紫窒息；0~3 分为重度窒息，又称苍白窒息。对缺氧较严重的新生儿，应在出生后 5 分钟、10 分钟时再次评分，直至连续两次评分均≥8 分。1 分钟评分是出生当时的情况，反映在宫内的状况；5 分钟及以后的评分，反映复苏效果，与预后关系密切。

2）脐血 pH 值测定：正常情况下，脐动脉碱剩余小于 12mmol/L，pH<7，碱缺失≥12mmol/L，提示代谢性酸中毒。

3）新生儿胆红素测定：在生后 24 小时、24~48 小时、>48 小时，足月儿血清胆红素分别为 < 102.6μmol/L、153.9μmol/L、206.7μmol/L；早产儿分别为 < 136.8μmol/L、205.2μmol/L、256.5μmol/L，其中结合胆红素不超过 34.2μmol/L。

4）其他检查：血糖、血氧饱和度及感染性指标监

1

测，必要时行 B 超、心电图。

3. 高危因素

（1）母亲因素：妊娠合并症与并发症、异常分娩、精神疾病、镇静催眠类药物应用、吸烟、酗酒、吸毒等。

（2）遗传及环境因素：宫内感染、胎儿生长受限、先天畸形与发育不全。

（3）分娩因素：新生儿产伤，包括颅内出血、臂丛神经损伤、骨折等。

（4）喂养因素：详见第一章第六节相关内容。

4. 心理-社会因素

（1）分娩观念：择时分娩和社会因素剖宫产分娩。

（2）喂养观念：各种喂养误区，放弃母乳喂养。

（3）母婴协调性差，家庭支持系统不力。

【护理措施】

1. 入室护理

（1）接诊：接诊前调整室温至 26~28℃，将新生儿置于温暖的操作台或辐射台上，解开新生儿襁褓，取仰卧位，初步查看新生儿外观，判断有无外伤及明显外观畸形。

（2）交接核对：产房助产士、母婴同室责任护士、家属共同核对新生儿身份，查看新生儿腕带，核对母亲姓名、床号、住院号、婴儿性别及出生时间。

（3）全身体格检查：

1）观察新生儿精神状态、面色、体温（首次测量肛温）、呼吸。

2）检查有无产伤、畸形，重点观察头颅有无产瘤、血肿、锁骨骨折，有无生殖道畸形、肛门闭锁、指（趾）畸形等。

3）检查皮肤完整性：观察皮肤颜色，用消毒纱布擦净新生儿皮肤上的羊水和血迹，查看有无胎记、瘀斑、产伤或感染灶。

4）检查脐带结扎情况：查看脐带残端有无渗血，如有应立即压迫止血，并及时通知产房处理。

1

5）测量体重：正常新生儿体重为 2500~4000g，出生 7~10 天内，会出现生理性体重下降，但下降幅度一般不超过出生体重的 10%。

（4）垫尿布，穿衣，填写好胸牌并佩戴。记录新生儿查体结果，完善婴儿病历。

（5）指导母乳喂养：提倡母婴皮肤接触、完成早吸吮，促进早开奶。

（6）保暖：调整室温，预热婴儿襁褓，在母婴情况许可时可放在母亲怀中，采取"袋鼠式"护理。

（7）按规定进行预防接种：遵医嘱 24 小时内进行乙肝疫苗 10μg 右侧上臂三角肌下缘肌内注射，卡介苗 0.1ml 左侧上臂三角肌下缘皮内注射，并填写新生儿接种信息卡。

2. 日常护理

（1）密切监测生命体征：包括精神、神志状况，每天测量体温 2 次，体温超过 37.5℃ 者，每天测量 4 次，直至体温正常后 3 天。

（2）保持呼吸通畅：新生儿宜取侧卧位，密切观察新生儿面色、呼吸情况（至少每 4 小时 1 次），出现发绀时应立即报告儿科医师，查找原因，积极处理。

（3）体格检查：每天于沐浴前后进行，包括：测量体重，监测黄疸指数，关注波动情况。

（4）皮肤护理：出生 24 小时后可使用消毒植物油清除新生儿身体各部位的胎脂，再用温水沐浴。温水沐浴每天 1 次，每次均应观察皮肤颜色、完整性、清洁度及有无皮疹。

（5）眼、耳、鼻、喉、口腔五官护理，保持清洁。

（6）脐部护理：每次沐浴后，用 75% 的乙醇消毒，并以消毒棉签沾干，以保持脐部清洁干燥。注意观察脐窝渗出和脐轮周围皮肤，注意与局部感染相鉴别。

（7）臀部护理：新生儿大小便后，应及时更换尿片，保持臀部皮肤清洁干燥。观察排泄情况，记录排泄次数、量、颜色。

（8）母乳喂养：指导并协助按需喂养，观察新生儿吸吮力及含接姿势的正确性，吸吮和吞咽动作是否协调，每次喂奶后新生儿取侧卧位，观察有无溢奶。

（9）顺产48小时、剖宫产72小时后，遵医嘱配合完成新生儿疾病筛查，观察采血部位情况。

（10）保证新生儿20小时的充足睡眠。

3. 症状护理

（1）黄疸：生理性黄疸，除皮肤黄染外，一般情况良好，无临床症状，指导加强母乳喂养，促进黄疸消退，不需特殊处理。有下列情况之一时应考虑病理性黄疸：①黄疸出现过早，于生后24小时内出现。②黄疸进展快，每天胆红素上升85μmol/L。③黄疸程度重，足月儿血清胆红素在生后24小时、24~48小时、>48小时，分别为 > 102.6μmol/L、153.9μmol/L、206.7μmol/L；早产儿分别为 > 136.8μmol/L、205.2μmol/L、256.5μmol/L，结合胆红素 > 34.2μmol/L。④黄疸持续时间长，足月儿超过2周，早产儿超过4周，或黄疸退而复现，或进行性加重。若诊断为病理性黄疸，则应转送新生儿科进行治疗。

（2）体温波动：①预防体温过低。分娩后立即将新生儿放在母亲胸腹部，皮肤直接接触，并用事先在辐射台上预热的毛巾被保暖；将新生儿皮肤表面的水分彻底吸干，防止蒸发散热；给新生儿戴上帽子；将新生儿包好，放入婴儿床或将健康足月新生儿用暖毯包好，直接放在母亲怀中。②体温过高者先确定体温增高的原因，减少新生儿身上的包裹，行温水擦浴。

（3）吐奶与溢奶：适量喂食，少量多餐，以减少胃部承受的压力，无需特殊处理。

（4）红臀：①保持皮肤干爽清洁是预防和治疗红臀的关键。②若臀部皮肤出现红疹和水疱，可用3%~5%鞣酸软膏；如皮疹已经溃破可涂以氧化锌软膏；暴露

44

法等。

（5）红斑粟粒疹：①新生儿红斑：生后 48 小时明显，可持续 7~10 天，自行吸收；②粟粒疹：多在生后数周消失。

（6）哭闹：①生理性哭闹：哭声有力、时间短、间歇期面色如常，多因饥饿、口渴、不舒适等引起，消除原因后哭闹停止；②病理性哭闹：哭声剧烈，呈持续性、反复性、不能用抱或进食及玩具等方法让其停止，多有伴随症状，需请儿科医师诊查。

4. 危急重症护理

（1）窒息：如新生儿突发青紫、呛咳，应立即取侧卧位，头偏向一侧，清理呼吸道，保持呼吸道通畅，必要时给氧，观察呼吸、皮肤颜色和反应，同时立即通知儿科医师（详见第五章第四节相关内容）。

（2）低血糖：如患糖尿病母亲分娩的新生儿、巨大儿、早产儿、小于胎龄儿等高危新生儿，应根据医嘱定期监测血糖波动，密切观察新生儿，发现有嗜睡、反应和吸吮力差等低血糖表现时，即刻测血糖，若血糖值≤2.6mmol/L，在加强喂养的基础上严密监测血糖波动；血糖值≤2.2mmol/L，应报告医师同时立即转运至新生儿科，进行后续的治疗和监测，直至血糖稳定。

5. 出院护理

（1）出院前准备：责任护士与产妇、家属共同核对新生儿身份；评估新生儿生长发育和母乳喂养情况，完成出院评估并做好记录。

（2）做好出院指导，新生儿居家护理的内容及注意事项，包括新生儿沐浴、脐部及臀部护理、黄疸的观察、母乳喂养。

（3）随诊：出院前转给社区支持组织，由社区医疗保健人员分别在产后 7、14、28 天进行上门访视；产后42 天进行母婴健康体检。

1

【健康指导】

1. 告知产妇及家属新生儿体格特征及生理发育特点，发现异常及时就诊。

2. 告知吐奶是新生儿常见的现象，注意判断是生理性（新生儿胃肠道的解剖生理特点所致）还是病理性（全身性或胃肠道疾病时的症状）。注意喂奶不要过急、过快，应暂停片刻，以便新生儿的呼吸更顺畅。人工喂养儿所使用的奶瓶开孔要适中，开孔太小则需要大力吸吮，空气容易由嘴角处吸入口腔再进入胃中；开孔太大则容易被奶水淹住咽喉，阻碍气管呼吸的通路。每次喂奶中及喂奶后，让新生儿竖直趴在大人肩上，轻拍新生儿背部，帮助新生儿呃气；躺下时，也应将新生儿上半身垫高一些；喂食之后不要让新生儿有激动的情绪，也不要摇动或晃动。

3. 新生儿新陈代谢旺盛，要注意保持皮肤清洁，根据家庭条件，每周沐浴2~3次，每次大小便后，应清洗臀部，更换尿片。选择宽大、质软的棉质衣物，保证婴儿安全舒适。

4. 新生儿脐带残端不主张包裹，保持脐部干燥，等待自行脱落。发现脐部渗血，脐窝部有脓性分泌物或分泌物有异味时，应及时送医院诊治。

5. 母乳喂养的指导（详见第一章第六节相关内容）。

【注意事项】

1. 新生儿生后一周内发病率和死亡率极高，护理重点是预防缺氧、窒息、低体温、寒冷综合征和感染的发生。

2. 新生儿应在24小时内完成体检及全身评价，发现异常应及时告知产妇及家属，并报告医师。

3. 交叉感染是新生儿的重要风险，医护人员应严格落实手卫生制度。

4. 胎脂对出生新生儿皮肤有保护作用，出生时只需要擦净表面羊水和血渍，24小时后再沐浴。

5. 新生儿沐浴时间应选在喂奶前或喂奶后1小时，

操作中要尽量减少婴儿暴露，注意保暖，动作要迅速、轻柔，操作者中途不得离开新生儿。

（朱　珠）

第六节　母乳喂养

【概述】

母乳是符合婴儿生长需要最完美天然的食物。母乳喂养是为婴儿提供健康成长和发育所需营养的理想方式。系统、专业的母乳喂养指导对促进母乳喂养成功至关重要。本节包括母乳喂养评估和护理措施、常见问题、特殊情况下母乳喂养的指导和针对性护理、母乳喂养知识和技能，为护理人员开展母乳喂养指导和咨询提供参考。

【护理评估】

1. 健康史

（1）产妇：年龄、文化、营养、饮食、睡眠、本次妊娠情况、分娩方式及经过、妊娠合并症和并发症、用药情况。

（2）婴儿：胎龄、Apgar 评分、羊水性状、出生体重、娩出方式及经过、皮肤早接触早吸吮落实情况。

2. 生理状况

（1）母亲情况：①健康状况：包括有无身心疾病；②乳房情况：包括乳房发育、乳头大小与形状、有无肿块等。

（2）婴儿情况：包括健康状况及吸吮能力。

（3）辅助检查：产妇的血糖监测；肝功能检查；艾滋病、梅毒、乙肝筛查；婴儿胆红素测定、疾病筛查。

3. 高危因素

（1）晚期早产儿和早期足月儿。

（2）足月小样儿和巨大儿。

（3）胎膜早破 >12 小时。

（4）有宫内窘迫史（胎心异常或羊水粪染）。

1

（5）新生儿有产伤。

（6）婴儿头面部解剖及结构异常，如唇腭裂、舌系带过短。

（7）母亲妊娠合并症，如产前或产时发热、羊膜炎等感染史。

（8）母亲合并产后抑郁症等精神疾病。

（9）母亲孕产史不良、子女中有新生儿期严重疾患或死亡者。

（10）母乳喂养禁忌证：新生儿苯丙酮尿症、枫糖尿病、半乳糖血症。

4. 心理-社会因素　母乳喂养意愿、信心和家人的支持；医务人员的态度及服务支持；社会环境及获得帮助的途径与可及性。

【护理措施】

1. 母乳喂养准备

（1）观念教育：从产前开始，通过父母学校，进行母乳喂养知识教育，让产妇及家属了解母乳喂养对婴儿、母亲和家庭的意义，建立母乳喂养的信心及正确的婴儿喂养观念。

（2）乳房保健：从乳房发育、结构、形态、乳头大小、是否凹陷等进行全面评估，告知可能出现的问题和解决办法，消除错误的认知。

（3）营养指导：制订合理的饮食计划，孕期以满足胎儿生长发育和孕妇新陈代谢的需要为目标；哺乳期应以满足新生儿生长发育、孕妇泌乳、身体修复和新陈代谢的需要为目标，提供全面、优质、均衡的营养素。

（4）方法和技巧训练：从产妇喂哺姿势、婴儿含接姿势和母婴协调配合方面进行训练，直至掌握。

2. 母婴早期皮肤接触、早吸吮和早开奶（出生后1小时内进行，时间应不少于30分钟）

（1）早期皮肤接触：阴道分娩的正常新生儿，出生即开始，擦干新生儿身上的羊水和血水，裸放在产妇怀中，可延迟结扎脐带，新生儿需急救者除外；剖宫产分娩的新生儿，也应想办法让产妇与新生儿有肌肤接触。在皮肤接触时，母婴应有目光交流，并注意新生儿保暖。

（2）早吸吮：在早期皮肤接触的同时，让新生儿含接乳头，开始吸吮；剖宫产可于手术结束后，产妇有应答反应时开始早吸吮。

（3）早开奶：指产妇和新生儿回到休息区后开始的真正意义上的喂哺。此时产妇多已产奶，新生儿能够正常吸吮。

3. 母婴同室新生儿的喂哺指导

（1）实行24小时母婴同室（除有医学指征的母婴分离外，产妇和新生儿应24小时在一起，每天分离的时间不超过1小时），为产妇和新生儿提供一个安静舒适的休养环境，保证母婴充分休息。

（2）推行床旁护理，尽量减少母婴分离，保证因治疗和护理导致母婴分离的时间不超过1小时。

（3）指导并帮助产妇采用正确的哺乳体位和姿势进行哺乳，直至掌握。

（4）观察一次完整的哺乳过程，了解产妇喂哺方法、新生儿含接姿势，评估新生儿吸吮、吞咽、呼吸是否协调，进行纠正并做好记录。

（5）喂哺过程中加强新生儿监护，每4小时观察一次并做好记录，如有特殊情况，及时处理并汇报医师。

（6）鼓励按需哺乳（新生儿哺乳间隔时间和持续时间没有限制，每天有效吸吮次数应不少于8次，包括夜间哺乳），每班评价母乳喂养效果并记录，对存在的问题及时纠正，提供个性化的指导和帮助，促进母乳喂养成功。

（7）除母乳外，禁止给新生儿吃任何食物或饮料，除非有医学指征。需要加配方奶的情况：①婴儿问题：苯丙酮尿症、半乳糖血症、枫糖尿病；出生体重低于1500g的极低体重儿；早于32周出生的极早产儿；存

1

在低血糖高危因素的婴儿。②母亲问题：HIV 感染；严重疾病导致产妇无法照顾婴儿；单纯疱疹病毒感染；产妇用药（镇静类精神治疗药物、放射性碘 131、化疗药物等）。

4. 母婴分离状态下的母乳喂养指导

（1）讲解母婴分离状态下，保持泌乳对母乳喂养的重要意义。

（2）于产后 6 小时内开始，进行手法挤奶的指导（每 3 小时挤一次奶，每次挤奶持续 20～30 分钟，每天不少于 8 次，注意夜间挤奶），直至掌握（详见第五章第二节相关内容）。

（3）指导产妇收集、保存母乳，并提供支持将挤出的乳汁送到新生儿科，让生病的婴儿吃母乳，促进康复。

5. 几种特殊情况下的母乳喂养指导

（1）妊娠期糖尿病母亲母乳喂养：

1）无症状性低血糖（出生至生后 4 小时）：生后 1 小时内开奶，第一次哺乳后 30 分钟监测血糖，如血糖 < 25mg/dl，再次哺乳，1 小时后复查。如血糖仍 < 25mg/dl，静脉推注葡萄糖；如血糖为 25～40mg/dl，再次哺乳，必要时静脉推注葡萄糖。

2）无症状性低血糖（生后 4～24 小时）：哺乳每 2～3 小时一次，每次哺乳前监测血糖。如血糖 < 35mg/dl，哺乳，1 小时后复查；如血糖仍 < 35mg/dl，静脉推注葡萄糖；如血糖 35～40mg/dl，再次哺乳，必要时静脉推注葡萄糖。生后第一天血糖目标值≥45mg/dl。

3）症状性低血糖和血糖 < 40mg/dl：转新生儿科，遵医嘱应用 10% 葡萄糖 2ml/kg，静脉推注或葡萄糖 5～8mg/（kg·min），静脉输注。

（2）甲状腺功能亢进母亲母乳喂养：①关心体贴母亲，心理护理，指导母亲的喂奶姿势和新生儿含接姿势。②饮食应以高热量、高蛋白、高维生素，适量脂肪和钠盐摄入为原则。富含营养，不要多食高碘食物。③监测母亲及婴儿的甲状腺功能。④如出现怕热多汗、激动、消瘦、静息时心率过速、特殊眼征、甲状腺肿大等应警惕，并报告医师。

（3）人类免疫缺陷病毒感染母亲母乳喂养：①HIV感染的母亲所生婴儿应提倡人工喂养，避免母乳喂养，杜绝混合喂养；②当人工喂养是可接受的、可行的、支付得起的、可持续性的和安全的，HIV的母亲应避免所有形式的母乳喂养，而应进行人工喂养；③当无法满足上述条件时，婴儿生后建议纯母乳喂养，并且尽快转为人工喂养。

（4）乙型肝炎母亲母乳喂养：①单纯乙肝病毒携带者，新生儿出生后接种了乙肝疫苗，可以喂母乳；②单阳：孕妇妊娠检测HBV DNA的病毒复制量，如病毒量很低，或没有病毒复制，出生注射乙肝疫苗后，可进行母乳喂养；③HBV DNA阳性或双阳的母亲，可于妊娠7~9个月分别注射1支乙肝免疫球蛋白，以减少宫内垂直感染的机会，新生儿出生后0、1、6个月注射乙肝免疫球蛋白和乙肝疫苗实行联合免疫，可以母乳喂养。

（5）早产儿及低体重儿母乳喂养：①母亲尽可能地与婴儿接触，早产儿应采用少量多餐的喂养方法；②后奶的脂肪含量和热量均较前奶高，如果最初早产儿吃不完母亲提供的奶量，建议用后奶喂养有利于早产儿的体重增长；③34~36周或大于34~36周时出生的婴儿，一般能够直接从乳房得到所需要的全部母乳，但偶尔需要用杯子辅助喂养；④低出生体重儿最好的哺乳姿势是交叉势或环抱势。

（6）唇裂、腭裂、唇腭裂婴儿的母乳喂养：①哺乳唇腭裂的婴儿时，可采用橄榄球式哺乳姿势，或让婴儿垂直坐在母亲大腿上，让婴儿头部略高于乳头；②唇裂的婴儿，母乳喂养时可用手压住唇裂处；③腭裂的婴儿，母乳喂养时可以佩戴腭托覆盖开裂处；④重症者可用特需喂奶器等特殊奶瓶喂养。

（7）新生儿黄疸期的母乳喂养：①保证母乳摄入量，增加哺乳频率，坚持夜间哺乳。②母乳性黄疸如

1

果血中胆红素水平低于正常的20%时，不必停止母乳喂养；如果血中胆红素水平超过正常的20%时，可暂停母乳喂养24~48小时，胆红素水平会明显降低。

6. 常见问题的处理

（1）乳汁分泌量不足：坚持母婴同室、按需哺乳、夜间哺乳；采用正确的哺乳姿势，增加哺乳次数；增加营养和液体摄入。

（2）乳腺肿胀：指导产妇判断乳房充盈度的方法；针对原因进行指导：如开奶晚或吸吮不够，指导勤喂哺；含接不良，调整喂奶体位和含接姿势；必要时挤出多余的乳汁，教会产妇乳汁保存的方法；乳腺肿胀疼痛可采用局部冷敷。

（3）乳头皲裂和疼痛：变更哺乳体位，调整婴儿含接姿势；哺乳后挤出少许乳汁，涂抹于乳头上，自然晾干；建议使用水凝胶或羊脂膏，促进局部修复，减轻疼痛。

（4）乳头扁平与凹陷：指导产妇喂哺前用手牵拉乳头，也可用空针或吸乳器将乳头吸出，使乳头凸起，便于婴儿含接。

（5）乳头过长及过大：尝试不同的体位进行母乳喂养，对于早期不能亲喂的妈妈，可将乳汁挤出用喂杯喂养。

（6）乳腺管阻塞、乳腺炎和乳腺脓肿：喂哺或挤奶前热敷乳房；哺乳时变换体位，先喂健侧后喂患侧，喂哺后采用冷敷，减轻水肿和疼痛；必要时遵医嘱使用抗生素。

7. 心理护理

（1）关心与体贴产妇，协助照顾新生儿，帮助产妇克服母乳喂养中的困难。

（2）强化家属母乳喂养意识，使产妇感受到家属对母乳喂养的支持。

（3）鼓励产妇交流和倾诉，指导产妇保持愉悦的心态，促进泌乳通畅。

8. 出院护理

（1）出院前评价产妇母乳喂养知识、技能的掌握情况及婴儿吸吮、生长发育情况，针对不足给予个性化指导。

（2）鼓励产妇出院后纯母乳喂养 6 个月，继续坚持母乳喂养至 2 岁或者更长时间。

（3）告知产妇遇到母乳喂养问题时的解决途径，将产妇转介到本地母乳喂养支持组织。

【健康指导】

1. 产前母乳喂养指导

（1）母乳喂养的好处：

1）母乳喂养对婴儿的好处：母乳是婴儿的最佳食物，能够满足 6 个月内婴儿的全部营养需要；可提供生命最早期的免疫物质，减少婴儿疾病的发生；可促进胃肠道的发育和正常微生态系统的建立；促进神经系统的发育。

2）母乳喂养对母亲的好处：促进子宫收缩，减少产后出血和贫血；帮助妈妈恢复体形，降低肥胖发生率；减少乳腺癌和卵巢癌发病的几率；减少骨质疏松的风险；生育调节作用。

3）母乳喂养对家庭的好处：方便、经济，增进母子感情和家庭和睦。

4）母乳喂养对社会的好处：有利于提高全民族身体素质；有助于小儿智力、社交能力的发育；有利于女性情绪稳定，提高工作效率。

（2）讲解《促进母乳喂养成功的十条标准》（WHO）：

1）有书面的母乳喂养政策，并常规地传达到所有保健人员。

2）对所有保健人员进行必要的技术培训，使其能实施这一政策。

3）要把有关母乳喂养的好处及处理方法告诉所有的孕妇。

1

4）帮助母亲在产后 30 分钟内开始母乳喂养。

5）指导母亲如何喂奶以及在需与其婴儿分开的情况下如何保持泌乳。

6）除母乳外，禁止给新生婴儿吃任何食物或饮料，除非有医学指征。

7）实行母婴同室，让母亲与其婴儿一天 24 小时在一起。

8）鼓励按需哺乳。

9）不要给母乳喂养的婴儿吸人工奶头或使用奶头作安慰物。

10）促进母乳喂养支持组织的建立，并将出院的母亲转给这些组织。

2. 分娩时母乳喂养指导，告知母婴皮肤早接触、早吸吮的重要性。

（1）母婴早期皮肤接触和新生儿早吸吮，可促进催乳素的分泌，刺激母亲早下奶，同时促进母亲子宫收缩，减少产后出血。

（2）新生儿与生俱来的觅食和吸吮反射，在刚出生 1 小时内最强烈，是新生儿吃奶本能得以强化的最佳时期。

（3）刚出生 1~2 小时内，也是母婴之间情感联系最强烈的时期，母亲的体温、心跳、气味和目光是新生儿安全感的重要来源，对新生儿心理的健康成长至关重要。

（4）母亲乳房的微生物和初乳，共同促进新生儿肠道微生态系统的形成，对新生儿提供了非常重要的保护。

3 母婴同室母乳喂养指导

（1）按需哺乳的重要意义：按需哺乳即当婴儿饿了或母亲乳房胀了就应喂哺，哺乳的时间、次数和间隔不受限制。按需哺乳的重要性表现在：①可刺激泌乳素分泌，促进泌乳；②频繁有效地吸吮乳房，可促使乳汁增多，保证产妇有充足的乳汁；③预防奶胀；④提升母乳喂养信心。

（2）母婴同室的重要意义：母婴同室是指除有医学指征的母婴分离外，产妇和新生儿应 24 小时在一起，每天分离的时间不超过 1 小时。24 小时母婴同室的重要性表现在：①可以充分保证按需哺乳，促进乳汁分泌；②可加强亲子依附关系，提升母亲母乳喂养的信心；③母亲可以学到母乳喂养及新生儿护理知识；④减少新生儿交叉感染的机会。

（3）母乳喂养的正确姿势：

1）产妇正确的哺乳姿势：体位舒适，包括卧位（侧卧或仰卧位）、坐位、坐位"环抱式"；母婴必须紧密相贴（无论婴儿抱在哪一边，婴儿的身体与母亲身体应相贴，头与双肩朝向乳房，嘴处于乳头相同水平位置）；拇指和四指分别放在乳房上、下方，托起整个乳房喂哺，避免"剪刀式"夹托乳房。

2）婴儿正确的含接姿势：婴儿的头与身体成一条直线；婴儿的脸贴近乳房，鼻子对着乳头；婴儿的身体贴近母亲；婴儿头与颈得到支撑，如果是新生儿还应托着她的臀部。含接正确的表现：婴儿嘴张大，下唇外翻；舌呈勺状环绕乳房；面颊鼓起呈圆形；可见到上方的乳晕比下方多；慢而深的吸吮，有吞咽动作和声音。

（4）指导产妇判断婴儿饥饿的征象：有觅食反射，寻找乳头，吸吮手指；睡觉不稳，眼球有快速运动；哭闹。

（5）指导产妇判断婴儿吃饱的征象：①婴儿哺乳结束后自动吐出乳头，并安静入睡。②婴儿每天更换六块或更多尿布，并有少量多次或大量一次质软大便。③婴儿出生后 7~10 天，体重应恢复至出生的体重；此后体重持续增加，每周增长 150g 左右，满月增长 600g 及以上。④婴儿精神好，表情满足，皮肤有弹性。⑤母亲喂哺后乳房有排空的感觉，或者乳房有喷乳反射的感觉。

3. 出院指导

（1）判断母乳是否充足：

1）哺乳次数：24 小时内哺乳次数至少有 8 次。哺乳时尚可听见吞咽声。

2）排泄情况：婴儿每天更换 6 块或更多湿尿布，并有少量多次或大量一次质软大便。

3）睡眠：两次哺乳之间婴儿很满足、安静。

4）体重每周平均增重 150g 左右（25～210g）；2～3 个月内婴儿每周增加 200g 左右。

5）神情：可见婴儿眼睛亮，反应灵敏。此外，哺乳前母亲有乳房充满感，哺乳时有下乳感，哺乳后乳房较柔软。

（2）判断新生儿饥饿的征象：①新生儿有觅食反射，寻找乳头，吸吮手指；②睡觉不安稳，眼球有快速运动；③哭闹。

（3）鼓励产妇出院后纯母乳喂养 6 个月，继续坚持母乳喂养至 2 岁或者更长时间。告知遇到母乳喂养问题时可通过母乳喂养咨询电话、母乳喂养咨询门诊等途径寻求帮助。

【注意事项】

1. 遵守 WHO 的"双十条"及医院母乳喂养的政策和规范。

2. 正确掌握新生儿添加配方奶的医学指征

（1）在充分吸吮的情况下，新生儿有摄入不足的表现：①体重下降过多，下降幅度＞出生体重 10%。②尿量少，＜6 次/天；尿色深，砖红色。③黄疸加重、母乳喂养不足性黄疸。④脱水热，多见于夏季。

（2）有低血糖高危因素的新生儿：①晚期早产儿（34～36^{+6}周）；②足月小样儿（＞37 周，BW＜2500g）；③糖尿病母亲的新生儿；④小于胎龄儿（≥34 周）。

（3）母婴分离的情况下，不能实现或不能完全母乳喂养的新生儿。

（4）特殊需要的新生儿：患有代谢性疾病，如半乳糖症、苯丙酮尿症、枫糖尿病等；低出生体重早产儿，母乳不能完全满足生长需求（需要母乳强化或早产配方奶）。

1

3. 识别新生儿异常征象

（1）反应：精神、睡眠、哭声、对刺激的反应。

（2）肤色：红润、苍白、青紫、黄疸。

（3）体温：<36℃低体温，>37.5℃发热。

（4）呼吸：频率和节律、三凹征、呻吟。

（5）消化：吃奶情况、吸吮与吞咽是否协调，有无呕吐、腹胀、腹泻。

（6）循环：肤色、肢端温度、毛细血管充盈时间、尿量、脉搏氧饱和度。

4. 掌握不同情况、不同疾病、不同问题下的母乳喂养知识和方法，为孕产妇提供个性化的母乳喂养指导。

（朱 珠）

第二章

妇科常见疾病的护理

第一节　阴道炎的护理

【概述】

1. 定义

（1）滴虫阴道炎：是由阴道毛滴虫引起的常见阴道炎症，也是常见的性传播疾病。约60%的病人合并有细菌性阴道病。

（2）外阴阴道假丝酵母菌病：是由假丝酵母菌引起的常见外阴阴道炎症。国外资料显示，约75%妇女一生中至少患过1次阴道假丝酵母菌病，45%的妇女经历过2次或2次以上的发病。

（3）细菌性阴道病：为阴道内正常菌群失调所致的一种混合感染，但临床及病理特征无炎症改变。

（4）萎缩性阴道炎：常见于自然绝经或人工绝经后妇女，也可见于产后闭经或药物假绝经治疗的妇女。

2. 主要发病机制

（1）滴虫阴道炎：病原体为阴道毛滴虫，滴虫寄生在阴道皱襞及腺体中，月经后pH为5.2~6.6，使隐藏的滴虫得以生长繁殖，引起炎症发作；同时滴虫能消耗氧或吞噬阴道上皮细胞内的糖原，阻碍乳酸生成，致阴道pH升高，同时使阴道成为厌氧环境，致厌氧菌繁殖，约60%病人合并细菌性阴道病。性交直接传播是主要的传播方式，也可间接传播。

（2）外阴阴道假丝酵母菌病（VVC）：病原体为假丝酵母菌，属机会致病菌，当阴道 pH 为 4.0～4.7 时，易诱发感染（内源性）。10%～20%非孕妇女及30%孕妇阴道中有此菌寄生，但菌量极少，并不引起症状。

2

（3）细菌性阴道病（BV）：由阴道内乳杆菌减少，加德拉杆菌及厌氧菌等增加所致的内源性混合感染。促使阴道菌群发生变化的原因不清，推测可能与频繁性交、多个性伴侣或阴道灌洗使阴道环境碱化有关。

（4）萎缩性阴道炎：为雌激素水平降低、局部抵抗力下降引起的以需氧菌感染为主的炎症。

3. 治疗原则

（1）滴虫阴道炎：切断传染途径，杀灭阴道毛滴虫，恢复阴道正常酸碱度，保持阴道自净功能。需全身用药、局部用药，强调性伴侣治疗。

（2）外阴阴道假丝酵母菌病：消除诱因，根据病情选择局部或全身应用抗真菌药物。

（3）细菌性阴道病：主要采用针对厌氧菌的治疗。

（4）萎缩性阴道炎：补充雌激素，增加阴道抵抗力，抑制细菌生长。

【护理评估】

1. 健康史

（1）一般资料：年龄、月经史、婚育史，是否处在妊娠期。

（2）既往疾病史：是否患有糖尿病，有无卵巢手术史或盆腔放疗史。

（3）特殊治疗史：是否使用雌激素、免疫抑制剂或长期应用抗生素等。

（4）阴道炎病史：既往有无阴道炎、曾做过何种检查、治疗经过及效果；本次症状出现与月经周期的关系。

（5）个人生活史：了解个人卫生习惯。

2. 生理状况

（1）症状：

1）滴虫阴道炎：阴道分泌物增多，呈稀薄脓性、黄绿色、泡沫状、有臭味，当混合有其他细菌感染时，白带可呈黄绿色；阴道口及外阴瘙痒；尿频、尿痛，有时可见血尿；不孕（阴道毛滴虫能吞噬精子，影响精子在阴道内存活）。

2）外阴阴道假丝酵母菌病：外阴瘙痒、灼痛、性交痛及尿痛；阴道分泌物增多，白色稠厚，呈凝乳或豆腐渣样。

3）细菌性阴道病：10%～40%的病人无临床症状。有症状者主要表现为阴道分泌物增多，呈灰白色、匀质、稀薄，常黏附于阴道壁，但黏度很低，容易从阴道壁拭去，有鱼腥臭味；轻度外阴瘙痒或烧灼感。

4）萎缩性阴道炎：阴道分泌物增多，稀薄，呈淡黄色，感染严重者呈脓血性白带；外阴瘙痒、灼热感；伴性交痛。

（2）体征：

1）滴虫阴道炎：检查见阴道黏膜充血，严重者有散在出血点，形成"草莓样"宫颈。

2）外阴阴道假丝酵母菌病：检查见外阴红斑、水肿、常伴有抓痕，严重者可见皮肤皲裂、表皮脱落；阴道黏膜红肿、小阴唇内侧及阴道黏膜附有白色块状物，擦去后见黏膜红肿，急性期还可见到糜烂或浅表溃疡。

3）细菌性阴道病：检查见阴道黏膜无充血的炎性改变。

4）萎缩性阴道炎：检查见阴道呈萎缩性改变，上皮皱壁消失、萎缩、菲薄；阴道黏膜充血，有散在小出血点和点状出血斑，有时可见表浅溃疡。

（3）辅助检查：

1）滴虫阴道炎：阴道分泌物湿片法，镜下见到活动的阴道毛滴虫。

2）外阴阴道假丝酵母菌病：阴道分泌物检查，发现假丝酵母菌的芽胞或假菌丝。

3）细菌性阴道病：线索细胞阳性；阴道 pH > 4.5（通常为 4.7～5.7，多为 5.0～5.5）；胺臭味试验阳性。

4）萎缩性阴道炎：阴道分泌物检查镜下见大量基底细胞及白细胞而无滴虫及假丝酵母菌。

3. 高危因素

（1）滴虫阴道炎：不良性行为；不良卫生习惯。

（2）外阴阴道假丝酵母菌病：常见发病诱因有妊娠、糖尿病、大量应用免疫抑制剂及广谱抗生素。

（3）细菌性阴道病：频繁性交、多个性伴侣或阴道灌洗。

（4）萎缩性阴道炎：绝经、卵巢手术、盆腔放疗、药物性闭经。

4. 心理-社会因素

（1）对健康问题的感受：是否认为是"小问题"，不予重视而延误治疗。

（2）对疾病的反应：是否因与"性"相关而羞于就诊；是否因疾病反复发作或久治不愈而产生心理压力，出现焦虑和抑郁症状。

（3）家庭、社会及经济状况：是否存在性伴侣同时治疗障碍。

【护理措施】

1. 一般护理　见第一章第一节相关内容。

2. 症状护理

（1）阴道分泌物增多：观察阴道分泌物颜色、性状、气味及量，选择合适的药液进行阴道冲洗。滴虫性阴道炎、细菌性阴道病及萎缩性阴道炎，选 1% 乳酸液或 0.1%～0.5% 醋酸液，增加阴道酸度；阴道假丝酵母菌病选碱性溶液。在不清楚阴道炎的种类时，不可滥用冲洗液，指导病人勤换会阴垫及内裤，保持外阴清洁干燥。

（2）外阴瘙痒与灼痛：嘱病人尽量避免搔抓，防止外阴部皮肤破损，炎症急性期减少活动，避免摩擦外阴。

3. 用药护理

（1）明确阴道炎的类型，遵医嘱用药，选择合适的用药方法及时间。

1）滴虫阴道炎：主要药物为甲硝唑及替硝唑。方法：全身用药。初次治疗可选择甲硝唑或替硝唑2g，单次口服；或甲硝唑400mg，每天2次，连服7天。口服药物的治愈率为90%~95%。对妊娠期阴道炎病人，为防止新生儿呼吸道和生殖道感染，可应用甲硝唑2g顿服，或甲硝唑400mg，每天2次，连服7天。

2）外阴阴道假丝酵母菌病（VVC）：主要药物为抗真菌药，唑类药物的疗效高于制霉菌素。全身用药和局部用药疗效相似。局部用药：可选用咪康唑栓剂，每晚1粒（200mg），连用7天；或每晚1粒（400mg），连用3天；或每晚1粒（1200mg），单次用药。全身用药：对不能耐受局部用药者、未婚妇女及不愿意采用局部用药者可选用口服药物。常用药物：氟康唑150mg，顿服。妊娠合并VVC，以局部治疗为主，以7天疗程最佳，禁服唑类药物。

3）细菌性阴道病（BV）：选用抗厌氧菌药物，首选甲硝唑。全身用药：甲硝唑400mg，口服，每天2~3次，连服7天。局部用药：含甲硝唑栓剂200mg，每晚1次，连用7天。

4）萎缩性阴道炎：补充雌激素：雌三醇软膏局部涂抹，每天1~2次，连用14天。抑制细菌生长：诺氟沙星100mg，放于阴道深部，每天1次，7~10天为1个疗程。可选用中药，如保妇康栓。

（2）用药指导：

1）教会病人阴道用药的正确方法，对不能自理者，协助用药。

2）告知病人口服甲硝唑期间及停药24小时内、替硝唑用药期间及停药72小时内，禁止饮酒；哺乳期间用药，应暂停哺乳。

3）乳癌或子宫内膜癌病人慎用雌激素制剂。

（3）用药观察：出现不良反应，立即停药并通知医师。常见药物不良反应有：①胃肠道反应：如食欲减退、恶心、呕吐；②双硫仑样反应：又称"戒酒硫样反应"，主要是使用头孢菌素类抗生素，包括头孢哌酮、头孢曲松、头孢噻肟等及甲硝唑、酮康唑等药物后，如果喝酒，可出现胸闷胸痛、心慌气短、面部潮红、头痛头晕、腹痛恶心等一系列症状；③药物过敏反应：包括局部皮肤症状和全身症状；④偶见头痛、皮疹、白细胞减少等。

4. 心理护理

（1）向病人解释疾病与健康的问题，说明"小病"早治，可防"大病"，引导病人重视问题并轻松面对。

（2）加强疾病知识宣传，引导病人规范治疗；对卵巢切除、放疗病人给予安慰，告知雌激素替代治疗可缓解内分泌的失衡，减轻因疾病带来的烦恼，消除心理压力，增强治疗疾病的信心。

（3）与家属沟通，让其多关心病人，包括说服其性伴侣同时治疗。

〔健康指导〕

1. 向病人讲解阴道炎的疾病知识，告知按医嘱正规彻底治疗的重要性，指导病人掌握用药方法，按疗程坚持治疗。

2. 指导病人配合检查　嘱取分泌物前 24～48 小时内避免性生活、阴道灌洗或局部用药。

3. 个人卫生及生活指导　指导病人加强自我护理，保持外阴清洁、干燥、勤换内裤，积极锻炼身体，增加机体抵抗力。告知病人滴虫阴道炎复发多为重复感染，故换下的内裤及洗涤用的毛巾应煮沸 5～10 分钟以消灭病原体。

4. 性卫生及性伴侣治疗指导　①滴虫阴道炎主要由性行为传播，性伴侣要同时治疗，并告知病人及其性伴侣治愈前应避免无保护性交；②外阴阴道假丝酵母菌病约 15% 的男性与女性病人接触后患病，对有症状的男性应进行检查和治疗，预防女性重复感染；③细菌性阴道病虽与有多个性伴有关，但对性伴侣的治疗并未改善治疗效果及降低复发，因此不作常规治疗。

5. 随访指导

（1）性活跃的滴虫阴道炎病人，在最初感染 3 个月后应重新进行筛查。

（2）外阴阴道假丝酵母菌病病人，若症状持续存在或诊断后 2 个月内复发，需再次复诊；对复发性 VVC 在治疗结束后 7 ~ 14 天、1 个月、3 个月和 6 个月各随访 1 次，3 个月及 6 个月时建议同时进行真菌培养。

（3）细菌性阴道病病人，治疗后无症状者无需常规随访，但对妊娠合并 BV 需要随访治疗效果。

【注意事项】

1. 病史收集一定要全面，以便全面评估疾病可能的感染途径。

2. 对有明显诱因的阴道炎，应了解医师的治疗方案，积极配合消除诱因，包括治疗糖尿病、及时停用广谱抗生素、雌激素及皮质类固醇激素等，完成相关护理。

3. 对妊娠合并阴道炎病人的用药应高度关注，若为妊娠合并滴虫阴道炎，在应用甲硝唑等药物治疗时，应了解是否已取得病人和家属的知情同意；若为妊娠合并外阴阴道假丝酵母菌病的病人，应禁用口服唑类药物。

4. 对复发性外阴阴道假丝酵母菌病实施治疗前，应查看有无真菌培养确诊结果，治疗期间应关注定期复查监测疗效，密切观察药物副作用，一旦发现副作用，立即通知医师，确定是否停药。

5. 滴虫阴道炎可合并其他性传播疾病，治疗护理中应注意病人有无其他性传播疾病，做好相应的防护。

（熊永芳）

第二节　子宫颈炎的护理

【概述】

1. 定义　子宫颈炎是指子宫颈发生的急性/慢性炎

症。是妇科常见疾病之一，包括宫颈阴道部炎症及宫颈管黏膜炎症。临床上分为急性子宫颈炎和慢性子宫颈炎。临床多见的子宫颈炎是急性子宫颈管黏膜炎，若急性子宫颈炎未经及时诊治或病原体持续存在，可导致慢性子宫颈炎症。

2. 主要发病机制

（1）由于宫颈管黏膜上皮为单层柱状上皮，抗感染能力较差，当遇到多种病原体侵袭、物理化学因素刺激、机械性子宫颈损伤、子宫颈异物等，引起子宫颈局部充血、水肿，上皮变性、坏死，黏膜、黏膜下组织、腺体周围大量中性粒细胞浸润，或子宫颈间质内有大量淋巴细胞、浆细胞等慢性炎细胞浸润，可伴有子宫颈腺上皮及间质增生和鳞状上皮化生。因子宫颈阴道部鳞状上皮与阴道鳞状上皮相延续，亦可由阴道炎症引起宫颈阴道部炎症。

（2）病原体种类：①性传播疾病的病原体：主要是淋病奈瑟菌及沙眼衣原体。②内源性病原体：与细菌性阴道病病原体、生殖道支原体感染有关。

3. 治疗原则

（1）急性宫颈炎：主要为抗生素药物治疗。可根据不同情况采用经验性抗生素治疗及针对病原体的抗生素治疗。

（2）慢性宫颈炎：不同病变采用不同治疗方法。以局部治疗为主，方法有物理治疗、药物治疗、手术治疗。对表现为糜烂样改变者，若为无症状的生理性柱状上皮异位，无需处理。

【护理评估】

1. 健康史

（1）一般资料：年龄、月经史、婚育史，是否处在妊娠期。

（2）既往疾病史：详细了解有无阴道炎、性传播疾病及子宫颈炎症的病史，包括发病时间、病程经过、治疗方法及效果。

（3）既往手术史：详细询问分娩手术史，了解阴道分娩时有无宫颈裂伤；是否做过妇科阴道手术操作及有无宫颈损伤、感染史。

（4）个人生活史：了解个人卫生习惯，分析可能的感染途径。

2. 生理状况

（1）症状：

1）急性子宫颈炎：阴道分泌物增多，呈黏液脓性，阴道分泌物的刺激可引起外阴瘙痒及灼热感；可出现月经间期出血、性交后出血等症状；常伴有尿道症状，如尿急、尿频、尿痛。

2）慢性子宫颈炎：病人多无症状，少数病人可有阴道分泌物增多，呈淡黄色或脓性，偶有接触性出血、月经间期出血，偶有分泌物刺激引起外阴瘙痒或不适。

（2）体征：

1）急性子宫颈炎：检查见脓性或黏液性分泌物从子宫颈管流出；用棉拭子擦拭子宫颈管时，容易诱发子宫颈管内出血。

2）慢性子宫颈炎：检查可见宫颈呈糜烂样改变，或有黄色分泌物覆盖子宫颈口或从宫颈管流出，也可见子宫颈息肉或子宫颈肥大。

（3）辅助检查：

1）实验室检查：分泌物涂片做革兰染色，中性粒细胞 >30/高倍视野；阴道分泌物湿片检查白细胞 >10/高倍视野；做淋菌奈瑟菌及沙眼衣原体检测，以明确病原体。

2）宫腔镜检查：镜下可见血管充血，宫颈黏膜及黏膜下组织、腺体周围大量中性粒细胞浸润，腺腔内可见脓性分泌物。

3）宫颈细胞学检查：宫颈刮片、宫颈管吸片，与宫颈上皮瘤样病变或早期宫颈癌相鉴别。

4）阴道镜及活组织检查：必要时进行，以明确诊断。

3. 高危因素

(1) 性传播疾病，年龄小于 25 岁，多位性伴侣或新性伴侣且为无保护性交。

(2) 细菌性阴道病。

(3) 分娩、流产或手术致子宫颈损伤。

(4) 卫生不良或雌激素缺乏，局部抗感染能力差。

4. 心理- 社会因素

(1) 对健康问题的感受：是否存在因无明显症状，而不重视或延误治疗。

(2) 对疾病的反应：是否因病变在宫颈，又涉及生殖器官与性，而不愿及时就诊；或因阴道分泌物增多引起不适；或治疗效果不明显而烦躁不安；或遇有白带带血或接触性出血时，担心疾病的严重程度，疑有癌变而恐惧、焦虑。

(3) 家庭、社会及经济状况：家人对病人是否关心；家庭经济状况及是否有医疗保险。

【护理措施】

1. 一般护理　见第一章第一节相关内容。

2. 症状护理　同"阴道炎的护理"。

3. 用药护理　药物治疗主要用于急性子宫颈炎。

(1) 遵医嘱用药，选择合适的用药方法及时间。

1) 经验性抗生素治疗：在未获得病原体检测结果前，采用针对衣原体的经验性抗生素治疗，阿奇霉素 1g，单次顿服，或多西环素 100mg，每天 2 次，连服 7 天。

2) 针对病原体的抗生素治疗：临床上除选用抗淋病奈瑟菌的药物外，同时应用抗衣原体感染的药物。对于单纯急性淋病奈瑟菌性子宫颈炎，常用药物有头孢菌素，如头孢曲松钠 250mg，单次肌注，或头孢克肟 400mg，单次口服等；对沙眼衣原体所致子宫颈炎，治疗药物有四环素类，如多西环素 100mg，每天 2 次，连服 7 天。

（2）用药观察：注意观察药物的不良反应，若出现不良反应（详见本章第一节阴道炎的护理），立即停药并通知医师。

（3）用药注意事项：注意药物的半衰期及有效作用时间；注意药物的配伍禁忌；抗生素应现配现用。

（4）用药指导：若病原体为沙眼衣原体及淋病奈瑟菌，应对性伴侣进行相应的检查和治疗。

4. 物理治疗及手术治疗的护理

（1）慢性子宫颈炎：应根据不同病变采用不同的治疗方法。

1）宫颈糜烂样改变：若为无症状的生理性柱状上皮异位，无需处理；对伴有分泌物增多、乳头状增生或接触性出血，可给予局部物理治疗，包括激光、冷冻、微波等，也可以给予中药作为物理治疗前后的辅助治疗。

2）慢性子宫颈黏膜炎：针对病因给予治疗，若病原体不清可试用物理治疗，方法同上。

3）子宫颈息肉：配合医师行息肉摘除术。

4）子宫颈肥大：一般无需治疗。

（2）物理治疗的护理操作及配合，按照设备使用说明书及操作规程进行。

（3）物理治疗后应详细向病人说明注意事项（详见本节注意事项）。

5. 心理护理

（1）加强疾病知识宣传，引导病人正确认识疾病，及时就诊，接受规范治疗。

（2）向病人解释疾病与健康的问题，鼓励病人表达自己的想法。对病程长、迁延不愈的病人，给予关心和耐心解说，告知疾病的过程及防治措施；对病理检查发现宫颈上皮有异常增生的病例，告知通过密切监测，坚持治疗，可阻断癌变途径，以缓解焦虑心理，增加治疗的信心。

（3）与家属沟通，让其多关心病人，支持病人，坚持治疗，促进康复。

【健康指导】

1. 向病人讲解子宫颈炎的疾病知识，告知及时就诊和规范治疗的重要性。

2. 个人卫生指导 嘱病人保持外阴清洁，每天清洗外阴2次，养成良好的卫生习惯，尤其是经期、孕产期及产褥期卫生，避免感染发生。

3. 随访指导 告知病人，物理治疗后有分泌物增多，甚至有多量水样排液，在术后1~2周脱痂时可有少量出血，是创面愈合的过程，不必应诊；如出血量多于月经量则需到医院就诊处理；在物理治疗后2个月内禁止性生活、盆浴和阴道冲洗；治疗后经过2个月经周期，于月经干净后3~7天来院复查，评价治疗效果，效果欠佳者可进行第二次治疗。

4. 体检指导 坚持每1~2年做1次体检，及早发现异常，及早治疗。

【注意事项】

1. 物理治疗的注意事项

（1）治疗前，应常规做宫颈刮片行细胞学检查。

（2）在急性生殖器炎症期不做物理治疗。

（3）治疗时间应选在月经干净后3~7天内进行。

（4）物理治疗后可出现阴道分泌物增多，甚至有大量水样排液，在术后1~2周脱痂时可有少许出血。

（5）应告知病人，创面完全愈合时间为4~8周，期间禁盆浴、性交和阴道冲洗。

（6）物理治疗有引起术后出血、宫颈管狭窄、感染的可能，应定期复查，观察创面愈合情况直到痊愈，同时检查有无宫颈管狭窄。

2. 配合医师行息肉摘除术时，取下组织应及时送病理检查。

（熊永芳）

第三节 盆腔炎性疾病的护理

【概述】

1. 定义 盆腔炎性疾病（PID）是指女性上生殖道的一组炎性疾病，主要包括子宫内膜炎、输卵管炎、输卵管卵巢脓肿、盆腔腹膜炎。最常见的是输卵管炎及输卵管卵巢脓肿。

2. 主要发病机制 女性生殖系统具有比较完善的自然防御功能，当自然防御功能遭到破坏，或机体免疫力降低、内分泌发生变化或外源性病原体入侵而导致子宫内膜、输卵管、卵巢、盆腔腹膜、盆腔结缔组织发生炎症。感染严重时，可累及周围器官和组织，当病原体毒性强、数量多、病人抵抗力低时，常发生败血症及脓毒血症，若未得到及时治疗可能发生盆腔炎性疾病后遗症。

3. 治疗原则

（1）急性盆腔炎：主要为及时足量的抗生素药物治疗，必要时手术治疗。

（2）盆腔炎性疾病后遗症：多采用综合性治疗方案控制炎症，同时注意增强身体抵抗力，缓解症状。

【护理评估】

1. 健康史

（1）了解既往疾病史、用药史、月经史及药物过敏史。

（2）了解流产、分娩的时间、经过及处理。

（3）了解本次患病的起病时间、症状、疼痛性质、部位、有无全身症状。

2. 生理状况

（1）症状：①轻者无症状或症状轻微不易被发现，常表现为持续性下腹痛，活动或性交后加重；发热、阴道分泌物增多等。②重者可表现为寒战、高热、头痛、食欲减退；月经期发病者可表现为经量增多、经期延长；腹膜炎者出现消化道症状，如恶心、呕吐、腹胀等；若脓肿形成，可有下腹包块及局部刺激症状。

（2）体征：①急性面容、体温升高、心率加快。②下腹部压痛、反跳痛及肌紧张。③检查见阴道充血；大量脓性臭味分泌物从宫颈口外流；穹隆有明显触痛；宫颈充血、水肿、举痛明显；子宫体增大有压痛且活动受限；一侧或双侧附件增厚，有包块，压痛。

（3）辅助检查：

1）实验室检查：宫颈黏液脓性分泌物，或阴道分泌物 0.9% 氯化钠溶液湿片中见到大量白细胞；红细胞沉降率升高；血 C-反应蛋白升高；宫颈分泌物培养或革兰染色涂片淋病奈瑟菌阳性或沙眼衣原体阳性。

2）阴道超声检查：显示输卵管增粗，输卵管积液，伴或不伴有盆腔积液、输卵管卵巢肿块。

3）腹腔镜检查：输卵管表面明显充血；输卵管壁水肿；输卵管伞端或浆膜面有脓性渗透物。

4）子宫内膜活组织检查证实子宫内膜炎。

3. **高危因素**

（1）年龄：盆腔炎性疾病高发年龄为 15～25 岁。

（2）性活动及性卫生：初次性交年龄小、有多个性伴侣、性交过频以及性伴侣有性传播疾病；有使用不洁的月经垫、经期性交等。

（3）下生殖道感染：性传播疾病，如淋病奈瑟菌性宫颈炎、衣原体性宫颈炎以及细菌性阴道病。

（4）子宫腔内手术操作后感染：刮宫术、输卵管通液术、子宫输卵管造影术、宫腔镜检查、人工流产、放置宫内节育器等手术时，消毒不严格或术前适应证选择不当，导致感染。

（5）邻近器官炎症直接蔓延：如阑尾炎、腹膜炎等蔓延至盆腔。

（6）盆腔炎性疾病再次发作。

4. **心理-社会因素**

（1）对健康问题的感受：是否存在因无明显症状或症状轻，而不重视致延误治疗。

（2）对疾病的反应：是否由于慢性疾病过程长，病人思想压力大而产生焦虑、烦躁情绪；若病情严重，则担心预后，病人往往有恐惧、无助感。

（3）家庭、社会及经济状况：是否存在因炎症反复发作，严重影响妇女生殖健康甚至导致不孕，且增加家庭与社会经济负担。

【护理措施】

1. 一般护理　见第一章第一节妇科病人的护理。

2. 症状护理

（1）分泌物增多，同阴道炎护理。

（2）支持疗法：卧床休息，取半卧位，有利于脓液积聚于直肠子宫陷凹，使炎症局限；给高热量、高蛋白、高维生素饮食或半流质饮食，及时补充丢失的液体；对出现高热的病人，采取物理降温，出汗时及时更衣，保持身体清洁舒服；若病人腹胀严重，应行胃肠减压。

（3）症状观察：密切监测生命体征，测体温、脉搏、呼吸、血压，每4小时1次；物理降温后30分钟测体温，以观察降温效果。若病人突然出现腹痛加剧、寒战、高热、恶心、呕吐、腹胀，应立即报告医师，同时做好剖腹探查的准备。

3. 用药护理

（1）门诊治疗：指导病人遵医嘱用药，了解用药方案并告知注意事项。

1）常用方案：头孢西丁钠2g，单次肌内注射，同时口服丙磺舒1g，然后改为多西环素100mg，每天2次，连服14天，可同时加服甲硝唑400mg，每天2～3次，连服14天；或选用其他第三代头孢菌素与多西环素、甲硝唑合用。

2）注意事项：详见第二章第一节相关内容。

（2）住院治疗：严格遵医嘱用药，了解用药方案并密切观察用药反应。

1）头霉素类或头孢菌素类药物：头孢西丁钠2g，

静脉滴注，每6小时1次。头孢替坦二钠2g，静脉滴注，每12小时1次。加多西环素100mg，每12小时1次，静脉输注或口服。对不能耐受多西环素者，可用阿奇霉素替代，每次500mg，每天1次，连用3天。对输卵管卵巢脓肿病人，可加用克林霉素或甲硝唑。

2）克林霉素与氨基糖苷类药物联合方案：克林霉素900mg，每8小时1次，静脉滴注；庆大霉素先给予负荷量（2mg/kg），然后予维持量（1.5mg/kg），每8小时1次，静脉滴注；临床症状、体征改善后继续静脉应用24～48小时，克林霉素改口服，每次450mg，1天4次，连用14天；或多西环素100mg，每12小时1次，连续用药14天。

（3）观察药物疗效：若用药后48～72小时，体温持续不降，病人症状加重，应及时报告医师处理。

（4）中药治疗：主要为活血化瘀、清热解毒药物。可遵医嘱指导服中药或用中药外敷腹部，若需进行中药保留灌肠，按保留灌肠操作规程完成。

4. 手术护理

（1）了解手术指征：①药物治疗无效：经药物治疗48～72小时，体温持续不降，病人中毒症状加重或包块增大者；②脓肿持续存在：经药物治疗病情好转，继续控制炎症数天（2～3周），包块仍未消失但已局限化；③脓肿破裂：突然腹痛加剧，寒战、高热、恶心、呕吐、腹胀，检查腹部拒按或有中毒性休克表现。

（2）手术前准备及手术后护理：详见第一章第一节相关内容。

5. 心理护理

（1）关心病人，倾听病人诉说，鼓励病人表达内心感受，通过与病人进行交流，建立良好的护患关系，尽可能满足病人的合理需求。

（2）加强疾病知识宣传，解除病人思想顾虑，增加其对治疗的信心。

（3）与家属沟通，指导家属关心病人，与病人及家属共同探讨适合个人的治疗方案，取得家人的理解和帮助，减轻病人心理压力。

【健康指导】

1. 向病人讲解盆腔炎性疾病的疾病知识，告知及时就诊和规范治疗的重要性。

2. 个人卫生指导　保持会阴清洁做好经期、孕期及产褥期的卫生宣传。

3. 性生活指导及性伴侣治疗　注意性生活卫生，月经期禁止性交。

4. 饮食生活指导　给高热量、高蛋白、高维生素饮食，增加营养，积极锻炼身体，注意劳逸结合，不断提高机体抵抗力。

5. 随访指导　对于抗生素治疗的病人，应在 72 小时内随诊，明确有无体温下降、反跳痛减轻等临床症状改善。若无改善，需做进一步检查。对沙眼衣原体以及淋病奈瑟菌感染者，可在治疗后 4 ~ 6 周复查病原体。

【注意事项】

1. 应仔细倾听病人主诉，全面了解病人疾病史，认真阅读治疗方案，制订相应的护理计划，配合完成相应治疗和处理。

2. 做好盆腔炎性疾病预防宣传

（1）注意性生活卫生，减少性传播疾病。

（2）及时治疗下生殖道感染。

（3）公共卫生教育，提高公民对生殖道感染的认识，明白预防感染的重要性。

（4）严格掌握妇科手术指征，做好术前准备，严格无菌操作，预防感染。

（5）及时治疗盆腔炎性疾病，防止后遗症发生。

（熊永芳）

第四节 功能失调性子宫
出血的护理

【概述】

1. 定义 功能失调性子宫出血（DUB）简称功血，是指由于生殖内分泌轴功能紊乱造成的异常子宫出血。功血分为无排卵性和排卵性两大类。分别称为无排卵性功能失调性子宫出血和排卵性月经失调。功血是一种常见的妇科疾病，可发生于月经初潮到绝经期的任何年龄。其中无排卵性功血约为85‰。

2. 主要发病机制

（1）无排卵性功能失调性子宫出血：当机体受内部和外界各种因素影响时，可通过大脑皮层和中枢神经系统引起下丘脑-垂体-卵巢轴功能调节或靶细胞效应异常而导致月经失调。①青春期功血：由于下丘脑-垂体-卵巢轴调节功能尚未健全而发生；②绝经过渡期功血：由于卵巢功能不断衰退，卵巢对垂体促性腺激素的反应低下，卵泡发育受阻而不能排卵；③各种原因引起的无排卵均可导致子宫内膜受单一雌激素刺激且无孕酮对抗而发生雌激素突破性出血或撤退性出血；④与子宫内膜出血自限机制缺陷有关。

（2）排卵性月经失调：①因子宫内膜纤溶酶活性过高或前列腺素血管舒缩因子分泌比例失调，或因为分泌期子宫内膜雌激素受体（ER）、孕激素受体（PR）高于正常致月经过多；②因黄体功能异常或排卵前后激素水平波动致月经周期间出血。

3. 治疗原则 功血的一线治疗是药物治疗。青春期及生育年龄无排卵性功血病人以止血、调整周期、促排卵为主；绝经过渡期病人以止血、调整周期、减少经量、防止子宫内膜病变为原则。

【护理评估】

1. 健康史

（1）一般资料：年龄、月经史（包括月经周期、经期及经量变化、有无痛经等）、婚育史，若为育龄妇女应询问避孕措施。

（2）既往疾病史：全身及生殖系统相关疾病，如肝脏疾病、血液病、高血压、代谢性疾病等。

（3）特殊治疗史：是否使用过激素类药物。

（4）现病史：详细了解本次异常子宫出血的类型、发病时间、病程经过、流血前有无停经史及以往治疗经过。

2. 生理状况

（1）症状：子宫不规则出血及贫血。特点是月经周期紊乱、经期长短不一、经量不定甚至大出血。根据出血特点分为几种类型：①月经过多：周期规则，但经量过多（＞80ml）或经期延长（＞7天）；②子宫不规则出血过多：周期不规则，经期延长，经量过多；③月经过频：月经频发，正常周期缩短，＜21日。

（2）体征：肥胖或消瘦；体格检查常有贫血、甲减、甲亢、多囊卵巢综合征及出血性疾病的阳性体征；妇科检查见出血来自宫颈管内。

（3）辅助检查：

1）实验室检查：全血细胞计数确定有无贫血及血小板减少；凝血功能检查，包括凝血酶原时间、部分促凝血酶原时间、血小板计数、出凝血时间等，排除凝血和出血功能障碍性疾病；尿妊娠试验或血 hCG 检测，排除妊娠及妊娠相关性疾病；血清性激素测定，适时测定孕酮水平，以确定有无排卵及黄体功能。

2）盆腔 B 型超声检查：了解子宫内膜的厚度及回声，以明确有无宫腔占位性病变及其他生殖道器质性疾病。

3）基础体温测定（BBT）：不仅有助于判断有无排

卵，还可提示黄体功能不足（体温升高天数≤11 天）、子宫内膜不规则脱落（高相期体温下降缓慢伴经期出血）。当基础体温呈双相，月经间期出现不规则出血时，可了解出血是否在卵泡期、排卵期或黄体期。基础体温呈单相型，提示无排卵。

4）诊断性刮宫：目的是止血和明确子宫内膜病理学诊断。

5）子宫内膜活组织检查：判断子宫内膜增生类型，排除子宫内膜器质性病变。

6）宫腔镜检查：在宫腔镜直视下，直接观察子宫内膜情况，选择病变区进行活检，可诊断各种宫腔内病变。

3. 高危因素

（1）体质情况：营养失调、代谢紊乱致肥胖或消瘦。

（2）精神行为：精神紧张、情绪打击、过度劳累、酗酒及环境改变等引起神经内分泌调节功能紊乱。

（3）全身或生殖系统疾病：肝病、血液病、糖尿病、甲状腺功能亢进或减退、贫血、多囊卵巢综合征等。

（4）遗传与发育问题：淋巴结、甲状腺、乳房、卵巢发育不良。

（5）药物影响：服用干扰排卵的药物或抗凝药物。

4. 心理-社会因素

（1）对健康问题的感受：是否存在因害羞或其他顾虑而不及时就诊。

（2）对疾病的反应：担心疾病严重程度，疑有肿瘤而焦虑、不安、恐惧。

（3）家庭、社会及经济状况：随着病程延长并发感染或止血效果不佳，大量出血更容易产生恐惧和焦虑，影响身心健康和工作学习。

【护理措施】

1. 一般护理 见第一章第一节相关内容。

2. 症状护理

（1）贫血：病人需要保证充足的睡眠和休息，避免过度疲劳和剧烈运动，出血量较多者应卧床休息，加强营养，补充铁剂，严重者需输血。

（2）子宫出血：监测生命体征变化，一旦出现出冷汗、发绀、少尿等休克表现，立即让病人取平卧位、吸氧、保暖，迅速建立静脉通道，作好输血前准备（抽血送化验室进行交叉配血）；遵医嘱输血、输液，控制好输注速度；尽快做好手术止血准备，如刮宫前消毒及手术器械准备；嘱病人出血期间注意休息，保留会阴垫以便准确估计出血量，保持会阴部清洁、干燥，预防感染。

3. 用药护理

（1）根据功血的类别、病人的情况及出血的特点，遵医嘱正确使用药物。

1）雌孕激素联合用药：常用第三代口服避孕药。如去氧孕烯炔雌醇片、复方孕二烯酮片或炔雌醇环丙孕酮片，每次1～2片，每8～12小时1次，血止3天后逐渐减量至每天1片，维持至21天周期结束。止血效果优于单一用药。若用于调整月经周期，则从撤药性出血第5天开始，每天1片，连用21天，1周为撤药性出血间隔，连续3个周期为一疗程，病情反复者，酌情延至6个周期。

2）单纯雌激素：应用大量雌激素可迅速促进子宫内膜生长，短期内修复创面而止血，适用于急性大量出血时。常用药物有苯甲酸雌二醇、结合雌激素（针剂）。苯甲酸雌二醇：初剂量3～4mg/d，分2～3次肌内注射。若出血明显减少，则维持；若出血未见减少，则加量。结合雌激素（针剂）：25mg静脉注射，可4～6小时重复1次，一般用药2～3次，次日应给予口服结合雌激素（片剂）3.75～7.5mg/d，并按每3天减量1/3逐渐减量。

3）单纯孕激素：也称"子宫内膜脱落法"或"药物刮宫"，停药后短期内即有撤退性出血。适用于体内已有一定雌激素水平、血红蛋白水平 >80g/L、生命体征稳定的病人。合成孕激素分两类，常用 17α-羟孕酮衍生物（甲羟孕酮、甲地孕酮）和 19-去甲基睾酮衍生物（炔诺酮等）。以炔诺酮为例，首剂量 5mg，每 8 小时 1次，2～3 天止血后每隔 3 天递减 1/3 量，直至维持量每天 2.5～5.0mg，持续用至血止后 21 天停药，停药后 3～7 天发生撤药性出血。也可用左炔诺酮 1.5～2.25mg/d，血止后按同样原则减量。

2

4）雌孕激素序贯疗法：又称人工周期，即模拟自然月经周期中卵巢的内分泌化，序贯应用雌、孕激素，使子宫内膜发生相应变化，引起周期性脱落。适用于青春期生育年龄功血内源性雌激素水平较低病人。应于性激素止血后调整月经周期。从撤药性出血第 5 天开始，生理替代全量为妊马雌酮 1.25mg 或戊酸雌二醇 2mg，口服，每晚 1 次，连用 21 天，于服药第 11 天起加用醋酸甲羟孕酮，每天 10mg，连用 10 天。连续 3个周期为一疗程。若正常月经仍未建立，应重复上述序贯疗法。

5）促排卵药物：功血病人经上述周期调整药物治疗几个疗程后，部分病人可恢复自发排卵。青春期一般不提倡使用促排卵药，有生育要求的无排卵不孕病人，可针对病因采取促排卵。常用药物有氯米芬（CC）、人绒毛膜促性腺激素（hCG）、人绝经期促性腺激素（HMG）、促性腺激素释放激素（GnRHa）。详见本章第五节相关内容。

6）辅助治疗：氨甲环酸 1g，2～3 次/天，或酚磺乙胺、维生素 K；丙酸睾酮，对抗雌激素；补充凝血因子，矫正凝血功能；给予铁剂或叶酸，矫正贫血；应用抗生素，预防感染。

（2）用药观察：用药期间应仔细观察病人阴道流血情况，判断用药效果。

4. 手术护理

（1）了解手术指征：①诊断性刮宫术：适用于病程

长的已婚育龄期妇女或围绝经期妇女，未婚者不宜选用；急性大出血或存在子宫内膜癌高危因素的功血病人。②子宫内膜切除术：适用于经量多的绝经过渡期功血和经激素治疗无效且有生育要求的生育期功血。③子宫切除术：药物治疗效果不佳，在了解所有治疗功血可行方法后，病人和家属知情选择，接受子宫切除。

（2）手术前准备及手术后护理：详见第一章第一节相关内容。

5. 心理护理

（1）鼓励病人表达内心感受，耐心倾听，针对性解释疾病与健康的问题。

（2）及时提供更多疾病相关信息，使病人摆脱焦虑，树立信心；使用放松技术，如看电视、听音乐等分散注意力，调整情绪。

（3）与家属沟通，让其多关心病人，尤其对不孕病人，更要鼓励病人放松思想，减少精神压力，提供心理支持。

【健康指导】

1. 向病人讲解"功血"的病因、治疗方法及效果，告知及时就诊和规范治疗的重要性。

2. 用药指导　对应用性激素药物的病人，告知服药期间不得漏服及随意停药，否则会出现不规则出血，影响治疗效果。

3. 性生活指导　告知病人在出血期间要避免性生活。

4. 饮食指导　指导病人加强营养，按照病人的饮食习惯，制订适合于个人的饮食计划，推荐含铁较多的食物如猪肝、豆角、蛋黄、胡萝卜、葡萄干等，保证病人获得足够的营养。

5. 随访指导　对应用人工周期及雌孕激素合并应用调整月经周期的病人，应教会其服药的方法及注意事项，有条件可进行追踪随访，告知病人，若服药期间出现不规则阴道流血应及时就诊。

【注意事项】

1. 用药注意事项

（1）准时准量给药，保证药物在体内的稳态浓度，不得随意停服和漏服，避免因药量不足致撤退性出血。

（2）围绝经期妇女激素治疗前需刮宫以排除内膜病变。

（3）所有雌激素疗法在血红蛋白增加至 90g/L 以上后均必须加用孕激素撤退。

（4）有血液高凝或血栓性疾病病史的病人，应禁用大剂量雌激素止血。

（5）应用口服性激素的潜在风险应予注意，有血栓性疾病、心脑血管疾病高危因素及 40 岁以上吸烟女性不宜应用。

2. 手术注意事项

（1）诊断性刮宫术：对无性生活史的青少年病人，仅适用于大量出血且药物治疗无效需立即止血或检查子宫内膜组织学者。刮宫时间：无排卵性功血应于月经前 3～7 天或月经来潮 6 小时内刮宫，以确定排卵或黄体功能；排卵性功血应在月经期第 5～6 天进行；不规则流血者可随时进行刮宫。详细记录刮出物的性质和量并及时送病检。

（2）子宫内膜切除术：术前 1 个月可口服达那唑 600mg，每天一次，可使内膜萎缩，子宫体积缩小，减少血管再生，使手术时间缩短，出血减少，增加手术安全性。

（3）子宫切除术：因功血行子宫切除术，应征得病人及家属充分的知情同意。

（熊永芳）

第五节 闭经的护理

【概述】

1. 定义 闭经为常见妇科症状，表现为无月经或月经停止。根据既往有无月经来潮，分为原发性闭经和继发性闭经两类。

（1）原发性闭经：指年龄超过 13 岁，第二性征未发育；或年龄超过 15 岁，第二性征已发育，月经还未来潮。原发性闭经较少见，多为遗传学原因或先天性发育缺陷引起，约30%病人伴有生殖道异常。

（2）继发性闭经：指正常月经周期建立后月经停止 6 个月，或按自身原来月经周期计算停止 3 个周期以上者。继发性闭经发病率明显高于原发性闭经，根据控制正常月经周期的 5 个主要环节，以下丘脑性原因为主，依次为垂体、卵巢、子宫及下生殖道发育异常性闭经。

2. 主要发病机制　正常月经的建立和维持有赖于下丘脑-垂体-卵巢轴的神经内分泌调节，以及靶器官子宫内膜对性激素的周期性反应，其中任何一个环节发生障碍就会出现月经失调，甚至导致闭经。

3. 治疗原则　针对病变环节及病因，分别采取全身治疗、药物治疗及手术治疗。

【护理评估】

1. 健康史

（1）详细询问月经史，包括初潮年龄、月经周期、经期、经量和闭经期限及伴随症状等。

（2）了解发病诱因，如精神因素、环境改变、体重增减、饮食习惯、剧烈运动、各种疾病及用药情况、职业和学习成绩等。

（3）已婚妇女需询问生育史及产后并发症史。

（4）原发性闭经应询问第二性征发育情况，了解生长发育史，有无先天性缺陷或其他疾病及家族史。

2. 生理状况

（1）症状：主要表现为无月经或月经停止，同时出现与疾病相关的症状。①阴道横膈或无孔处女膜病人可出现周期性下腹痛；②嗅觉缺失综合征病人可伴有嗅觉减退或丧失；③卵巢早衰有过早绝经并伴有绝经综合征症状。

（2）体征：检查发现与疾病相关体征。①嗅觉缺失综合征病人其内外生殖器均发育异常（两性畸形等）；②多囊卵巢综合征病人有毛发分布异常或多毛、肥胖、双侧卵巢增大；③特纳综合征病人有身体发育异常（身高、体重、四肢与躯干的比例失调）、第二性征缺失、卵巢不发育；④希恩综合征病人有生殖器官萎缩、阴毛稀少等；⑤先天生殖道发育异常可见处女膜闭锁或阴道横膈。

2

（3）辅助检查：

1）功能试验：药物撤退试验，用于评估体内雌激素水平及闭经程度，有孕激素试验；雌激素序贯试验；垂体兴奋试验（又称 GnRH 刺激试验）。

2）激素测定：血甾体激素测定；催乳素及垂体促性腺激素测定；肥胖、多毛、痤疮病人还应行胰岛素、雄激素测定，口服葡萄糖耐量试验（OGTT）、胰岛素释放试验等。

3）影像学检查：盆腔超声检查，观察盆腔有无子宫，子宫形态、大小及内膜厚度，卵巢大小、形态、卵泡数目；子宫输卵管造影，了解有无宫腔病变和宫腔粘连；CT 磁共振显像（MRI），用于盆腔及头部蝶鞍区检查；静脉肾盂造影，怀疑米勒管发育不全综合征时，用以确定有无肾脏畸形。

4）宫腔镜检查：精确判断宫腔有无粘连。

5）腹腔镜检查：直视下观察卵巢形态、子宫大小，对诊断多囊卵巢综合征等有价值。

6）染色体检查：对鉴别性腺发育不全病因及指导临床处理有重要意义。

7）其他检查：如靶器官反应检查，包括基础体温测定、子宫内膜取样等。

3. 高危因素

（1）遗传因素或先天发育缺陷：

1）第二性征存在的原发性闭经：包括米勒管发育不全综合征、雄激素不敏感综合征、对抗性卵巢综合征、生殖道闭锁、真两性畸形等。

2）第二性征缺乏的原发性闭经：包括低促性腺激素性腺功能减退和高促性腺激素性腺功能减退等。

（2）下丘脑性闭经：精神应激、体重下降、运动性闭经、药物性闭经、颅咽管瘤。

（3）垂体性闭经：垂体梗死、垂体肿瘤、空蝶鞍综合征等。

（4）卵巢性闭经：卵巢早衰、卵巢功能性肿瘤、多囊卵巢综合征等。

（5）子宫性闭经：Asherman综合征（因人工流产刮宫过度或产后、流产后出血和刮损子宫内膜致宫腔粘连而闭经）、手术切除子宫或放疗。

（6）内分泌功能异常疾病：如甲状腺、肾上腺、胰腺等。

4. 心理-社会因素

（1）对健康问题的感受：闭经病人的自我概念会有较大影响，担心闭经对自己的健康、性生活和生育能力有影响。

（2）对疾病的反应：突然或长期精神压抑、紧张、忧郁、环境改变、过度劳累、情感变化、寒冷等，引发精神应激；饮食习惯改变、内在情感剧烈矛盾或为保持体形强迫节食、超负荷剧烈运动等致神经性厌食和体脂下降（1年内体重下降达10%～15%或体脂丢失30%将出现闭经）。

（3）家庭、社会及经济状况：病程延长及反复治疗效果不佳时，会加重病人和家属的心理压力，加重闭经。

【护理措施】

1. 一般护理　见第一章第一节相关内容。

2. 症状护理　指导病人积极治疗全身性疾病，供给足够营养，增强机体体质，保持标准体重。运动性闭经者，应适当减少运动量；应激或精神因素所致闭经者，应进行耐心的心理治疗，消除紧张和焦虑；肿瘤、多囊卵巢综合征引起的闭经，应进行特异性治疗。

3. 用药护理

（1）根据闭经的类别，遵医嘱正确使用激素治疗，给予相应的激素以补充体内的不足或拮抗其过多。

（2）激素应用方案、常用药物及作用：

1）性激素补充治疗：雌激素补充治疗，促进第二性征发育，适用于无子宫者，常用药物有妊马雌酮 0.625mg/d 或微粒化 17β-雌二醇 1mg/d，连服 21 天，停药 1 周后重复给药；雌、孕激素人工周期疗法，适用于有子宫者，上述药物连服 21 天，最后 10 天同时给服醋酸甲羟孕酮 6～10mg/d；孕激素疗法，适用于体内有一定的雌激素水平的 I 度闭经病人，可于月经周期后半期或撤退性出血第 16～25 天口服醋酸甲羟孕酮 6～10mg/d，共 10 天。

2）促排卵治疗：适用于有生育要求的病人。常用药物有氯米芬和促性腺激素类。促性腺激素包括尿促性腺激素（HMG）、卵泡刺激素（FSH）、绒促性素（hCG）、促性腺激素释放激素（GnRH）。用药方法：氯米芬，50～100mg/d 从月经的第 5 天始，连用 5 天。HMG（内含 FSH 和 LH 各 75U）或 FSH 每天 75～150U，于撤药性出血第 3～5 天开始，卵巢无反应，每隔 7～14 天增加半支（37.5U），直到 B 超下见优势卵泡，最大剂量为 225IU/d，待优势卵泡达到成熟标准时，再使用 hCG 5000～10 000U 促排卵；GnRH 用脉冲皮下注射或静脉给药。

3）恢复排卵：通过与垂体多巴胺受体结合，直接抑制垂体 PRL 的分泌，常用药物溴隐亭。单纯高 PRL 血症病人，每天 2.5～5mg，一般在服药的第 5～6 周能使月经恢复；垂体催乳素瘤病人，每天 5～7.5mg，敏感者在服药 3 个月后肿瘤明显缩小。

4）其他激素治疗：肾上腺皮质激素，适用于先天性肾上腺皮质增生所致闭经；甲状腺素，适用于甲状腺功能减退引起的闭经。

（3）用药观察：用药期间应仔细观察用药效果及不

良反应。氯米芬的不良反应主要有黄体功能不足、对宫颈黏液的抗雌激素影响、黄素化未破裂卵泡综合征及卵质量欠佳；促性腺激素的并发症为多胎妊娠和卵巢过度刺激征。

4. 辅助生殖技术治疗的护理　对于有生育要求，诱发排卵后未成功妊娠，或合并输卵管问题的闭经病人，或男方因素不孕者可采用辅助生殖技术治疗。详见本章第十七节相关内容。

5. 手术治疗的护理

（1）了解手术指征及目的：

1）生殖器畸形：如处女膜闭锁、阴道横膈或阴道闭锁，均可通过手术切开，使经血流畅。宫颈发育不良若无法手术矫正，则应行子宫切除术。

2）Asherman 综合征：多采用宫腔镜下分离粘连，随后加大剂量雌激素和放置宫腔内支撑的治疗方法。宫腔狭窄和粘连可通过宫腔扩张治疗。

3）肿瘤：卵巢肿瘤一经确诊，应手术治疗；垂体肿瘤病人，应根据肿瘤部位、大小及性质确定治疗方案；对于催乳素瘤，常采用药物治疗，手术多用于药物治疗无效或巨腺瘤产生压迫症状者。其他中枢神经系统肿瘤，多采用手术和（或）放疗。含 Y 染色体的高促性腺激素闭经者，性腺易发生肿瘤，应手术治疗。

（2）手术前准备及手术后护理：详见第一章第一节相关内容。

6. 心理护理

（1）鼓励病人说出自己的感受及对疾病的看法，解释疾病与健康的问题，并随时帮助病人澄清错误观念，客观地评价自己。

（2）加强疾病知识宣传，仔细耐心解说病情，消除心理压力，配合治疗。

（3）与病人家属沟通，因引起闭经原因较多，闭经诊断周期长，需逐一检查以明确诊断，因此要耐心地按时按规定接受有关检查，取得正确检查结果，才能有满意的治疗效果，让其多关心、支持病人。

【健康指导】

1. 告知及时就诊和规范治疗的重要性。

2. 个人卫生指导　在接受治疗期间和阴道有流血时，避免性生活。

3. 用药指导　向病人讲解性激素治疗的作用，具体用药方法、剂量及不良反应，帮助病人了解药物的撤退性出血，指导病人严格按医嘱准时服药，不能随意增量、减量或停药。

4. 饮食指导　加强身体锻炼，参与力所能及的社会活动，合理摄取营养，增强体质，保持标准体重。

5. 随访指导　告知病人使用性激素后的不良反应，出现异常，立即随诊。

【注意事项】

1. 用药护理注意事项

（1）用性激素补充治疗时要严格遵医嘱正确给药，不擅自停服、漏服，也不随意更改药量。

（2）促进卵泡发育及诱发排卵，可能导致卵巢过度刺激综合征（OHSS），严重者可危及生命，故必须由有经验的医师在有 B 超和激素水平监测的条件下用药；对于 FSH 和 PRL 正常的闭经病人，由于体内已有一定内源性雌激素，可首选氯米芬；对于 FSH 升高的闭经病人，由于其卵巢功能衰竭，不建议采用促排卵药物治疗。

（3）氯米芬治疗剂量的选择主要根据体重/BMI、女性年龄和不孕原因，卵泡和孕酮监测不增加治疗妊娠率。

2. 检查配合注意事项　已婚妇女闭经须首先排除妊娠，通过病史和妇科检查结果选择相关辅助检查。

3. 手术护理注意事项　严格掌握手术指征，正确评价手术效果，认真做好术前术后护理，遵守无菌操作原则，防止感染。

（熊永芳）

第六节 多囊卵巢综合征的护理

【概述】

1. 定义 多囊卵巢综合征（PCOS）是最常见的妇科内分泌疾病之一。以雄激素过高的临床或生化表现、持续无排卵、卵巢多囊改变为特征，常伴有胰岛素抵抗和肥胖。

2. 主要发病机制 发病机制可能涉及：下丘脑-垂体-卵巢轴调节功能异常；胰岛素抵抗和高胰岛素血症；肾上腺内分泌功能异常。

3. 治疗原则 以调整月经周期、降低血雄激素水平、改善胰岛素抵抗以及有生育要求者促排卵为主，兼以调整生活方式，控制体重。

【护理评估】

1. 健康史 详细询问病人月经史，包括初潮年龄、月经周期、经期、经量等情况，询问病人及其家族的既往疾病史，了解病人生育史、血压、体重、饮食、运动状况等。

2. 生理状况

（1）症状：①月经失调；②不孕。

（2）体征：①多毛、痤疮；②肥胖；③黑棘皮症。

（3）辅助检查：

1）基础体温测定：表现为单相型基础体温曲线。

2）B超检查：卵巢增大，一侧或两侧卵巢多囊改变。连续监测未见主导卵泡发育及排卵迹象。

3）诊断性刮宫：应选在月经前数天或月经来潮6小时内进行，刮出的子宫内膜呈不同程度增殖改变，无分泌期改变。

4）腹腔镜检查：见卵巢增大，包膜增厚，表面光滑，呈灰白色，有新生血管。包膜下显露多个卵泡，无排卵征象，无排卵孔、无血体、无黄体。

5）内分泌测定：雄激素水平高、雌激素改变、促性腺素变化、胰岛素抵抗、血清催乳素水平升高，腹部肥胖者应检测空腹血糖及口服葡萄糖耐量试验，还应检测空腹胰岛素及葡萄糖负荷后血清胰岛素。

3. 高危因素

（1）遗传因素：有 PCOS、糖尿病、高血压、男性秃顶、肥胖家族史的少女患青春期的 PCOS 的风险更高。

（2）环境因素：超重、肥胖及继发的胰岛素抵抗。

（3）其他因素：心理障碍如抑郁、焦虑；饮酒；睡眠质量差；慢性炎症；铁代谢异常等。

4. 心理-社会因素

（1）多毛、痤疮等高雄激素的临床表现和肥胖，可能导致自我形象紊乱和自尊低下。

（2）不孕病人担心家人不理解，影响家庭关系。

【护理措施】

1. 一般护理　见第一章第一节相关内容。

2. 症状护理

（1）月经失调者需定期合理应用药物调整月经周期。

（2）肥胖者应控制饮食和增加运动以降低体重、缩小腰围，可增加胰岛素敏感性，降低胰岛素、睾酮水平，从而恢复排卵及生育功能。

3. 用药护理　遵医嘱合理正确使用药物。

（1）调整月经周期：常用药物有：

1）避孕药：为雌孕激素联合周期疗法，常用口服短效避孕药，周期性服用，疗程一般为 3～6 个月，可重复使用，能有效抑制毛发生长和治疗痤疮。口服避孕药不宜用于有血栓性疾病、心脑血管疾病及 40 岁以上吸烟的女性。青春期女孩应用口服避孕药前，应做好充分的知情同意。服药初期可能出现食欲缺乏、恶心、呕吐、乏力、头晕、乳房胀痛等反应，一般不需特殊处理。

2）孕激素：后半周期疗法，适用于无严重高雄激素症状和代谢紊乱的病人。于月经周期后半期（第16～25天）口服地屈孕酮片10mg，每天1次，共10天，或肌注黄体酮 20mg，每天 1 次，共 5 天。

（2）降低血雄激素水平：常用药物有：

1）复方醋酸环丙孕酮（达英-35）：高雄激素血症治疗首选药物。从自然月经或撤退出血第 1~5 天服用，每天 1 片，连续服用 21 天。停药约 5 天开始撤退性出血，撤退出血第 1~5 天重新开始用药。至少 3~6 个月。告知病人停药后高雄激素症状将恢复。

2）糖皮质类固醇：适用于雄激素过多为肾上腺来源或肾上腺和卵巢混合来源者，常用药物为地塞米松，每晚 0.25mg 口服，剂量不宜超过每天 0.5mg，以免过度抑制垂体-肾上腺轴功能。

（3）改善胰岛素抵抗：可采用二甲双胍，常用剂量为每次口服 500mg，每天 2~3 次，3~6 个月复诊，了解月经和排卵情况，复查血胰岛素。二甲双胍常见副作用是胃肠道反应，餐中用药可减轻反应。严重的副作用是可能发生肾功能损害和乳酸性酸中毒，需定期复查肾功能。

（4）诱发排卵：氯米芬为一线促排卵药物，从自然月经或撤退出血第 1~5 天开始口服，每天 1 次，每次 50mg，共 5 天。如无排卵，遵医嘱可增加剂量。氯米芬抵抗病人可给予二线促排卵药物，如促性腺激素等。诱发排卵时易发生卵巢过度刺激综合征，需严密监测。

4. 手术护理

（1）手术指征：严重的多囊卵巢综合症病人及对促排卵治疗无效者需行手术治疗。

（2）手术方式：腹腔镜下卵巢打孔术或卵巢楔形切除术。

（3）手术护理：见第一章第一节相关内容。

5. 心理护理

（1）告知病人坚持治疗的重要性，多毛、痤疮、肥胖等症状会逐步缓解或消除，纠正自我形象紊乱，增强自尊心。

（2）告知病人通过规范治疗，有可能受孕，同时和家属沟通，希望家人给予病人理解和鼓励，保持家庭关系和睦。

【健康指导】

1. 为病人讲解疾病知识以及生活方式的调整对疾病的影响，无论是否有生育要求，均应控制饮食、加强身体锻炼，控制体重；戒烟戒酒，避免抽烟喝酒影响自身内分泌。

2. 指导病人饮食应以低脂高蛋白为主，少食用动物脂肪，鼓励食用新鲜低糖水果、蔬菜和粗粮，避免辛辣刺激的食物。

3. 说明遵医嘱合理用药的重要性，详细讲解药物的作用、不良反应及具体用药方法。

4. 多囊卵巢综合征常发病于青春期和生育期，以无排卵、不孕和肥胖、多毛等临床表现为主；中老年则出现因长期代谢障碍导致高血压、糖尿病、心血管疾病等，还可能增加子宫内膜癌、乳腺癌的发病率，因此要指导病人坚持长期正规的治疗，以减少远期合并症的发生。

【注意事项】

性激素使用时，应准时准量给药，保证药物在体内的稳态浓度，不得随意停服和漏服，避免因药量不足致撤退性出血。

（方　琳）

第七节　葡萄胎的护理

【概述】

1. 定义　葡萄胎亦称水泡状胎块，是因妊娠后胎盘绒毛滋养细胞增生、间质水肿，而形成大小不一的水泡，水泡间借蒂相连成串，形如葡萄而名之。葡萄胎分为完全性葡萄胎和部分性葡萄胎两类，其中大多数为完全性葡萄胎。

2. 主要发病机制　完全性葡萄胎的染色体核型为二倍体，全部染色体来自父方。部分性葡萄胎的染色体核型为三倍体，一套多余染色体也来自父方。

3. 治疗原则　及时清宫和定期 hCG 测定随访。

【护理评估】

1. 健康史　询问病人及其家族的既往疾病史，包括：妊娠滋养细胞疾病史，病人的月经史、生育史，此次妊娠的反应，有无剧吐、阴道流血等。如有阴道流血，应询问阴道流血的量、性质、时间，并询问是否有水泡状物质排出。

2. 生理状况

（1）症状：①停经后不规则阴道流血，为最常见症状。②腹痛，为阵发性下腹隐痛，一般发生在阴道流血前，是葡萄胎流产的表现；子宫快速增大可引起阵发性下腹痛，一般不剧烈，能忍受。③妊娠剧吐，一般出现时间较正常妊娠早，症状严重且持续时间长。④妊娠高血压疾病征象，多发生于子宫异常增大者，出现高血压、水肿、蛋白尿等症状。⑤甲状腺功能亢进征象（极少数）。

（2）体征：①子宫异常增大、变软，因葡萄胎迅速增长及宫腔内积血所致，约半数以上病人子宫大于妊娠月份；②卵巢黄素化囊肿，大量 hCG 刺激卵巢卵泡内膜细胞发生黄素化所致，常为双侧，也有单侧。

（3）辅助检查：

1）超声检查：完全性葡萄胎的典型超声图像为子宫大于相应孕周，无正常的胎体影像。常可测到两侧或单侧卵巢黄素化囊肿。部分性葡萄胎可在胎盘部位出现由局灶性水泡状胎块引起的超声图像改变，有时还可见胎儿或羊膜腔，胎儿通常畸形。

2）hCG 测定：病人血清 hCG 滴度常明显高于正常孕周相应值，而且在停经 8~10 周以后仍持续上升。

3. 高危因素

（1）完全性葡萄胎：①地域差异，亚洲和拉丁美洲的发生率较高，而北美和欧洲国家发生率较低；②营养状况和社会经济因素，饮食中缺乏维生素 A 及其前体胡萝卜素和动物脂肪；③年龄大于 35 岁尤其是大于 50 岁的妇女以及小于 20 岁的妇女；④前次妊娠有葡萄胎史；⑤流产和不孕史。

（2）部分性葡萄胎：可能的高危因素有不规则月经和口服避孕药。

4. 心理-社会因素

（1）病人及家属将之视为妊娠而惋惜。

（2）担心此次葡萄胎对今后生育有影响。

（3）对清宫手术有恐惧情绪。

（4）因预后不确定而焦虑。

【护理措施】

1. 一般护理　见第一章第一节相关内容。

2. 症状护理

（1）阴道流血：①观察病人阴道流血的量、性状，评估阴道排出物的性质，若排出物中有水泡状组织，应收集标本送病理学检查；②对阴道大量流血的病人应快速建立静脉输液通道，输氧，密切观察血压、脉搏、呼吸的变化，采集血型、交叉配血标本送检，做好输血及各种抢救器械及物品准备；③及时更换消毒卫生垫，保持外阴清洁，防止感染。

（2）妊娠呕吐：①指导病人进食富含营养和适合口味的食物，选择清淡饮食、少食多餐，不能进食者需静脉补液，保证所需营养及液体的摄入；②保持口腔卫生，每次呕吐后漱口，并观察呕吐物的性质；③保持室内空气清新，避免异味刺激。

（3）腹痛：若出现急腹痛，可能发生卵巢黄素囊肿扭转或破裂，通知医师，协助在 B 超下穿刺吸液，或做好术前准备，行腹腔镜手术。

（4）妊娠期高血压疾病征象：观察血压、脉搏、呼吸、体温及尿量，给予镇静、解痉、降压、利尿治疗，及时终止妊娠，缓解症状。

3. 用药护理

（1）遵医嘱及时使用抗生素预防感染。

（2）预防性化疗的护理：预防性化疗不常规推荐，仅适用于有恶变高危因素和随访困难的完全性葡萄胎病人，预防性化疗应在葡萄胎排空前或排空时实施，选用甲氨蝶呤、氟尿嘧啶或放线菌素 D 等单一化疗，一般采用多疗程化疗至 hCG 阴性。具体护理措施见第一章第三节相关内容。

4. 手术护理

（1）清宫是葡萄胎的首选治疗措施。

1）手术指征：确诊后仔细做全身检查，注意有无休克、子痫前期、甲状腺功能亢进、水电解质紊乱及贫血情况等，病情稳定后及时清宫。

2）术前准备：清宫前应配血备用，做好各种应急抢救的药品和物品准备；建立静脉通道；采用吸宫术，选用大号吸引管。

3）术后护理：术后将刮出物送病理检查；观察阴道流血情况，监测血压、脉搏，观察有无腹痛，警惕腹腔内出血征象。

（2）子宫切除术：子宫切除术不作为常规处理，40 岁以上、无生育要求者可行子宫切除术。手术护理见第一章第一节。手术后仍需定期随访。

5. 心理护理

（1）讲解葡萄胎的发生、发展以及治疗的过程，让病人及家属了解葡萄胎是一种滋养细胞良性病变。

（2）告诉病人及家属治愈 2 年后可正常生育。

（3）说明尽快清宫手术的必要性，告知手术经过及医护人员所作的充分准备，让病人以平静的心理接受手术。

（4）强调坚持正规的治疗和随访是根治葡萄胎的基础，以减轻其焦虑心理。

【健康指导】

1. 建议进食高蛋白、富含维生素 A、易消化饮食。

2. 刮宫术后禁止性生活及盆浴 1 个月以防感染。

3. 随访指导 葡萄胎排出后，部分病人仍有恶变的可能,故应定期随访。

(1) hCG 定量测定,葡萄胎清宫后每周一次,直至连续 3 次阴性,然后每月一次持续至少 6 个月,此后可每 2 个月一次共 6 个月,自第一次阴性后共计一年。

(2) 每次随访除必须监测 hCG 外,应注意月经是否规则,有无阴道流血,有无咳嗽、咯血及其他转移灶症状,并行妇科检查,定期或必要时做盆腔 B 超、X 线胸片或 CT 检查。

4. 避孕指导 在随访期间应有效避孕一年,避孕方法首选避孕套,也可选用口服避孕药,一般不选用宫内节育器,以免造成穿孔或混淆子宫出血的原因。

【注意事项】

1. 强调每次刮宫刮出物,必须送组织学检查。子宫小于妊娠 12 周可以一次刮净,子宫大于妊娠 12 周或术中感到一次刮净有困难时,可于一周后行第二次刮宫。

2. 术中遵医嘱静脉点滴缩宫素,加强子宫收缩,防止术中子宫穿孔和大出血。缩宫素可能会引起滋养细胞转移,甚至导致肺栓塞,虽尚无证据证实该风险,但常推荐在充分扩张宫颈管和开始吸宫后使用催产素。

3. 葡萄胎排空后血清 hCG 逐渐下降,首次降至正常的平均时间大约 9 周,最长不超过 14 周。如果葡萄胎排空后 hCG 持续异常,要考虑妊娠滋养细胞肿瘤,但首先应排除妊娠可能。

(方 琳)

第八节 妊娠滋养细胞肿瘤的护理

【概述】

1. 定义 妊娠滋养细胞肿瘤是滋养细胞的恶性病变,60% 继发于葡萄胎,30% 继发于流产,10% 继发于足月妊娠或异位妊娠,包括侵蚀性葡萄胎、绒毛膜癌和胎盘部位滋养细胞肿瘤(后者临床罕见,本节不做叙述）。

2. 主要发病机制

（1）侵蚀性葡萄胎：继发于葡萄胎妊娠，水泡状组织侵入子宫肌层，有绒毛结构，滋养细胞增生、异型。

（2）绒毛膜癌：可继发于葡萄胎妊娠，也可继发于非葡萄胎妊娠。细胞滋养细胞和合体滋养细胞高度增生，明显异型，不形成绒毛或水泡状结构，并广泛侵入子宫肌层造成出血坏死。肿瘤不含间质和自身血管，瘤细胞靠侵蚀母体血管而获取营养物质。

3. 治疗原则　化疗为主，手术和放疗为辅的综合治疗。

〔护理评估〕

1. 健康史　采集个人及家属的既往史，包括滋养细胞疾病史、药物使用史及药物过敏史；葡萄胎第一次刮宫的资料；刮宫次数及刮宫后阴道流血量、性质、时间；子宫复旧情况；收集血、尿 hCG 随访资料，肺 X 线检查结果；询问生殖道、肺部、脑等转移的相应症状的主诉，是否接受过化疗及化疗的时间、药物、剂量、疗效及用药后机体的反应情况。

2. 生理状况

（1）症状体征：

1）无转移滋养细胞肿瘤：大多数继发于葡萄胎妊娠，临床表现有：①阴道流血；②子宫复旧不全或不均匀性增大；③卵巢黄素化囊肿；④腹痛；⑤假孕症状等。

2）转移性滋养细胞肿瘤：更多见于非葡萄胎妊娠或绒癌，肿瘤主要经血行播散，转移发生早而且广泛，转移致肝、脑者预后不良。①最常见的转移部位是肺（80%），其次是阴道（30%），以及盆腔（20%）、肝（10%）和脑（10%）等；②由于滋养细胞的生长特点之一是破坏血管，所以各转移部位症状的共同特点是局部出血；③肺转移可无症状，典型表现为胸痛、咳嗽、咯血及呼吸困难；④阴道转移灶常位于阴道前壁及穹窿，呈紫蓝色结节，破溃时引起不规则阴道流血，甚至大出血；⑤肝转移病灶较小时可无症状，也可表现为右上腹部疼痛或肝区疼痛、黄疸等，若病灶穿破肝包膜可出现腹腔内出血；⑥脑转移表现为猝然跌倒、暂时性失语、失明、头痛、喷射样呕吐、抽搐、昏迷等。

（2）辅助检查：

1）绒毛膜促性腺激素（hCG）测定：血清 hCG 水平是妊娠滋养细胞肿瘤的主要诊断依据。

葡萄胎后滋养细胞肿瘤：hCG 测定 4 次高水平呈平台状态（±10%），并持续 3 周或更长时间；或者 hCG 测定 3 次上升（＞10%），并至少持续 2 周或更长时间。

非葡萄胎后滋养细胞肿瘤：足月产、流产和异位妊娠后 hCG 多在 4 周左右转为阴性，若超过 4 周血清 hCG 仍持续高水平，或一度下降后又上升。

2）超声检查：是诊断子宫原发病灶最常用的方法。子宫可正常大小或增大，肌层内可见高回声团块，边界清但无包膜；或肌层有回声不均区域或团块，边界不清且无包膜；彩色多普勒超声主要显示丰富的血流信号和低阻力型血流频谱。

3）X 线胸片：是诊断肺转移首选的检查方法。最初征象为肺纹理增粗，后发展为片状或小结节状阴影，典型表现为棉球状或团块状阴影。

4）CT 和磁共振检查：CT 对发现肺部较小病灶和脑、肝等部位转移灶有较高的诊断价值，磁共振主要用于脑和盆腔病灶诊断。

3. 高危因素　①年龄 ≥40 岁；②前次妊娠性质；③距前次妊娠时间（月）；④治疗前血 hCG 值；⑤最大肿瘤大小（包括子宫）；⑥转移部位；⑦转移病灶数目；⑧前次失败化疗。

4. 心理-社会因素

（1）病人及家属担心安全及疾病的预后，对治疗缺乏信心。

（2）害怕化疗的毒副作用。

（3）手术后生育无望而感到绝望，对生活失去信心。

【护理措施】

1. 一般护理　见第一章第一节相关内容。

2. 症状护理

（1）阴道流血：严密观察、记录出血量，保持外阴清洁，以防感染。出血多时观察血压、脉搏、呼吸，及时作好手术准备。

（2）腹痛：病灶穿破浆膜层、腹腔内出血、病灶感染、卵巢黄素化囊肿发生扭转或破裂都可出现急性腹痛，应立即通知医师，并做好手术准备。

（3）阴道转移症状：①限制走动，密切观察阴道有无破溃出血，禁止做不必要的检查和窥阴器检查；②准备好各种抢救物品（输血、输液用物、长纱条、止血药物、照明灯及氧气等）；③如发生溃破大出血时，应立即通知医师并配合抢救。用长纱条填塞阴道压迫止血，填塞的纱条必须于 24～48 小时内取出，如出血未止者则再用无菌纱条重新填塞。同时给予输血、输液。按医嘱用抗生素。取出纱条未见继续出血者仍应严密观察阴道出血情况及生命体征。同时观察有无感染及休克。

（4）肺转移症状：①卧床休息，减轻病人消耗，观察病人有无咳嗽、咯血、呼吸困难，有呼吸困难者给予半卧位并吸氧；②治疗配合：按医嘱给予镇静药及化疗药物；③大量咯血时有窒息、休克甚至死亡的危险，如发现应立即通知医师，同时给予头低侧卧位并保持呼吸道的通畅，轻击背部，排出积血，配合医师进行止血抗休克治疗。

（5）脑转移症状：①严密观察生命体征及病情变化，记录出入量；②治疗配合：按医嘱给予静脉补液用药，严格控制补液总量和补液速度；③预防并发症：重视病人早期症状，采取必要的护理措施预防跌倒、咬伤、吸入性肺炎、角膜炎、压疮等发生；④检查配合：做好 hCG 测定、腰穿、CT 等项目的检查配合；⑤昏迷、偏瘫者按相应的护理常规实施护理。

3. 用药护理　低危病人首选单一药物化疗，高危病人首选联合化疗。目前常用的一线化疗药物有甲氨蝶呤（MTX）、氟尿嘧啶（5-FU）、放线菌素-D（Act-D）或国产更生霉素（KSM）、环磷酰胺（CTX）、长春新碱（VCR）、依托泊苷（VP-16）等。单一药物化疗常用MTX、5-FU、Act-D。联合化疗首选 EMA-CO 方案或氟尿嘧啶为主的联合化疗方案。

2

具体护理措施见第一章第三节。

4. 手术护理

（1）手术指征：控制大出血等各种并发症、切除耐药病灶、减少肿瘤负荷和缩短化疗疗程，在一些特定的情况下应用，主要用于辅助治疗。

（2）手术方式：子宫切除术和肺叶切除术。

（3）手术准备及术前术后护理：按第一章第一节妇科病人护理及胸外科肺部手术护理常规实施。

5. 心理护理

（1）向病人及家属讲解滋养细胞肿瘤的治疗、发展和转归，详细解释病人所担心的各种疑虑，减轻其心理压力，鼓励其增强信心，配合治疗。

（2）提供有关化学药物治疗及护理信息，以减少恐惧无助感。

（3）争取家属的支持与配合，家人的理解和帮助是病人迫切的需求。

【健康指导】

1. 鼓励病人进食高营养、高蛋白、高维生素、易消化的饮食，纠正贫血，改善机体状况，以增强机体抵抗力。

2. 注意休息，避免疲劳及受凉，有转移病灶症状出现时应卧床休息，病情稳定后再适当活动。节制性生活，有阴道转移者严禁性生活。

3. 指导病人按时完成每个疗程的化疗。

4. 治疗结束后严密随访，第 1 次在出院后 3 个月，然后每 6 个月 1 次至 3 年，此后每年 1 次至 5 年，以后每两年 1 次。随访内容包括血 hCG 监测，了解月经是否规则，有无转移灶症状，作妇科检查，定期或必要时做盆腔 B 超、X 线胸片或 CT 检查。

5. 随访期间应严格避孕，避孕方法首选避孕套，也可选用口服避孕药，一般化疗停止一年后方可妊娠。

【注意事项】

1. 定期消毒病房及病人用物，严格控制探视，避免交叉感染。

2. 妊娠滋养细胞肿瘤高危病人联合化疗疗程多，毒副作用严重，且个体差异较大，要严密做好毒副作用监测，及时有效采取应对措施，同时也要鼓励病人及家属树立信心，积极战胜疾病。

3. 化疗是治疗妊娠滋养细胞肿瘤的有效手段，治疗过程中要避免因药物剂量不足、随意更改化疗方案、随意延迟化疗等导致的耐药病例的产生。

（方　琳）

第九节　子宫颈肿瘤的护理

【概述】

1. 定义　子宫颈肿瘤包括子宫颈良性肿瘤、子宫颈上皮内瘤变、子宫颈癌。

（1）子宫颈良性肿瘤：以肌瘤为常见，在第十节子宫肌瘤叙述。

（2）子宫颈上皮内瘤变（CIN）：即子宫颈上皮细胞非典型增生或分化异常的细胞异常增生形成的增生性病变，但没有浸润，是与子宫颈浸润癌密切相关的一组子宫颈病变，可分Ⅰ～Ⅲ级，大部分低级别 CIN（CINⅠ）可自然消退，高级别 CIN（CINⅡ～Ⅲ）具有癌变潜能，可能发展成浸润癌，被视为癌前病变。

（3）子宫颈癌：习称宫颈癌，是最常见的妇科恶性肿瘤，高发年龄为 50～55 岁。主要组织学类型是鳞癌，腺癌次之。直接蔓延和淋巴转移是宫颈癌主要转移途径。

2. 主要发病机制　宫颈转化区未成熟的化生鳞状上皮代谢活跃，在人乳头瘤病毒（HPV）等的刺激下，发生细胞异常增生、分化不良、排列紊乱、细胞核异常、有丝分裂增加，最后形成 CIN，CIN 形成后继续发展，突破上皮下基底层，浸润间质，形成子宫颈浸润癌。

3. 治疗原则

（1）CIN Ⅰ 根据细胞学检查结果及阴道镜检查满意度可观察随访，采用冷冻和激光治疗或子宫颈锥切术。

（2）CIN Ⅱ 和 CIN Ⅲ 均需治疗，可行物理治疗或子宫颈锥切术。

（3）宫颈癌的治疗总原则为采用手术和放疗为主、化疗为辅的综合治疗。

【护理评估】

1. 健康史　询问病人的月经史、性生活史、婚育史，特别是与高危男子有性接触的病史以及未治疗的慢性宫颈炎、肿瘤家族史等。详细询问既往妇科检查情况、子宫颈细胞学检查、阴道镜检查、组织病理学结果及处理经过。

2. 生理状况

（1）症状：CIN 及早期宫颈癌常无明显症状和体征，偶有阴道排液增多或接触性出血。宫颈癌随病变发展，可出现以下症状：

1）阴道流血：常表现为接触性出血，即性生活或妇科检查后阴道流血。也可表现为不规则阴道流血。若侵蚀大血管可引起大出血。

2）阴道排液：阴道排液增多，可为白色或血性，稀薄如水样或米泔状，有腥臭。晚期可有大量泔水样或脓性恶臭白带。

3）宫颈癌晚期症状：尿频、尿急、便秘、下肢肿痛；输尿管梗阻、肾盂积水及尿毒症；腰骶部疼痛、肛门坠胀；贫血、恶病质等。

（2）体征：CIN 及早期宫颈癌可无明显病灶，宫颈可光滑或仅见局部红斑、白色上皮或宫颈糜烂样改变。随着宫颈浸润癌的生长发展，可出现不同体征，宫颈糜烂样改变，外生型宫颈癌可见息肉状、菜花状赘生物，内生型宫颈癌表现为宫颈肥大、质硬、宫颈管膨大；晚期形成溃疡或空洞伴恶臭，阴道壁见赘生物或变硬，宫旁组织增厚、结节状、质硬或形成冰冻骨盆状。

（3）辅助检查：

1）子宫颈细胞学检查：是 CIN 及早期宫颈癌筛查的基本方法，也是诊断的必需步骤。伯塞斯达系统（TBS）分类法筛查出异常上皮细胞。

2）高危型 HPV DNA 检测：高危亚型如 HPV16、18、31、33、45、51、52、53、56、58 等与宫颈癌及癌前病变相关。

3）阴道镜检查：若细胞学检查为无明确诊断意义的不典型鳞状细胞（ASCUS）并高危型 HPV DNA 检测阳性，或低度鳞状上皮内瘤变（LSIL）及以上者，应行阴道镜检查。转化区内可见异常宫颈上皮与血管，碘试验阴性。

4）子宫颈活组织检查：是确诊 CIN 的最可靠方法。若需要了解子宫颈管的病变情况，应行子宫颈管内膜刮取术。

5）其他检查：胸部 X 线片、静脉肾盂造影、膀胱镜检查、直肠镜检查、B 超检查等，根据具体情况选择。

3. 高危因素

（1）高危型 HPV 感染：接近 90% 的 CIN 和 99% 以上的宫颈癌组织发现有高危型 HPV 感染。

（2）性行为及分娩次数：多个性伴侣、性生活过早（<16 岁）、早年分娩、多产；与有阴茎癌、前列腺癌或其性伴侣曾患子宫颈癌的高危男子性接触的妇女。

（3）其他：吸烟、性传播疾病、经济状况低下和免疫抑制等因素。

4. 心理-社会因素　病人发现异常报告时会感到震惊，继而无所适从并希望马上确诊。诊断明确后会产生焦虑、恐惧、被遗弃感和惧怕死亡等不良心理。

【护理措施】

1. 一般护理　见第一章第一节相关内容。

2. 症状护理

（1）阴道流血、排液时，保持外阴清洁，防止感染，注意观察阴道分泌物的量、颜色及性状，正确评估阴道出血量，阴道分泌物多或有脓性、恶臭白带病人，每天冲洗阴道2次。

（2）腰骶部、腹股沟疼痛时遵医嘱给予止痛药。

（3）有尿急、尿频、排尿困难等膀胱转移症状时，应留尿常规，记尿量。

（4）贫血或感染出现恶病质时，加强床边护理，记录出入量，防止压疮。

3. 用药护理

（1）准确、及时给予消炎、止血、营养支持药物，观察用药反应。

（2）化疗护理：主要用于宫颈癌新辅助化疗、晚期或复发转移病人和同期放化疗。常用抗癌药物有顺铂、卡铂、氟尿嘧啶和紫杉醇等。按第一章第三节妇科化疗病人护理常规护理，还需注意：

1）紫杉醇最严重的化疗反应有骨髓抑制和过敏性休克，用药前需进行预处理以预防严重的过敏反应，遵医嘱使用抗过敏药物，如地塞米松、苯海拉明、西咪替丁，开始用药15分钟内，应控制输液速度，用药第一个小时专人守护，用药过程中使用心电监护仪，备用吸氧装置、肾上腺素等抢救用物。若出现呼吸困难、潮红、胸痛、心动过速等过敏症状，立即汇报医师及时处理。

2）顺铂的主要副作用是肾脏毒性、消化道反应和耳毒性，使用顺铂时，输液量应足够（称水化，至少2500ml），化疗当天尿量应≥2500ml，停化疗后至少水化1~2天，记录出入量。

3）卡铂应用多个疗程后可能出现过敏反应。一旦病人出现胸闷、憋气、面色潮红、瘙痒等反应时，立即按药物过敏反应流程抢救。

4）如用紫杉醇和卡铂 TC 方案时，先用紫杉醇，再用卡铂。

5）使用氟尿嘧啶时，因其可损伤胃肠道黏膜，导致腹泻，密切观察大便的性状、次数，如果出现腹泻，次数在 3 次以上，应留取标本查大便常规。

4. 手术护理

（1）手术指征：

1）CIN Ⅰ：阴道镜检查不满意或宫颈管搔刮术（ECC）病理结果阳性者。

2）CIN Ⅱ和 CIN Ⅲ。

3）早期子宫颈癌（ⅠA～ⅡA 期）。

（2）手术方式：

1）CIN 的手术方式有宫颈锥切术和全子宫切除术。

2）宫颈癌ⅠA～ⅡA 期手术方式有筋膜外全子宫切除术、广泛性全子宫切除术及盆腔淋巴结切除术、广泛性全子宫切除术及盆腔淋巴结切除术和腹主动脉旁淋巴结取样、广泛子宫颈切除术及盆腔淋巴结切除术。手术的优点是年轻病人可以保留卵巢及阴道功能。

（3）手术准备及术前术后护理：按第一章第一节妇科病人围术期护理，还应注意：

1）宫颈癌根治术涉及范围广，手术当天回病房要求每 15～30 分钟观察并记录 1 次生命体征及出入量，平稳后改为每 4 小时 1 次。注意观察导尿管、盆腔、腹腔、阴道引流管是否通畅，记录引流液的性状及量。

2）宫颈癌根治术手术时间长，创伤大，病人卧床时间长，卧床期间协助或督促病人做踝足运动，按摩双下肢，勤翻身，建议穿加压弹力袜，双下肢做间歇气压治疗，鼓励病人早期下床活动，以促进静脉回流，预防下肢静脉血栓的发生。

3）宫颈癌根治术后 7～14 天拔除导尿管，导尿管拔除后 4～6 小时测膀胱残余尿量，拔管后不能自行排尿者或拔管后测残余尿量＞100ml 时，应重新留置导尿管，小于100ml者每天测残余尿一次，2~4次均在100ml以内说明膀胱功能已恢复。

4）病人术后6~7天阴道残端羊肠线吸收或感染时可致残端出血，需严密观察并记录。

5. 放射治疗护理 宫颈鳞状细胞癌对放疗敏感，腺细胞癌中度敏感。放射治疗包括腔内照射及体外照射。腔内照射采用后装治疗机，放射源为^{137}铯（Cs）、^{192}铱（I，）等，用以控制局部原发病灶。体外照射多用直线加速器、^{60}钴（Co）等，治疗子宫颈旁及盆腔淋巴结转移灶。

（1）接受治疗前需先灌肠并留置导尿管，以保持直肠、膀胱空虚状态，避免放射性损伤，行外阴备皮、阴道冲洗、会阴擦洗，保持局部清洁。

（2）腔内放疗后注意观察有无阴道流血、腹痛以及小便情况，第2天取出填塞纱布数与原先相符，并进行阴道擦洗，嘱病人保持外阴清洁。

（3）体外照射注意保护放射野皮肤，观察有无外阴烧灼感，观察照射部位皮肤的颜色、结构、完整性，有无干燥、瘙痒或疼痛等症状；告知病人不要搔抓皮肤，可用手轻拍局部皮肤或涂维生素软膏；指导病人保持皮肤清洁、干燥，每天用温水软毛巾沾洗，避免冷热刺激；禁止使用刺激性消毒剂；指导病人着宽松全棉柔软内衣。

（4）放疗后鼓励病人多喝水，每天3000ml，以增加尿量。

6. 心理护理

（1）关心体贴病人，耐心倾听，减缓压力。

（2）介绍有关子宫颈肿瘤的常识，让病人对疾病有一定了解，解除恐惧心理。

（3）及时答复病人提出的疑问，以消除病人的忧虑和不安。

（4）介绍各种检查、治疗的目的及注意事项，以取得病人配合。

（5）与家属保持联系，鼓励支持病人，增强治疗信心。

【健康指导】

1. 讲解宫颈癌发病有关的高危因素，介绍子宫颈细胞学检查和（或）高危型 HPV DNA 检测、阴道镜检查、子宫颈活检组织检查的宫颈癌筛查"三阶梯"程序，争取做到早期发现、早期诊断、早期治疗。

2. 根据病人的具体情况制订相应的康复计划。手术后休息 1~3 个月，保持外阴清洁干燥，保持大便通畅，避免剧烈运动，避免增加腹压的动作如久蹲、久站等，避免体力劳动。

3. 指导保留导尿管出院的病人及家属　①保持引流通畅，避免导尿管受压、扭曲、堵塞，观察尿液有无浑浊、沉渣、血尿等；②保持外阴清洁，每天用消毒棉球擦洗外阴及尿道口 2 次，每天更换集尿袋（抗反流集尿袋则每周更换一次），定时排空集尿袋，并记录尿量，防止发生泌尿系感染；③鼓励病人每天摄入足够的液体，使尿量维持在 2000ml 以上，达到自然冲洗尿路的目的；④活动时集尿袋不得超过膀胱高度，防止尿液逆流；⑤2~3 周后到医院测残余尿量。

4. 术后禁盆浴、禁性生活 3 个月，医师检查阴道伤口完全愈合后，方可恢复性生活。

5. 根据放疗病人的病情及实际需求，指导病人阴道冲洗方法，掌握阴道冲洗液的量、温度与压力，出院后自行阴道冲洗，每天一次，持续 1 年，放疗结束后 3 个月，复查无复发及转移者尽快恢复性生活，以防止阴道粘连狭窄。

6. CIN 病人术后第 1 个月随访，以后每 3~6 个月随访，然后根据随访检查结果，定期复查。随访可以单独行宫颈细胞学检查或联合使用细胞学和阴道镜检查。

7. 宫颈癌出院后第一年内，出院第 1 个月后进行第 1 次随访，以后每隔 2~3 个月复查 1 次；出院后第二年，每 3~6 个月复查 1 次；出院后第 3~5 年，每 6 个月复查 1 次；第 6 年开始，每年复查 1 次。随访内容包括盆腔检查、阴道涂片细胞学检查、胸片及血常规等。

【注意事项】

1. 子宫颈上皮内瘤变无特殊症状及明显体征，应大力宣传宫颈癌筛查的意义，及时诊治 CIN，以阻断宫颈癌的发生。对于 30 岁以上妇女，尤其是绝经前后有月经异常或有接触性出血者，应常规做宫颈防癌检查。

2. CIN 处置应做到个体化，综合考虑 CIN 级别、部位、范围、HPV DNA 检测以及病人年龄、婚育状况、随访条件和技术因素。

3. 宫颈癌的处理应根据临床分期、病人年龄、生育要求、全身情况结合医院医疗及设备条件综合考虑，制订治疗方案，重视个体化及首次治疗。

（方　琳）

第十节　子宫肌瘤的护理

【概述】

1. 定义　子宫肌瘤是女性生殖器最常见的良性肿瘤，由平滑肌及结缔组织组成，常见于 30~50 岁妇女，20 岁以下少见。子宫肌瘤多见于宫体，少见宫颈肌瘤，按肌瘤和子宫肌层的关系可分为肌壁间、黏膜下及浆膜下肌瘤。

2. 主要发病机制　子宫肌瘤的发病机制，尤其是其启动因子，尚未完全明确。迄今为止的研究证据明确了卵巢性激素是子宫肌瘤生长必不可少的，卵巢性激素对靶细胞或靶组织的作用部分通过局部各种细胞因子的介导，从而调节细胞转化、细胞生长、细胞肥大、血管形成、细胞外基质形成，肌瘤得以形成和生长。

3. 治疗原则　根据病人的症状、年龄和生育要求以及肌瘤的类型、大小、数目全面考虑。可以观察等待、药物治疗或手术治疗。

【护理评估】

1. 健康史 仔细询问月经史、生育史，有无长期使用雌激素的历史；发病后月经变化情况，有无肌瘤压迫症状；曾接受治疗的经过、疗效及用药后的机体反应；如发现腹部包块者，应询问发现的时间、部位、质地及生长速度，如短时间内迅速增大，则应排除恶变的可能。

2. 生理状况

（1）症状：

1）经量增多及经期延长：是子宫肌瘤最常见症状。多见于大的肌壁间肌瘤及黏膜下肌瘤，肌瘤使宫腔增大，子宫内膜面积增大并影响子宫收缩。黏膜下肌瘤伴有坏死感染时，伴有不规则阴道流血或血样脓性排液。长期经量增多可继发贫血，出现乏力、心悸症状。

2）下腹包块：肌瘤增大使子宫超过3个月妊娠大小时可从腹部触及。巨大的黏膜下肌瘤可脱出阴道外。

3）白带增多：肌壁间肌瘤使宫腔面积增大，内膜腺体分泌增多，并伴有盆腔充血致使白带增多；黏膜下肌瘤感染时可有大量脓样白带，有溃烂、坏死、出血时，可有血性或脓血性、有恶臭的阴道溢液。

4）压迫症状：子宫前壁下段肌瘤压迫膀胱引起尿频、尿急；宫颈肌瘤可引起排尿困难、尿潴留；子宫后壁肌瘤可引起下腹坠胀、便秘等症状。

5）下腹坠胀、腹痛、腰酸背痛：通常无腹痛，常为腰酸、下腹坠胀，经期加重。当浆膜下肌瘤发生蒂扭转时发生急性腹痛；肌瘤红色样变时腹痛剧烈，并伴发热、恶心。黏膜下肌瘤向外排出时也可引起腹痛。

6）不孕或流产：黏膜下肌瘤和影响宫腔变形的肌壁间肌瘤可致不孕或流产。

（2）体征：子宫增大，下腹扪及包块，黏膜下肌瘤可脱于宫颈外口。

（3）辅助检查：

1）B型超声是常用的辅助检查，能区分子宫肌瘤和其他包块。

2) MRI 可准确判断肌瘤的大小、数目和位置。

3. 高危因素　雌激素长期刺激，细胞遗传学异常。

4. 心理-社会因素

（1）病人急迫想要了解肿瘤性质，对治疗方案犹豫不决，对手术治疗充满恐惧不安的心理。

（2）病人对手术后生育功能、女性性征的维持、性生活产生担忧、焦虑。

【护理措施】

1. 一般护理　同第一章第一节妇科病人一般护理。

2. 症状护理

（1）阴道流血时观察阴道流血量，注意保持外阴清洁，勤换会阴垫。

（2）贫血病人给予高蛋白、含铁、富含维生素的饮食。

（3）阴道流血多的病人，遵医嘱正确使用止血药和子宫收缩药，必要时补液、输血、抗感染及刮宫止血治疗。

（4）肿瘤局部压迫导致排尿困难、尿潴留时，给予导尿以缓解尿潴留。

（5）肿瘤局部压迫导致大便不畅时，用缓泻剂软化粪便，以缓解便秘症状。

（6）黏膜下肌瘤脱出阴道者，保持局部清洁，防止感染。

3. 用药护理

（1）药物治疗：适用于症状轻、近绝经年龄或全身情况不宜手术者。

（2）常用药物：

1）促性腺激素释放激素类似物（GnRH-a）：常用药物有亮丙瑞林每次 3.75mg，或戈舍瑞林 3.6mg，每月皮下注射 1 次。告知病人用药可以缓解症状并抑制肌瘤生长使其萎缩。但停药后又逐渐增大到原来大小。用药期间应观察有无绝经综合征、骨质疏松等症状，用药 6 个月以上可产生以上副作用，故长期用药受限制。

2）米非司酮：每天 12.5mg 口服，可作为术前用药或提前绝经使用。早期服药可出现轻度恶心、无呕吐，继续服药后症状自然消失。告知病人米非司酮拮抗孕激素，抑制肌瘤生长，但长期使用米非司酮，可出现子宫内膜增生，因此用药期间需监测子宫内膜。

4. 手术护理

（1）手术指征：有症状或疑有肉瘤变者。

（2）手术方式：手术可经腹、经阴道或经宫腔镜及腹腔镜进行，手术方式有子宫肌瘤切除术和子宫切除术。

（3）手术护理：按第一章第一节妇科病人围术期护理。

5. 心理护理

（1）讲解子宫肌瘤相关知识，30 岁以上妇女约 20% 有子宫肌瘤，是妇科最常见良性肿瘤，消除其不必要的思想顾虑和不安。

（2）鼓励病人说出内心感受，耐心解答病人及家属的疑虑，增强康复信心。

（3）介绍常用治疗方案及各种方案的利弊，让病人参与决定治疗和护理方案，以良好的心态配合治疗。

（4）让病人了解子宫肌瘤切除术或子宫切除术并不切除卵巢，对卵巢功能影响不大，手术后不影响性生活及女性性征。

【健康指导】

1. 对肌瘤小、无症状的随访观察者，应告知每 3~6 个月随访一次，若肌瘤明显增大或出现症状可考虑治疗。

2. 对药物治疗的病人说明药物名称、用药目的、剂量、方法、可能出现的不良反应及应对措施。告知药物治疗不宜长期使用。

3. 手术治疗病人出院指导

（1）术后 2 个月避免举重物，避免剧烈运动，避免从事会增加盆腔充血的活动，如久蹲、久站、跳舞等。

（2）保持大便通畅，必要时可口服导泻药物。

（3）术后 1 个月门诊复查，根据病人的身心状况来决定恢复日常活动、性生活的时间。

(4) 出现腹部伤口红肿、渗液，阴道流血、异常分泌物等异常症状时，及时就诊。

4. 告知病人在应用雌激素药物时考虑是否必需，或最好不用；日常生活中避免服用含有雌激素的保健品。

【注意事项】

有手术指征的病人，肌瘤切除术或子宫切除术是治疗子宫肌瘤最为有效的方法。其他治疗方式还有子宫动脉栓塞术和高强度聚焦超声消融术，有适应证的病人，可以知情选择。

(方　琳)

第十一节　子宫内膜癌的护理

【概述】

1. 定义及发病率　子宫内膜癌是指发生于子宫内膜的一组上皮性恶性肿瘤，以来源于子宫内膜腺体的腺癌最为常见。该病占女性生殖道恶性肿瘤的 20%～30%，占女性全身恶性肿瘤的 7%，是女性生殖道三大恶性肿瘤之一。近年来，发病率有上升趋势。

2. 主要发病机制　子宫内膜癌的确切病因仍不清楚，目前认为可能有以下两种发病类型。一种为雌激素依赖型，可能是在缺乏孕激素拮抗而长期受雌激素刺激的情况下导致子宫内膜增生症，继而癌变。该类型占大多数，均为内膜样腺癌，肿瘤分化好，预后好。其中 20% 的内膜癌病人有家族史，常伴有肥胖、高血压、糖尿病、不孕或不育及绝经期延迟等临床表现。一种为非雌激素依赖型，发病与雌激素无明显关系，其病理类型属于少见型，如透明细胞癌、腺鳞癌等，多见于老年体瘦妇女，肿瘤恶性程度高，分化差，预后不良。

3. 治疗原则　根据病人病情及全身情况选择手术、放疗或药物（化学药物及激素）治疗，可单独或综合应用。早期病人以手术为主，术后根据高危因素选择辅助

治疗；晚期病人采用手术、放疗、药物治疗等综合治疗
方案。

【护理评估】

1. 健康史　了解既往病史、药物过敏史；了解婚育
史、是否不孕或不育以及自然流产史；了解有无家族疾
病史；了解是否接受过雌激素替代治疗。

2. 生理状况

（1）症状：了解是否有不规则阴道流血，从经期、
经量以及间隔时间进行评估，判断是否异常；了解是否
为绝经后的异常阴道流血；了解阴道排液的性质、颜色、
量；了解有无疼痛、贫血、消瘦、发热等表现。

（2）体征：早期妇科检查可无异常发现，晚期可有
子宫增大，若癌肿累及宫颈内口可有宫腔积脓，子宫有
明显压痛，偶可在宫旁扪及不规则结节状物，偶见癌组
织自宫颈口脱出，质脆，触之易出血。

（3）辅助检查：分段诊断性刮宫是目前早期子宫内
膜癌最常用且最有价值的诊断方法，确诊依据是组织学
诊断。宫腔镜检查可观察宫腔，取活组织送病理检查，
提高诊断率。经阴道 B 型超声检查可了解子宫大小、宫
腔形状、宫腔内有无赘生物、子宫内膜厚度、肌层有无
浸润及深度。磁共振成像（MRI）可对浸润有较准确的
判断。计算机体层成像（CT）可协助判断有无宫外
转移。

3. 高危因素

（1）年龄：绝经后妇女，平均发病年龄为 60 岁，
其中 75% 发生于 50 岁以上。

（2）体质因素：肥胖、高血压、糖尿病、不孕及其
他心血管疾病。

（3）绝经后延：绝经后延妇女发生子宫内膜癌的危
险性增加 4 倍，子宫内膜癌病人的绝经年龄比一般妇女
平均晚 6 年。

（4）遗传因素：约 20% 子宫内膜癌病人有家族史。

4. 心理-社会因素　了解病人对疾病的认知，是否

有恐惧、焦虑、抑郁等表现；了解病人的家庭关系；了解病人的经济水平等。

【护理措施】

1. 一般护理　见第一章相关内容。

2. 症状护理

（1）有阴道流血者，需观察阴道流血的时间、量，指导病人会阴部的清洁，每天 2 次。

（2）有阴道排液者，需观察排液的性质、颜色、气味、量，指导病人会阴部清洁，每天 2 次。

（3）有腹痛者，需观察疼痛的部位、性质、程度、持续时间。

3. 用药护理

（1）孕激素治疗：常用药物：口服醋酸甲炔孕酮 $200 \sim 400mg/d$；己酸孕酮 $500mg$，每周肌内注射 2 次。孕激素治疗以高效、大剂量、长期应用为宜，至少使用 12 周以上方可判定疗效。长期使用者需观察是否有水钠潴留、水肿或药物性肝炎等不良反应，停药后即可恢复。

（2）抗雌激素制剂：常用药物为他莫昔芬，用法 $10 \sim 20mg$，每天 2 次。有潮热、畏寒、急躁等类似绝经期综合征的表现，以及头晕、恶心、呕吐、不规则阴道少量流血、闭经等不良反应及时汇报医师。

（3）化学治疗：常用药物有顺铂、环磷酰胺等，可单独或联合使用，化疗药物使用详见第一章第三节妇科化疗病人的护理。

4. 手术护理

（1）术前护理：详见第一章第一节妇科病人的护理的术前护理。

（2）术后护理：详见第一章第一节妇科病人的护理的术后护理。

5. 放疗护理

（1）腔内治疗：多采用后装治疗机放置铱 192 进行治疗，接受盆腔内放疗者，应先灌肠并留置导尿管，以保持直肠、膀胱空虚状态，避免放射性损伤。治疗后，观察阴道充血水肿情况，观察有无渗血出血，有出血应协助医师用纱布压迫止血，无出血者可每天阴道冲洗一次，防止阴道粘连。观察膀胱功能，护士应观察病人是否有尿频、尿痛、血尿、排尿困难、尿潴留等，鼓励病人每天饮水不少于 3000ml，并遵医嘱使用维生素类药物。放射性肠炎是腔内放疗最常见的并发症，护士需观察病人大便的性状、腹痛、腹泻的程度，发现异常及时汇报医师停止治疗。

（2）体外照射：护士应随时观察病人照射部位皮肤的颜色、结构、完整性，有无干燥、瘙痒或疼痛等症状；告知病人不要搔抓皮肤，可用手轻拍局部皮肤或涂维生素软膏；指导病人保持皮肤清洁、干燥，每天用温水软毛巾蘸洗，避免冷热刺激；禁止使用刺激性消毒剂；指导病人着宽松、纯棉的内衣。

6. 心理护理

（1）关心体贴病人，以减轻其心理压力。

（2）提供疾病知识，告知病人子宫内膜癌治疗的良好结局和预后，以缓解其恐惧、焦虑情绪。

（3）鼓励病人参与诉说内心的真实想法，积极配合治疗。

（4）协助病人取得家人的理解和帮助，增加对治疗的信心。

【健康指导】

1. 指导病人随访　术后 2 年内每 3~6 个月 1 次；术后 3~5 年每 6~12 个月 1 次，5 年后每年 1 次。嘱病人如出现异常阴道流血、异常分泌物、下腹疼痛，及时到医院就诊。

2. 指导病人术后 3~6 个月内避免重体力劳动，术后 3 个月禁止性生活。

3. 指导病人注意个人卫生，禁止盆浴 3 个月，可选择淋浴。

4. 指导阴式手术病人出院后避免剧烈运动，避免负重过久，如久坐、久蹲、久站，要保持大便通畅，必要时可口服导泻药物。病人可适当参加户外活动，劳逸结合，但应避免从事会增加盆腔充血的活动，如跳舞、久站等。

【注意事项】

1. 病人术后 6~7 天阴道残端羊肠线吸收或感染时可致残端出血，需严密观察并记录。

2. 3 个月内禁止行阴道超声检查，以免导致阴道残端破裂。

（徐旭娟）

第十二节 卵巢肿瘤的护理

【概述】

1. 定义及发病率 卵巢肿瘤是常见的妇科肿瘤，可发生于任何年龄，其组织学类型繁多，但在不同年龄组分布有所变化。卵巢恶性肿瘤是女性生殖器常见的三大恶性肿瘤之一，由于卵巢位于盆腔深部，早期病变不易发现，晚期病例缺乏有效的治疗手段，因此其致死率居妇科恶性肿瘤首位。

2. 主要发病机制 病因尚不明确，约 20%~25% 卵巢恶性肿瘤病人有家族史；卵巢癌的发病可能与高胆固醇因素、内分泌因素有关。其中恶性肿瘤主要转移途径有直接蔓延、腹腔种植和淋巴转移。

3. 治疗原则 手术是主要治疗手段，恶性肿瘤术后应根据其组织学类型、手术病理分期等决定实施辅助性化疗、放疗及其他综合治疗。

【护理评估】

1. 健康史 了解病人既往病史、药物过敏史；了解病人月经史、婚育史，是否不孕或自然流产；了解是否存在长期使用雌激素的诱发因素，病发后月经变化情况及伴随情况；了解既往治疗经过、疗效及用药情况；了解是否有消瘦、贫血等恶病质表现。

2

2. 生理状况

（1）症状：良性肿瘤发展缓慢，早期肿瘤小，多无症状，常在妇科检查时偶然发现，当肿瘤增大时，病人常感腹胀或腹部扪及包块，若肿瘤继续生长，可出现尿频、便秘等压迫症状。恶性肿瘤早期无症状，出现腹胀、腹水、腹部包块和胃肠道症状时已属晚期，病人可有明显消瘦、贫血等恶病质表现。卵巢肿瘤常以并发症就诊，病人出现急性下腹痛，伴随恶心、呕吐等症状。

（2）体征：肿瘤较小时妇科检查无异常；肿瘤大时，双合诊和三合诊检查时可在子宫一侧或双侧触及包块。良性卵巢肿瘤多为囊性，表面光滑，活动，与子宫无粘连；恶性卵巢肿瘤可发现肿块表面凹凸不平，固定，与子宫分界不清，有时可扪及肿大的淋巴结。

（3）辅助检查：

1）肿瘤标志物：血清 CA_{125} 检测可用于卵巢肿瘤的辅助诊断，80% 卵巢上皮性癌病人血清 CA_{125} 升高，且可用于预后监测；血清 AFP 对卵黄囊瘤有特异性诊断价值；血清 hCG 对非妊娠性卵巢绒癌有特异性；血清 HE4 是继 CA_{125} 后被高度认可的卵巢上皮性癌肿瘤标志物，目前推荐与 CA_{125} 联合应用判断盆腔肿块的良、恶性。

2）影像学检查：B 型超声检查可了解肿块的部位、大小、形态，囊性或实性，囊内有无乳头，临床诊断符合率 >90%；腹部 X 线片，卵巢畸胎瘤可显示牙齿、骨质及钙化囊壁；MRI 可较好地显示肿块及肿块与周围的关系；CT 可判断周围侵犯及远处转移情况。

3）腹腔镜检查：可直接观察肿块状况，对盆腔、腹腔及横膈部位进行窥视，并在可疑部位进行多点活检或抽吸腹水行细胞学检查。

4）细胞学检查：腹水、腹水冲洗液、胸水做细胞学检查可辅助诊断。

3. 高危因素

（1）卵巢上皮性肿瘤的高危因素：未产、不孕、初潮早、绝经迟等；乳癌和胃肠癌的女性病人；40 岁以上妇女。

（2）卵巢生殖细胞肿瘤好发于青少年及儿童。

（3）卵巢性索间质肿瘤多见于中年妇女。

4. 心理-社会因素　了解病人对疾病的认知，是否有无助、紧张、恐惧等表现；了解病人家庭关系；了解病人的经济水平等。

【护理措施】

1. 一般护理　见第一章第一节妇科病人的护理。

2. 症状护理

（1）腹部肿块者，观察是否有腹胀及压迫症状。

（2）腹痛时观察疼痛的部位、程度、持续时间，安慰病人，分散其注意力，在未明确病因前不用镇痛药，观察病人血压、脉搏的变化，防治休克。

3. 用药护理

（1）卵巢恶性上皮性肿瘤目前常用的化疗药物有铂类联合紫杉醇，紫杉醇 $175mg/m^2$，>3 小时静滴；卡铂（AUC=6），>1 小时静滴，疗程间隔 3 周。紫杉醇除了常见的化疗反应外，最严重的化疗反应有骨髓抑制和过敏性休克，用药前护士需遵医嘱使用抗过敏药物，如地塞米松片各 20mg 化疗前 12 小时、6 小时口服；化疗前30 分钟静脉注射地塞米松 10mg；化疗开始用药 15 分钟内，应控制输液速度，专人守护，第一时间发现病情，及时汇报医师处理；使用心电监护仪，备好抢救用品如吸氧装置等。

（2）卵巢恶性生殖细胞肿瘤常用化疗药物有顺铂、博来霉素，顺铂 $20mg/(m^2 \cdot d)$ 静滴，共 5 天，间隔 3周，博来霉素 30 000IU/d，静滴或肌内注射，分别在第1、8、15 天，用药时需观察恶心、呕吐、药物热、肺炎、呼吸困难和咳嗽等肺纤维化的表现，及时汇报医师。

（3）腹腔穿刺化疗时应严密观察病人有无腹痛、腹胀和发热症状，观察是否有水样液体从肠道排出，腹腔化疗药物滴注结束后，应指导病人变换体位，以促使化疗药物遍布整个腹腔。

（4）化疗药物使用详见妇科化疗病人的护理。

4. **手术护理**

（1）术前护理：详见第一章第一节妇科病人的护理中的术前护理。

（2）术后护理：详见第一章第一节妇科病人的护理中的术后护理。

5. **心理护理**

（1）鼓励病人诉说内心的真实感受，积极应对疾病压力。

（2）提供疾病知识，鼓励病人尽可能参与自我护理，增强自信感。

（3）针对不同年龄、不同类型肿瘤给予相应的心理支持。

（4）协助病人取得家人的理解和帮助，提供足够的支持系统。

【健康指导】

1. 指导病人随访，良性肿瘤病人手术后 1 个月复查。恶性肿瘤病人术后 1 年内，每月 1 次；术后第二年，每 3 个月 1 次；术后 3 ~ 5 年，视病情每 4 ~ 6 个月 1 次；5 年以上每年 1 次。随访内容包括临床症状与体征、全身及盆腔检查、B 型超声检查等，必要时做 CT 或 MRI 检查，根据组织学类型测定血清 CA_{125}、AFP、hCG 等肿瘤标志物。

2. 指导病人注意个人卫生，术后禁止性生活 3 个月，禁止盆浴 3 个月，可淋浴，保持会阴局部皮肤清洁，注意个人防护，防止感冒。

3. 指导病人避免重体力劳动，向病人和家属讲解术后活动的重要性，鼓励病人主动参与制订术后恢复计划，逐日增加活动量，可适当参加户外运动，注意劳逸，运用不同的自我调试方法保持身心健康，如听音乐、聊天等。

4. 恶性卵巢肿瘤病人化疗间隙期要做好血常规、肝功能等的监测，如有异常及时与医院联系；告知病人下次化疗时间，并叮嘱准时来院。

【注意事项】

1. 卵巢肿瘤病人常以并发症就诊，其中蒂扭转为常见的妇科急腹症，约10%卵巢囊肿可发生扭转，常在体位改变或妊娠期、产褥期子宫大小、位置改变时扭转，其典型症状是体位改变后突然发生一侧下腹剧痛，常伴恶心、呕吐甚至休克，一经确诊，应根据年龄、生育需求及扭转情况决定是否手术。

2. 卵巢上皮性肿瘤是最常见的组织学类型，可分为良性、交界性和恶性。年轻早期癌病人需考虑保留生育问题，但应严格掌握适应证。

（徐旭娟）

第十三节　子宫内膜异位症的护理

【概述】

1. 定义、发病率　子宫内膜组织（腺体和间质）出现在子宫体以外的任何部位时，称为子宫内膜异位症，简称内异症。子宫内膜异位症为良性病变，但具有类似恶性肿瘤的远处转移和种植生长能力。多发生在育龄妇女，其中76%在25～45岁。

2. 主要发病机制　其发病机制尚未完全阐明，目前认为比较相关的有子宫内膜种植学说、体腔上皮化生学说等。

3. 治疗原则　应根据病人年龄、症状、病变部位和范围以及对生育要求等加以选择，强调治疗个体化。症状轻或无症状的轻微病变可选择期待治疗；有生育要求的轻度病人经过全面评估判断后先给以药物治疗，重者行保留生育功能手术；年轻无生育要求的重症病人，可行保留卵巢功能手术，并辅以激素药物；症状及病变均严重的无生育要求者，考虑行根治性手术。腹腔镜手术是首选的手术方法，目前认为腹腔镜确诊、手术＋药物为内异症的金标准治疗。

【护理评估】

1. 健康史　了解病人既往病史、药物过敏史；了解病人婚育史，是否有不孕或性交痛，是否有人流史及输卵管手术史；了解病人月经史，是否有痛经，痛经发生的时间、伴随症状、痛经时是否卧床休息或使用药物镇痛；了解是否有月经过多及经期延长，经期前后有无排便坠胀感；了解是否有周期性尿频；了解腹壁瘢痕或脐部是否会出现周期性局部肿块及疼痛。

2. 生理状况

（1）症状：疼痛是内异症的主要症状，典型症状为继发性痛经、进行性加重。了解下腹疼痛的部位、性质、伴随症状、与经期的关系。

（2）体征：卵巢异位囊肿较大时，妇科检查可触及与子宫粘连的肿块，破裂时可有腹膜刺激征。典型盆腔内膜异位症行双合诊检查时，可扪及触痛性结节，触痛明显。如阴道直肠受累，可在阴道后穹隆触及甚至看到突出的紫蓝色结节。

（3）辅助检查：

1）影像学检查：B 型超声检查可提示内异症位置、大小和形态；盆腔 CT 和 MRI 对盆腔内异位症有诊断价值。

2）腹腔镜检查和活组织检查：是目前国际公认的内异症诊断的最佳方法。只有在腹腔镜或剖腹探查直视下才能确定内异症临床分期。

3）血清 CA_{125} 值：中、重度内异症病人血清 CA_{125} 值可能升高。

3. 高危因素

（1）年龄：育龄期是内异症的高发年龄，与内异症是激素依赖性疾病的特点相符合。

遗传因素：妇女直系亲属中患有此病者发病率高，与基因遗传相关。

（3）手术史：与医源性种植有关。

4. 心理-社会因素　了解病人对疾病的认知，是否有紧张、焦虑等表现；了解病人家庭关系；了解病人的经济水平等。

【护理措施】

1. 一般护理　见第一章第一节相关内容。

2. 症状护理

（1）疼痛护理：告知病人疼痛发生的原因，疼痛剧烈时可卧床休息，必要时可遵医嘱给予镇痛药物。

（2）阴道流血的护理：出血明显大于既往月经量的病人，注意收集会阴垫，评估出血量。按医嘱给予止血药，必要时输血、补液、抗感染治疗，指导病人做好会阴部清洁，防止感染。

（3）压迫症状的护理：当病人出现局部压迫致排尿排便不畅时，可给予导尿，以缓解尿潴留，指导病人进食富含纤维素的蔬菜，如芹菜，必要时使用缓泻剂软化粪便，缓解便秘症状。

3. 用药护理

（1）口服避孕药物：适用于轻度内异症病人，常用低剂量高效孕激素和炔雌醇复合制剂，用法为每天 1 片，连续用 6～9 个月，护士需观察药物疗效，观察有无恶心、呕吐等副作用。

（2）注射药物治疗：常使用 GnRH-α 类药物，用药频率为每 4 周注射 1 次，治疗时间 3～6 个月，护士需观察药物疗效，观察有无潮热、阴道干涩、性欲降低等副作用。

（3）孕激素类药物：常用为甲羟孕酮、甲地孕酮或炔诺酮，30mg/d，使用时护士需观察病人是否有恶心、轻度抑郁、水钠潴留、体重增加、不规则点滴出血等副作用，停药数月后痛经可缓解，月经恢复。

4. 手术护理

（1）术前护理：详见第一章第一节妇科病人的护理的术前护理。

（2）术后护理：详见第一章第一节妇科病人的护理的术后护理。

5. 心理护理

（1）理解并尊重病人，耐心解答其提出的问题，缓解其压力。

（2）鼓励病人诉说内心的真实感受，讲解疾病知识，增强其治疗疾病的信心。

（3）协助其取得家人的理解和帮助，提供足够的支持系统。

【健康指导】

1. 指导病人出院后 3 个月到门诊复查，了解术后康复情况。

2. 子宫内膜异位灶切除及全子宫切除病人禁止性生活 3 个月，禁止盆浴 3 个月，可淋浴。

3. 指导病人遵医嘱按时服药，定期做 B 超检查子宫内膜异位症的治疗效果，如出现超过月经量的阴道出血、异常分泌物、下腹疼痛及时到医院就诊。

4. 指导非手术治疗病人注意饮食卫生，多进食水果、干果，月经前后，注意勿进食过热过冷的食物。

【注意事项】

1. 子宫内膜异位症为良性病变，但具有类似恶性肿瘤的远处转移和种植生长能力。手术后容易复发，因此术后常常需配合药物治疗，药物治疗过程中如出现严重的绝经期症状，可酌情反向添加治疗提高雌激素水平，降低相关血管症状和骨质疏松的发生，也可提高病人的顺应性。

2. 子宫内膜异位症病人不孕率高达 40%，应注意做好不孕相关的健康指导。

（徐旭娟）

第十四节　子宫腺肌病的护理

【概述】

1. 定义及发病率　子宫腺肌病是指当子宫内膜腺体和间质侵入子宫肌层时，形成弥漫或局限性的病变，是妇科常见病。多发生于 30～50 岁经产妇；约 15% 病人同时合并子宫内膜异位症；约 50% 病人合并子宫肌瘤；临床病理切片检查，发现 10%～47% 子宫肌层中有子宫内膜组织，但 35% 无临床症状。

2. 主要发病机制 多次妊娠及分娩、人工流产、慢性子宫内膜炎等造成子宫内膜基底层损伤，子宫内膜自基底层侵入子宫肌层内生长，可能是主要原因。此外，由于内膜基底层缺乏黏膜下层的保护，在解剖机构上子宫内膜易于侵入肌层。腺肌病常合并子宫肌瘤和子宫内膜增生，提示高水平雌孕激素刺激，也可能是促进内膜向肌层生长的原因之一。

3. 治疗原则 应视病人症状、年龄、生育要求而定。药物治疗，适用于症状较轻，有生育要求和接近绝经期的病人；年轻或希望生育的子宫腺肌瘤病人，可试行病灶挖除术；症状严重、无生育要求或药物治疗无效者，应行全子宫切除术。

【护理评估】

1. 健康史 了解病人年龄、婚姻、月经史、婚育史、生育史、出现典型症状的情况以及对病人身心的影响，了解病人既往患病史。子宫腺肌病多发生于生育年龄的经产妇，常合并内异症和子宫肌瘤，有多次妊娠及分娩或过度刮宫史。生殖道阻塞，如单角子宫、宫颈阴道不通畅病人等常同时合并腺肌病。

2. 生理状况

（1）症状：询问病人是否有经量过多、经期延长和逐渐加重的进行性痛经。

（2）体征：妇科检查时子宫均匀性增大或局限性隆起、质硬且有压痛。

（3）辅助检查：阴道 B 超提示子宫增大，肌层中不规则回声增强；盆腔 MRI 可协助诊断；宫腔镜下取子宫肌肉活检，可确诊。

3. 高危因素

（1）年龄：40 岁以上的经产妇。

（2）子宫损伤：多次妊娠、人工流产、慢性子宫内膜炎等造成子宫内膜基底层损伤。

（3）先天不足：生殖道阻塞，如单角子宫、宫颈阴道不通、有子宫无阴道的先天畸形等。

（4）卵巢功能失调：高水平雌孕激素刺激者，如子宫肌瘤、子宫内膜增生病人。

4. 心理-社会因素　了解病人对疾病的认知，是否存在焦虑、恐惧等表现；了解病人家庭关系，是否因不孕或继发不孕影响夫妻、家庭关系；了解病人的经济水平等。

【护理措施】

1. 一般护理　见第一章第一节相关内容。

2. 症状护理

（1）月经改变：经量增多者，指导病人使用透气棉质卫生巾，保留卫生巾称重，以评估月经量；经期延长者，早晚用温开水清洗外阴各 1 次，以防逆行感染。若合并贫血，需指导病人遵医嘱服用药物，观察贫血的改善情况。

（2）痛经：询问病人疼痛部位、性质、疼痛开始时间及持续时间。疼痛轻者，指导病人腹部热敷、卧床休息；疼痛重者，遵医嘱给予前列腺素合成酶抑制剂。

3. 用药护理

（1）口服避孕药：适用于轻度内异症病人，常用低剂量高效孕激素和炔雌醇复合制剂，用法为每天 1 片，连续用 6～9 个月，护士需观察药物疗效，观察有无恶心、呕吐等副作用。

（2）促性腺激素释放激素激动剂：常用药物：亮丙瑞林 3.75mg，月经第 1 天皮下注射后，每隔 28 天注射 1 次，共 3～6 次。需观察有无潮热、阴道干燥、性欲减退和骨质丢失等副作用，停药后可消失。连续用药 3 个月以上者，需添加小剂量雌激素和孕激素，以防止骨质丢失。

（3）左炔诺孕酮宫内节育器（LNG-ZUS）：治疗初

期部分患者会出现淋漓出血、下移甚至脱落等，需加强随访。

4. 手术护理

（1）保守手术：如小病灶挖除术或子宫肌壁楔形切除术，可明显减轻症状并增加妊娠几率。指导其术后6个月受孕，其余护理同全子宫切除病人手术前后护理。

（2）子宫切除术：年轻或未绝经的病人可保留卵巢；绝经后或合并严重子宫内膜异位症者，可行双卵巢切除术。护理同全子宫切除病人手术前后护理。

5. 心理护理

（1）痛经、月经改变以及贫血者影响生活质量，病人焦虑烦躁，向病人说明月经时轻度疼痛不适是生理反应，给予舒缓的音乐、舒适的环境，保证足够的休息和睡眠，病人及家属、护士共同制订规律而适度的锻炼计划，家属督促病人适度锻炼，可缓解病人的心理压力。

（2）手术病人担心预后和性生活，说明子宫切除术后症状可基本消失，生活质量会得到改善。此外，子宫是月经来潮和孕育胎儿的器官，切除子宫不会男性化，增加对治疗的信心。

【健康指导】

1. 指导病人随访 手术病人出院后3个月到门诊复查，了解术后康复情况。

2. 保守手术和子宫切除病人，术后休息1~3个月，3个月之内避免性生活及阴道冲洗，避免提举重物，防止正在愈合的腹部肌肉用力，并应逐渐加强腹部肌肉的力量。未经医护人员许可避免从事可增加盆腔充血的活动，如跳舞、久站等。

3. 有生殖道阻塞疾病时，嘱病人积极治疗，实施整形手术。

4. 对实施保守手术治疗的病人，指导其术后6个月受孕。

5. 注意高危因素与妇科疾病的相关性，定期做好妇科病普查。

【注意事项】

1. 医务人员避免过度刮宫，减少内膜碎片进入肌层的机会。

2. 药物治疗过程中如出现严重的绝经期症状，可酌情反向添加治疗提高雌激素水平，降低相关血管症状和骨质疏松的发生，也可提高病人的顺应性。

（徐旭娟）

第十五节　子宫脱垂的护理

【概述】

1. 定义及发病率　子宫从正常位置沿阴道下降，宫颈外口达坐骨棘水平以下，甚至子宫全部脱出阴道口以外，称为子宫脱垂，常伴有阴道前后壁膨出。

2. 主要发病机制　妊娠、分娩，尤其是阴道助产，可能会使支持子宫的筋膜、韧带和盆底肌肉受到过度牵拉，张力降低甚至撕裂，如产后过早从事重体力劳动，未复旧的子宫可有不同程度的下移；多次分娩可增加盆底组织受损；此外，长期腹压增加、盆底组织发育不良或绝经后出现的支持结构萎缩以及医源性原因造成的盆腔支持结构的缺损都可能引起子宫脱垂。

3. 治疗原则　除非合并张力性尿失禁，无症状者不需要治疗，有症状者采取保守治疗或手术治疗，治疗方案应个体化，治疗以安全简单和有效为原则。

【护理评估】

1. 健康史　详细询问病人年龄、月经史、婚育史，注意了解有无产程过长、阴道助产及盆底组织撕裂等病史，同时了解产褥期是否进行重体力劳动；评估有无慢性咳嗽、便秘等；评估病人是否存在营养不良或先天性盆底组织发育不良；评估病人是否伴有其他器官的下垂。

2. 生理状况

（1）症状：了解病人是否有下腹坠胀、腰痛症状，是否有排便排尿困难、尿路感染；是否有阴道肿物脱出；是否当腹内压增加时症状加重，经卧床休息后症状减轻。

（2）体征：妇科检查时嘱病人屏气，增加腹压可见子宫、阴道前后壁脱出伴有膀胱、直肠膨出。长期暴露的子宫可见宫颈及阴道壁溃疡。

（3）辅助检查：压力性尿失禁检查可证明病人是否存在压力性尿失禁。直肠检查是区别直肠膨出和肠疝的有效方法。

3. 高危因素

（1）妊娠与分娩因素：多次妊娠、巨大儿、分娩损伤、多次分娩。

（2）长期腹压增加：慢性咳嗽、腹腔积液、频繁举重或便秘、肥胖、绝经后。

（3）盆底组织：发育不良、退行性变。

4. 心理-社会因素　评估病人对子宫脱垂的感受及治疗的认知；是否因疾病造成烦躁情绪；了解病人的性生活状况及夫妻关系；了解病人的人际关系；了解病人的经济水平等。

【护理措施】

1. 一般护理　按第一章第一节的相关内容，另需指导病人避免重体力劳动，经常保持排便通畅，并治疗如慢性咳嗽、便秘等导致长期腹压增加的疾病。

2. 症状护理

（1）下腹部坠胀及腰痛病人：指导病人卧床休息，加强盆底肌肉锻炼（KEGEL 锻炼）。方法：用力收缩肛门 3 秒以上后放松，如此反复，每天 2 ~ 3 次，每次 10 ~ 15 分钟或 150 ~ 200 次/天。锻炼时应注意放松腹肌、大腿、臀部肌肉。盆底肌肉锻炼适用于所有类型病人，重度脱垂病人手术治疗同时辅以盆底肌肉锻炼治疗效果更佳；盆底肌肉锻炼治疗辅助生物反馈治疗效果更佳。

（2）重度子宫脱垂并发宫颈及阴道壁溃疡者：指导

病人遵医嘱给予 1：5000 高锰酸钾液或 1：5000 呋喃西林液温水坐浴，擦干后局部涂药，保持外阴清洁干燥。

（3）重度子宫脱垂并发尿路感染、压力性尿失禁病人：指导病人多饮水以保证足够的尿量。

3. 用药护理

（1）绝经后妇女适量补充雌激素，但不建议长期使用，一般可指导局部涂含雌激素的软膏。

（2）中药补中益气汤（丸）调理，有促进盆底肌张力恢复、缓解局部症状的作用。

（3）局部溃疡应行阴道冲洗后涂抹 40% 紫草油或抗生素软膏。重度子宫脱垂伴有盆底肌肉萎缩以及宫颈、阴道壁有炎症、溃疡者不宜使用子宫托，应给予局部上药。

4. 手术护理

（1）术前护理：详见第一章第一节妇科病人的护理的术前护理，另需按医嘱使用抗生素软膏及局部涂雌激素软膏，并在术前 3 天行阴道冲洗每天 2 次。

（2）术后护理：详见第一章第一节妇科病人的护理的术后护理，另需注意病人需卧床休息 3～10 天，留置尿管 10～14 天。

5. 心理护理

（1）护士应亲切对待病人，耐心倾听其主诉。

（2）鼓励病人表达真实的内心感受，护士讲解本病治疗方法及术后的康复过程，鼓励病人参与医疗。

（3）由于长期子宫脱垂致行动不便，工作受到影响，病人烦恼，部分病人性生活受影响，护士应理解病人，帮助病人消除不必要的顾虑，协助其取得家人的理解和帮助，提供足够的支持系统。

【健康指导】

1. 指导病人随访　术后 2 个月门诊复查伤口情况，休息 3 个月，禁止盆浴和性生活 3 个月，6 个月内避免重体力劳动。

2. 教会病人放取子宫托的方法　放置子宫托前嘱病

人排尽大小便，洗净双手、两腿分开蹲下，一手托子宫托柄使托盘呈倾斜状进入阴道口内，向阴道顶端旋转推进，直至托盘达子宫颈，放妥后，将托柄弯度朝前，正对耻骨弓。取出子宫托时，洗净双手，手指捏住子宫托柄，上、下、左、右轻轻摇动，待子宫托松动后向后外方牵拉，子宫托即可自阴道滑出，用温水洗净子宫托，拭干后包好备用。

3. 告知病人子宫托使用的注意事项　①放置前阴道应有一定水平的雌激素作用，绝经后妇女用子宫托前4～6周开始使用阴道雌激素霜。②子宫托每天早上放入阴道，睡前取出消毒后备用。③保持阴道清洁，经期和妊娠期停用。④上托后分别于第1、3、6个月到医院检查一次，以后每3～6个月到医院检查一次。

4. 指导病人盆底肌肉锻炼的方法，一般4～6周为一个疗程，长期坚持效果更好。

【注意事项】

1. 医务人员积极宣传健康的生育理念，正确处理产程，避免产程过长，提高接产技术，避免困难阴道分娩，减少分娩损伤。

2. 产妇避免产后过早体力劳动，提倡产后保健操。

3. 妇女应积极治疗慢性咳嗽和习惯性便秘等增加腹压的疾病，避免重体力活动。

（徐旭娟）

第十六节　压力性尿失禁的护理

【概述】

1. 定义及发病率　指腹压突然增加导致的尿液不自主流出，但不是由逼尿肌收缩压或膀胱壁对尿液的张力压所引起。特点是正常情况下无遗尿，腹压突然增高时尿液自动流出。也称真性压力性尿失禁、张力性尿失禁、应力性尿失禁。压力性尿失禁在成年女性的发病率为18.9%。

2

2. 主要发病机制 妊娠与阴道分娩损伤、绝经后雌激素水平降低等引起盆底组织松弛、支持结构缺损、膀胱颈/近端尿道脱出于盆底外。咳嗽时腹压不能平均传到膀胱和近端的尿道，导致增加的膀胱内压力大于尿道内压力而出现漏尿。10%的病人为先天发育异常所致。

3. 治疗原则 轻、中度压力性尿失禁给予非手术治疗；重度尿失禁病人生育后可手术治疗并在手术前后辅以非手术治疗。

【护理评估】

1. 健康史 详细询问病人年龄、月经史、婚育史，注意了解有无产程过长、阴道助产及盆底组织撕裂等病史，同时了解产褥期是否进行重体力劳动；评估有无慢性咳嗽、便秘等；评估病人是否存在营养不良或先天性盆底组织发育不良；评估病人是否伴有其他器官的下垂。

2. 生理状况

（1）症状：典型的症状是腹压增加下不自主溢尿，常伴有尿频、尿急、急迫性尿失禁、排尿后膀胱区胀满感。可分Ⅰ、Ⅱ、Ⅲ级尿失禁，Ⅰ级只在剧烈压力下发生；Ⅱ级在中度压力下发生；Ⅲ级发生在轻度压力下，如站立时，但病人仰卧位时可控制尿液。

（2）体征：腹压增加时能观察到尿液不自主从尿道流出。80%的压力性尿失禁伴有阴道膨出，检查可见阴道前壁或后壁呈球状膨出，阴道口松弛。

（3）辅助检查：压力试验阳性；指压试验阳性；棉签倾斜试验判断解剖学支持情况。尿动力学检查可明确膀胱功能，包括膀胱内压测定和尿流率测定。

3. 高危因素

（1）年龄：随着年龄的增长，女性压力性尿失禁患病率逐年增高。

（2）婚育史：生育次数、初次生育年龄、生产方式、胎儿大小等均与产后尿失禁有关。

（3）长期腹压增加：慢性咳嗽、腹腔积液、频繁举重或便秘、肥胖、绝经后。

（4）肥胖、先天发育异常者。

（5）盆腔脏器脱垂与压力性尿失禁常伴随存在。

4. **心理-社会因素** 了解病人对疾病的认知；了解病人是否有身体形象紊乱导致的焦虑、抑郁、自卑等表现；了解病人性生活、夫妻关系、家庭关系；了解病人的经济水平等。

【护理措施】

1. **一般护理** 见第一章第一节妇科病人的护理。

2. **症状护理**

（1）下尿路症状如尿频、尿急、急迫性尿失禁等指导多饮水，切不可因尿液溢出减少液体摄入。

（2）做好阴部清洁，指导病人出现不自主尿液排出时，及时更换内裤，清洗会阴部，保持局部清洁干燥，防止感染。

（3）合并阴道前后壁膨出者如膀胱膨出加重，可致排尿困难，需用手将阴道前壁向上抬起方能排尿。

3. **用药护理**

α-肾上腺素能激动剂：常用盐酸米多君，开始剂量2.5mg，每天 $2 \sim 3$ 次，使用者需观察心率、血压的变化，如出现高血压、竖毛反应、冷感、心动过缓和尿潴留，及时停药治疗。

4. **手术护理**

（1）术前护理：详见第一章第一节妇科病人的护理的术前护理，还需要训练病人床上排便。

（2）术后护理：详见第一章第一节妇科病人的护理的术后护理，还需做好病人尿管留置的护理，阴道前壁修补术需保留尿管 $48 \sim 72$ 小时，拔除尿管后，嘱病人适量饮水，尽早排尿，4 小时未自解小便需评估原因并通知医师；病人自行排尿后，立即 B 超膀胱测定检测残余尿量。排尿不畅者可口服尿感宁，或加以针灸治疗。另外使用生物合成吊带的病人注意排斥反应。

5. **心理护理**

（1）理解并尊重病人，给予生活上的帮助，耐心解答其提出的问题，缓解其压力。

（2）鼓励病人诉说内心的真实感受，有针对性地给予指导，增强其治疗疾病的信心。

（3）协助其取得家人的理解和帮助，提供足够的支持系统。

【健康指导】

1. 指导病人随访　术后6周内至少进行1次随访，主要了解近期并发症（出血、血肿形成、感染、膀胱尿道损伤、尿生殖道瘘、神经损伤和排空障碍等）；6周以后主要了解远期并发症（新发尿急、继发泌尿生殖器官脱垂、耻骨上疼痛、性交痛、尿失禁复发、慢性尿潴留及吊带的侵蚀等）及手术疗效。药物治疗者3~6个月门诊随访。盆底肌肉训练者2~6个月门诊随访。

2. 遵医嘱进行电刺激治疗　通过放置在肛门或者阴道内的探头传递不同的电流，刺激盆底肌肉和神经，增加盆底肌强度及力量，根据治疗效果决定治疗疗程。

3. 指导病人进行盆底肌肉训练　有意识地对盆底肌肉进行重复、选择性地自主收缩和放松，以恢复衰弱的盆底肌，加强控尿能力。每次进行3秒后放松，连续15分钟，6~8周1个疗程。规范长期的盆底肌肉训练，30%~60%的病人症状可以得到改善。

【注意事项】

该病预防重于治疗，推行计划生育，提高助产技术。尿失禁的种类很多，术前确诊对手术适应证和治疗效果很重要。因此，需向病人及家属交代各种检查的目的及相关注意事项。

（徐旭娟）

第十七节　不孕症的护理

【概述】

1. 定义　凡未避孕、有正常性生活12个月而未受孕者，称为不孕症。在男性则称为不育症。不孕症可分为原发性和继发性两大类，既往从未有过妊娠史，无避孕而从未妊娠者为原发不孕；既往有过妊娠史，而后无避孕连续 12 个月未孕者为继发不孕。不孕症发病率因国家、民族和地区不同有所差别，我国不孕症发病率约为 7% ~ 10% 。

2. 主要发病机制　由女方因素、男方因素或其他未知因素导致双方不能排出正常的卵子或精子、卵子和精子在输卵管不能相遇并结合形成受精卵、受精卵不能顺利进入宫腔以及子宫内膜不适合受精卵着床，进而引起不孕。

3. 治疗原则　针对病因进行处理；根据具体情况采用辅助生殖技术。

【护理评估】

1. 健康史

（1）一般状况：了解双方年龄、生长发育史、青春发育史、生育史、同居时间、婚育史、性生活状况［性交频率、由于勃起和（或）射精障碍、有无性交困难等］、避孕状况（既往采用的避孕措施等）；了解双方个人生活习惯、烟酒嗜好及工作、生活环境等。

（2）月经史：了解女方月经史（初潮、月经周期、经量及痛经情况等）。

（3）现病史：不孕年限、盆腹腔痛、发热、白带异常、盆腔炎、附件炎，心理、情绪、饮食等。

（4）既往史：生殖器官炎症史（盆腔炎、宫颈炎、阴道炎等）及慢性病史；对于继发不孕者了解女方既往流产或分娩情况等；了解男方既往有无影响生育的疾病史（睾丸炎、前列腺炎、结核病等）及外生殖器外伤史、手术史（疝修补术、输精管切除术等）；了解双方药物治疗史、家族史。

2. 生理状况

（1）症状：不孕。

（2）体征：①女方：检查处女膜有无过厚或较坚韧，有无阴道痉挛或横隔、纵隔、瘢痕或狭窄，子宫颈或子宫有无异常，阴道和宫颈有无异常排液和分泌物，子宫附件有无压痛、肿块；②男方：重点检查外生殖器有无畸形或病变，包括阴茎、阴囊、前列腺的大小和形状等。

（3）辅助检查：包括男方检查和女方检查。

1）男方：精液常规，初诊时男方要进行 2~3 次精液检查，以获取基线数据。

2）女方：①卵巢功能检查：包括基础体温测定、宫颈黏液结晶检查、阴道脱落细胞涂片检查、B 型超声检测卵泡发育、月经来潮前子宫内膜或组织检查、女性激素测定等，了解卵巢有无排卵及黄体功能状态；②输卵管功能检查：包括子宫输卵管通液术、子宫输卵管碘油造影、B 型超声下输卵管过氧化氢溶液通液术、腹腔镜直视下行输卵管通液（亚甲蓝液）等，了解输卵管通畅情况；③宫腔镜检查：了解子宫内膜情况；④腹腔镜检查：进一步了解盆腔情况，直接观察子宫、输卵管、卵巢有无病变或粘连，并可结合输卵管通液术、直视下确定输卵管是否通畅，必要时在病变处取活检。

3）其他检查：①性交后精子穿透力试验：上述检查未见异常时行性交后试验；②免疫检查：包括精子抗原、抗精子抗体、抗子宫内膜抗体的检查，有条件者可进一步做体液免疫学的检查，以判断免疫性不孕的因素是男方的自身抗体因素还是女方的抗精子抗体因素。

3. 高危因素

（1）年龄：≥35 岁。

（2）盆腔疾病：

1）输卵管功能异常：如输卵管粘连、堵塞、子宫内膜异味症（异位内膜种植于输卵管）、先天性发育不良、纤毛运动及管壁蠕动功能丧失等。

2）卵巢功能异常：引起卵巢功能紊乱导致不能排出正常卵子的因素有：①卵巢病变：如先天性卵巢发育不全、多囊卵巢综合征、卵巢功能早衰、功能性卵巢肿瘤、卵子子宫内膜异位囊肿等；②下丘脑-垂体-卵巢轴功能紊乱：包括下丘脑性无排卵、垂体功能障碍、希恩综合征；③全身性因素：如营养不良、压力、肥胖、甲状腺功能亢进、肾上腺功能异常、药物副作用等。

3）子宫畸形及病变：如子宫先天性畸形、子宫黏膜下肌瘤、子宫内膜分泌反应不良、子宫内膜炎等。

4）宫颈异常：如宫颈感染、先天性宫颈闭锁、宫颈手术后颈管粘连等。

5）阴道异常：如先天性无阴道、阴道损伤，阴道炎等。

（3）排卵或（和）生精障碍相关疾病：①排卵障碍性：多囊卵巢综合征、卵巢早衰或功能减退、先天性腺发育不良、低促性腺激素性性腺功能不良、高催乳素血症、黄素化卵泡不破裂综合征等；②生精障碍性：精液异常（无精、少精、精子发育停滞、畸精症等）、睾丸发育不良或遭遇破坏（如睾丸结核）、肾衰竭等急慢性疾病、阴囊温度过高等。

（4）输精管道阻塞及精子运送受阻：如男性生殖器发育不良、勃起障碍、不射精、逆行射精等。

（5）体质因素：体重超重或瘦弱（营养不良或贫血）。

（6）环境与生活方式：过多接触化学物质（如铅、砷）；酗酒、吸烟、吸毒等。

（7）其他：如夫妻双方承担过大的精神心理压力、缺乏性生活的基本知识、女方体内产生抗精子抗体等。

4. 心理-社会因素

（1）不孕症的病人常表现对疾病诊断感到惊讶。

（2）不孕症的病人会出现内疚和孤独，担心被社会歧视、影响家庭生活。

（3）病人表现出焦虑和悲伤，担心治疗效果及治疗产生的费用。

【护理措施】

1. 一般护理　见第一章第一节妇科病人的护理。

2. 用药护理

（1）根据不孕症的类别、病因、相关疾病，遵医嘱正确用药。

（2）药物应用方案、常用药物及作用：

1）生殖道器质性疾病治疗，详见相关疾病护理章节。

2）诱发排卵：

氯米芬：月经周期第 3~5 天起，每天口服 50mg（最大剂量达 150mg/d），连用 5 天。用药期间应行阴道超声监测卵泡生长，卵泡成熟后用绒促性素 5000U 肌内注射，36~40 小时后可排卵。

绒促性素（hCG）：常在促排卵周期卵泡成熟后，一次注射 5000U，模拟内源性 LH 峰值作用，诱导卵母细胞成熟分裂和排卵发生。

尿促性素（hMG）：一般用于周期第 2~3 天起，每天或隔天肌内注射 50~150U，直至卵泡成熟。用药期间应行阴道超声和血雌激素水平监测卵泡生长，卵泡成熟后用绒促性素 5000U 肌内注射，促进排卵及黄体形成。

（3）用药观察：用药期间应仔细观察用药效果及不良反应。

常见的不良反应有卵巢肿大和囊肿形成、面部潮红、腹部和盆腔不适或疼痛。

少见的不良反应有体重增加、头晕、过敏性皮疹、失眠、精神抑郁、肝功能异常、多胎妊娠、乳房不适等。

在接受促排卵药物的病人中，约 20% 发生不同程度的卵巢过度刺激综合征，重症者约 1%~4%。卵巢过度刺激综合征是指由诱发超排卵引起的全身血流动力学改变的病理情况。轻度仅表现为腹部胀满、卵巢增大；重度表现为腹部膨胀，大量腹腔积液、胸腔积液，导致血液浓缩、重要脏器血栓形成和功能损害、电解质紊乱等，严重者可死亡。护理人员应指导病人在月经周期遵医嘱正确、按时服药；说明药物的作用和副作用；提醒病人及时报告药物的不良反应；指导病人在妊娠后立即停药。

3. 辅助生殖技术的护理配合

（1）应用指征：其他常规治疗无法妊娠者。

（2）护理配合：

1）详细询问健康史：如年龄、不孕症治疗情况、超排卵治疗情况等。

2）掌握病人常做的辅助检查结果

（3）观察与处理：

1）多胎妊娠应加强产前检查监护。

2）中重度 OHSS 住院病人及卵巢反应不足的病人遵医嘱合理用药。中重度 OHSS 住院病人应每 4 小时测量生命体征一次，记录出入量，每天监测体重及腹围、血细胞比容、白细胞计数、血电解质等防止继发严重并发症。

4. 心理护理

（1）指导病人正确认识自身疾病，提高病人的自我控制感。

（2）关心体贴不孕夫妇，教会不孕夫妇一些可以缓解不良情绪及释放压力的方法，如深呼吸、瑜伽改进表达情绪的方式方法等，减轻心理压力。鼓励夫妻进行沟通交流，充分表达双方的内心感受，协助取得家人的理解和帮助，强调社会支持的重要性。

（3）指导病人正视不孕结局，鼓励病人参与治疗方案讨论，积极配合治疗。

【健康指导】

1. 讲解疾病相关知识，如解释诊断性检查的种类及可能引起的不适、不孕症治疗的方法及结局等。

2. 教会不孕夫妇提高妊娠的技巧，讲解必要的性知识。如在性交前、中、后勿使用阴道润滑剂或进行阴道灌洗，性交后不要立即如厕，应卧床，抬高臀部 20~30 分钟。指导预测排卵的方法，如通过月经周期预测、基础体温预测、排卵试纸预测，合理安排性生活。

【注意事项】

1. 不孕症的治疗周期与月经周期密切相关，疾病的特殊性和复杂性决定了该病的治疗周期较长，因此在治疗过程中坚持长期治疗，遵医嘱合理用药尤为重要。

2. 不孕不仅是医学问题，而且是一个关系到社会的基本单位——家庭的稳定问题及社会问题。因此，积极检查治疗不孕症，为不孕症夫妇提供个体化的护理是非常必要的。

（葛丽娜）

第十八节　流产的护理

【概述】

1. 定义　妊娠不足28周、胎儿体重不足1000g而终止者称为流产。发生在妊娠12周前者称为早期流产；而发生在妊娠12周或之后者称为晚期流产。流产分为自然流产和人工流产。胚胎着床后31%发生自然流产，其中80%为早期流产。本节主要阐述自然流产。

2. 主要发病机制　由于胚胎因素、母体因素、父亲因素及环境因素的影响导致妊娠物逐渐与子宫壁剥离直至排出子宫。

3. 治疗原则　确诊流产后，应根据流产的不同类型进行相应的处理（表2-18-1）。

表2-18-1　不同类型流产治疗原则

类型	处理原则
先兆流产	卧床休息，减少刺激、对因治疗，严密随诊
难免及不全流产	尽早使妊娠物完全排出，防止出血及感染
完全流产	如无感染，一般不需特殊处理

续表

类型	处理原则
稽留流产	及时排出妊娠物，预防 DIC，注意凝血功能检查
复发性流产	预防为主；重在查明原因，对因治疗
流产合并感染	控制感染，尽早清除宫腔残留物

【护理评估】

1. 健康史

（1）一般状况：年龄、体重等。

（2）月经史：初潮、月经周期、经量及痛经情况等。

（3）现病史：停经时间、早孕反应情况，有无腹痛，腹痛部位、性质及程度，有无阴道流血、流血量及持续时间，有无阴道排液及妊娠物排出，有无发热、阴道分泌物性状及有无臭味。

（4）既往史：有无反复流产史和遗传史，在妊娠期间有无全身性疾病、生殖器官疾病、内分泌功能异常及是否接触过有害物质、不良生活习惯等。

2. 生理状况

（1）症状与体征：停经后阴道流血、腹痛是流产的主要临床症状。在流产发展的不同阶段，其症状与体征亦不同（表 2-18-2）。

自然流产的发展过程如下：

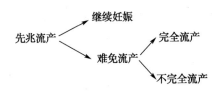

2

表 2-18-2　各型流产的临床特征

类型	症状			体征		hCG
	出血量	腹痛	组织排出	宫口	子宫大小	
先兆流产	少	无或轻	无	闭	与孕周相符	阳性
难免流产	中→多	加剧	无	扩张	相符或略小	阴性
不全流产	少→多	减轻	部分排出	扩张、有组织堵塞或闭	小于孕周	阴性
完全流产	少→无	无	完全排出	闭	正常或略大	阴性

（2）辅助检查：

1）B型超声检查：根据妊娠囊形态，有无胎心搏动，确定胚胎或胎儿是否存活，从而可诊断并鉴别流产分型，指导正确处理。

2）实验室检查：测定血hCG、孕激素的水平，有助于妊娠诊断和判断预后。

3. 高危因素

（1）胚胎因素：染色体异常是导致自然流产发生最常见原因。包括染色体数目和结构异常。其中以染色体数目异常为主且以三倍体居多。

（2）母体因素：孕妇合并有各种全身性疾病、生殖器官异常、内分泌异常均会增加发生自然流产的几率；免疫功能异常，妊娠后若母儿双方免疫不适应可引起母体对胚胎的排斥而导致流产；母体内存在抗精子抗体也可导致早期流产。

（3）父亲因素：精子的染色体异常可以导致自然流产。

（4）环境因素：过多接触某些有害的化学物质（如砷、铅、苯、甲醛等）和物理因素（如放射线、噪音及高温等），可引起流产。

（5）其他：强烈应激和不良生活习惯等均可导致流产。

4. 心理-社会因素

（1）阴道流血和对胎儿健康的担心直接影响孕妇的情绪，病人可表现为焦虑和恐惧、烦躁不安等。

（2）不能继续妊娠的病人由于失去胎儿，往往出现伤心、悲哀、郁闷等情绪。对家人的依赖感增强。

【护理措施】

1. 一般护理　见第一章第四节产科一般护理相关内容。

（1）指导病人卧床休息，严禁性生活，减少各种刺激。

（2）注意病情变化，如阴道流血量增多、腹痛加重等。

2. 症状护理

(1) 密切观察病情，监测病人的生命体征、血常规、凝血功能的变化，观察其腹部疼痛程度、持续时间和阴道流血、排出物及分泌物的量、性状，如出现腹痛加重、阴道流血量增多、有妊娠产物排出等征象，应通知医师，遵医嘱给予相应处置。

(2) 对于大量阴道流血病人应预防休克，护士应及时建立静脉通路、交叉配血，配合医师进行相应处置。

(3) 对于反复流血病人注意贫血症状，指导病人进食高铁、高蛋白、高维生素饮食和预防感染。

3. 用药护理 先兆流产如为黄体功能不全者可肌内注射黄体酮注射液 10～20mg，每天或隔天一次，并监测血 hCG 和孕激素的变化。

4. 手术护理 对于妊娠不能继续的病人应积极采取措施，做好终止妊娠的准备，配合医师完成刮宫或钳刮术。

(1) 术前应详细询问停经时间、生育史及既往病史，测量体温等生命体征，协助医师完善相关检查，评估受术者，核对手术适应证和禁忌证。

(2) 做好术前告知，建立静脉通路，做好输液、输血等手术准备。

(3) 术后密切监测病人生命体征变化，观察面色、腹痛、阴道流血情况。

(4) 遵医嘱给予药物治疗，嘱病人保持外阴清洁，注意休息，1 个月内禁止性生活及盆浴，预防感染。

(5) 嘱病人若有腹痛及阴道流血增多，随时就诊，指导夫妇双方采用安全可靠的避孕措施。

5. 心理护理

(1) 对于先兆流产的病人，护士应注意观察孕妇的情绪变化，讲解流产可能发生的原因，治疗和护理经过以及可能的预后，让孕妇及家属了解不良情绪也会影响治疗效果，从而使其稳定情绪，增强保胎成功的信心。

（2）妊娠不能继续的病人情绪变化较大，护士应给予同情和理解并给予精神上的支持，鼓励病人表达内心的感受，宣传优胜劣汰的意义，应顺其自然为下次妊娠作准备。同时应获得其家人尤其是丈夫的关心和支持。

（3）对于流产胎儿的处理，应在政策允许的情况下，充分考虑病人及家属的文化背景及宗教信仰，尊重其价值观，妥善处理，满足其心理需求。

【健康指导】

1. 讲解流产的相关知识，使病人及家属积极应对，配合治疗和护理工作。

2. 指导病人合理休息。早期流产一般休息 2 周，晚期流产休息 1 个月，禁止盆浴及性生活 1 个月。

3. 出院后保持心情愉悦，建立科学、健康的生活习惯，一个月后来院复查。

4. 习惯性流产者以预防为主，在受孕前男女双方均应进行详细检查，积极接受对因治疗，为下次妊娠作好准备。再次妊娠后需按照先兆流产治疗，治疗期必须超过以往发生流产的妊娠月份。

【注意事项】

1. 先兆流产孕妇应卧床休息，禁性生活，禁灌肠，以减少各种刺激；必要时给予对胎儿危害小的镇静剂。

2. 流产孕妇可因出血过多而出现休克，或因出血时间过长、宫腔内有残留组织而发生感染，因此护士应全面评估孕妇的各项生命体征，判断流产类型，尤其注意与贫血及感染相关的征象。

3. 流产合并感染的治疗原则为控制感染的同时尽快清除宫内残留物。若阴道流血不多，先选用广谱抗生素 2～3 天，待感染控制后再行刮宫。若阴道流血量多，应在静脉滴注抗生素及输血的同时，先用卵圆钳将宫腔内残留大块组织夹出，使出血减少，切不可用刮匙全面搔刮宫腔，以免造成感染扩散。

（葛丽娜）

第十九节　中期妊娠引产的护理

【概述】

1. 定义　妊娠 13～27 周末用人工方法终止妊娠，称为中期妊娠引产。多因母体患有严重疾病不宜继续妊娠或产前诊断发现胎儿存在遗传性疾病、发育缺陷。中期引产时因胎龄较大，且该时期子宫尚处于不敏感期，引产后易并发出血、感染，故中期妊娠引产术不能作为计划生育措施，更不宜多次实施，以免影响妇女的身心健康。

2. 主要引产机制　目前常用的方法有药物引产、水囊引产。

（1）药物引产常用依沙吖啶（利凡诺）、前列腺素类药物（与米非司酮联合）。

1）依沙吖啶（利凡诺）引产：将药物注入羊膜腔内或子宫腔内，使胎儿中毒死亡、胎盘绒毛蜕膜变性坏死并引起子宫收缩，促使宫颈软化扩张引起子宫收缩，进而使胎儿及其附属物排出。

2）前列腺素类药物引产：临床常将米非司酮和前列腺素联合应用。米非司酮作为孕酮拮抗剂在蜕膜、绒毛、子宫肌、子宫颈有对抗孕酮的作用；前列腺素类药物（如米索前列醇）有兴奋子宫肌、抑制子宫颈胶原合成的作用。两类药物可产生协同作用，使蜕膜绒毛退化和凋亡、子宫肌兴奋和宫颈扩张，达到满意的终止妊娠效果。

（2）水囊引产：将预先制备并灭菌的橡皮水囊置于子宫壁和胎膜之间，囊内注入一定量的生理盐水，使子宫膨胀，宫内压增加，胎膜剥离，诱发和引起子宫收缩，促使胎儿及其附属物排出。

3. 治疗原则　中期妊娠引产的手术损伤及并发症远高于早期妊娠流产，因此应根据其适应证不同选择相应的引产方法。因母体因素终止妊娠者，需待病情稳定后方可进行引产。

【护理评估】

1. 健康史

（1）详细询问孕产史、出血史、月经史、妊娠分娩史和本次妊娠经过等。

（2）详细评估病人身体状况，重点了解病人有无引产相关禁忌证，以便选择合适的引产方式。药物引产禁忌证：急慢性肾、肝病和肝、肾功能不全；凝血功能异常；急性感染性疾病或慢性疾病的急性期；严重贫血、心功能不全、结核病；术前一天体温超过 37.5℃；生殖器官炎症。水囊引产禁忌证：瘢痕子宫；胎盘前置状态；宫颈发育不良或子宫发育畸形。

（3）充分了解病人的饮食习惯、营养情况和心理状态。

2. 生理状况

（1）症状：因胎儿及母体因素不同，则症状不同。例如，并发妊娠期高血压疾病需要中期引产的孕妇，可出现高血压、水肿、蛋白尿等症状；因胎儿停止发育需要中期引产的孕妇，可出现胎动消失等症状。

（2）体征：腹部检查时见增大子宫，手测子宫底高度或尺测子宫长度可以估计胎儿大小及孕周。子宫底高度因孕妇的脐耻间距离、胎儿发育情况、羊水量、单胎、多胎等有差异。

（3）辅助检查：

1）实验室检查：包括血常规、凝血功能、肝肾功能的实验室检查和阴道分泌物检查。

2）超声检查：最主要的辅助检查手段。比较全面地了解胎儿生长发育、组织器官形态、母体子宫形态、胎盘附着情况等。

3）根据原发疾病，进行相应的辅助检查。

3. 高危因素

（1）患各种疾病，不宜继续妊娠。

（2）产前诊断发现胎儿存在遗传疾病、发育缺陷。

（3）孕期服用对胎儿有较为肯定不良影响的药物者。

（4）中期妊娠死胎。

4. 心理-社会因素 中期引产者往往由于各种原因导致胎儿不能正常存留，均出现不同程度的恐惧、焦虑、自责。

【护理措施】

1. 一般护理 见第一章第四节产科一般护理。

2. 用药护理 常用药物及用药观察：用药期间应仔细观察用药效果及不良反应。

（1）依沙吖啶（利凡诺）：给药剂量以 50～100mg 为宜，不能超过 100mg。

注药过程中，注意观察病人有无呼吸困难、发绀等羊水栓塞征象。注药后，病人必须留院观察，注意宫缩、产程进展及阴道流血情况。注意观察病人体温、脉搏、血压。依沙吖啶引产后发热较为常见，体温 38℃ 以下暂观察，超过 38.5℃ 者给予物理降温或酌情给予解热镇痛药物。此外，胎盘娩出后，病人子宫内均有不同程度的胎盘胎膜残留。对于出血较多者，协助医师作好清宫准备。血压及脉搏等血流动力学改变者，遵医嘱进行输液输血。

（2）前列腺素：米非司酮的服用方法分为顿服法和分服法。顿服法为一次服用 200mg；分服法具体方法为第 1 天晨服 50mg，8～12 小时后服 25mg，第 2 天晨服 25mg，晚服 25mg，第 3 天晨服 25mg。前列腺素于米非司酮服药后 48～72 小时后加用，临床常用的前列腺素类药物为米索前列醇和卡孕栓。米索前列醇服用方法为口服 0.4～0.6mg 或阴道给药 0.2～0.4mg，每 3～4 小时一次，日总量不超过 1.6mg。卡孕栓为阴道给药 1mg，每 3～4 小时一次，最多 5 次。

用药期间需注意：每次口服药物前后至少空腹 1 小时。部分病人服药后可能出现胃肠道反应，如恶心、呕吐、胃疼、腹泻等，少数出现头晕、周身乏力等，但均可忍受，无需处理可自行缓解，如病人不可耐受时通知医师，遵医嘱给予相应药物治疗。嘱病人卧床休息，避免发生跌倒。1周内禁用阿司匹林和其他非甾体类抗生素，以免药物产生相互作用，而影响其治疗效果。此外，因前列腺素的致热作用，部分病人出现发热，应严密监测体温变化，遵医嘱给予相应处理。

3. 水囊引产术的护理

（1）术前护理：同第一章第四节产科一般护理。

（2）术中护理：严格执行无菌操作，水囊在放置过程中不要接触阴道壁。水囊中注入液体量为300～500ml，不超过600ml。测量子宫底高度并与术前对比，观察放入水囊后有无胎盘早剥和宫腔内出血征象。严密观察宫缩，宫缩过强时注意子宫形态，必要时取出水囊。

（3）术后护理：留置水囊后，护士应指导病人卧床休息，注意外阴清洁，防止感染。向病人讲明水囊的作用，消除病人疑惑。密切观察子宫收缩情况、阴道流血情况及水囊是否脱出，水囊脱出后立即通知医师并给予相应处理，24小时后无论是否发动宫缩均应及时取出水囊。定时测量体温、脉搏，特别观察有无寒战、发热等感染征象，必要时遵医嘱应用抗生素治疗。

4. 引产后的护理 见第四章第三节催产引产的观察及护理。

5. 心理护理 根据不同原因引产的病人，有针对性地做心理疏导与心理辅导。为其提供表达内心焦虑、恐惧和孤独等情感的机会，给予同情、宽慰、鼓励和帮助。

【健康指导】

1. 回奶 引产后教会病人有效回奶的方法，可采用芒硝乳房外敷和维生素B_6口服相配合的方法。禁止乳房热敷及按摩，禁止使用吸奶器及人工挤奶，防止胀奶。如发生乳房胀痛、发热等症状及时就诊。

2. 其他内容 同第一章第四节产科一般护理。

【注意事项】

1. 适用妊娠13周至不足28周妊娠者。

2. 依沙吖啶通常应用剂量为 50 ~ 100mg，不超过 100mg。

3. 水囊注水量不超过 500ml，放置时间不超过 48 小时，出现规律宫缩后应取出水囊，且放置水囊不得超过 2 次。

4. 定时测量体温，放置水囊后要特别注意观察有无寒战、发热等感染征象。

（葛丽娜）

第二十节　异位妊娠的护理

【概述】

1. 定义　受精卵在子宫体腔以外着床称为异位妊娠，习称宫外孕。发病率约 2%，是妇科常见急腹症，是早孕阶段导致孕产妇死亡的首要原因之一。异位妊娠可发生于卵巢、腹腔、阔韧带、宫颈，但以输卵管妊娠最常见，占异位妊娠 95% 左右。输卵管妊娠的发生部位又以壶腹部最多见，其次为峡部、伞部，间质部妊娠少见。本节主要讨论输卵管妊娠。

2. 主要发病机制　精子和卵子在输卵管结合形成受精卵，某些因素可导致受精卵不能正常通过输卵管进入宫腔，受阻于输卵管，在输卵管的某一部位着床、发育，发生输卵管妊娠。

3. 治疗原则　根据病人的病情和生育要求，选择合理的治疗方法，异位妊娠的治疗包括药物治疗和手术治疗。

（1）药物治疗：适用于早期异位妊娠，要求保存生育功能的年轻病人。

（2）手术治疗：适应证：①生命体征不平稳或有腹腔内出血征象者；②诊断不明确者；③异位妊娠有进展者（血 hCG > 3000IU/L，或进行性升高、有胎心搏动、附件区包块增大）；④药物治疗禁忌证或无效者。

【护理评估】

1. 健康史　询问月经史、孕产史，准确推算停经时间。重视高危因素如不孕症、放置宫内节育器、绝育术、辅助生殖技术后、盆腔炎、异位妊娠史等。

2. 生理状况

（1）症状：典型症状为停经后腹痛与阴道流血。

1）停经：多数有 6~8 周的停经史。但有部分病人将不规则阴道流血视为月经而主诉无停经史。

2）腹痛：是输卵管妊娠病人的主要症状。轻者常表现为一侧下腹部隐痛或酸胀感。当输卵管妊娠破裂时，病人可突感一侧下腹部撕裂性疼痛，常伴有恶心、呕吐。若血液局限于病变区，主要表现为下腹部疼痛；当血液积聚于直肠子宫陷凹时，肛门有坠胀感；随着血液流向全腹，表现为全腹痛，甚至放射至肩胛部及背部。

3）阴道流血：胚胎死亡后常有不规则阴道流血，呈少量点滴状，色暗红或深褐。剥离的蜕膜管型或碎片随阴道流血排出。

4）晕厥与休克：与输卵管妊娠破裂致大出血和疼痛有关，严重程度与腹腔内出血速度和量成正比。

（2）体征：

1）一般情况：腹腔内出血多时，病人呈贫血貌，脉搏快而细弱、心率增快、血压下降等休克症状。体温一般正常，休克时可略低，腹腔内血液吸收时可略高，但不超过 38℃。

2）腹部检查：下腹部压痛、反跳痛明显，患侧尤剧，但腹肌紧张较轻。出血多时，叩诊有移动性浊音。如反复出血、血液积聚，可在下腹触及软性包块。

3）盆腔检查：子宫后方或患侧附件扪及压痛性肿块；阴道后穹隆饱满，有触痛。宫颈抬举痛或摇摆痛明显，此为输卵管妊娠破裂的重要特征。内出血多时，检查子宫有漂浮感。

（3）辅助检查：

1）hCG 测定：尿或血 hCG 测定是早期诊断异位妊

娠的重要方法。同时，也对异位妊娠保守治疗的效果评价具有重要意义。

2）超声诊断：超声可见子宫内膜增厚，宫腔内无妊娠囊，宫旁可见低回声区，若其内有胚芽及心管搏动，可确诊为异位妊娠。

3）阴道后穹隆穿刺：是一种简单可靠的诊断方法。适用于疑有腹腔内出血病人。直肠子宫陷凹在盆腔中位置最低，即使腹腔内出血不多，也能经阴道后穹隆穿刺抽出。抽出暗红色不凝血，说明腹腔内有出血。

4）腹腔镜检查：目前腹腔镜检查视为异位妊娠诊断的金标准，而且在确诊的情况下可起到治疗的作用。适用于早期和诊断有困难，但无腹腔大出血和休克的病例。

5）子宫内膜病理检查：阴道流血多者，应做诊断性刮宫，排除宫内妊娠，刮出物送病理检查。

3. 高危因素

（1）输卵管炎症：是输卵管妊娠的主要原因。包括输卵管黏膜炎和输卵管周围炎。慢性炎症可使管腔变窄、粘连，或纤毛受损等使受精卵运行受阻而在该处着床，导致输卵管妊娠。

（2）输卵管发育不良或功能异常：输卵管过长、肌层发育不良、纤毛缺乏、输卵管痉挛或蠕动异常等。

（3）辅助生殖技术：近年辅助生殖技术的应用，使输卵管妊娠发生率增加，既往少见的异位妊娠，如卵巢妊娠、宫颈妊娠、腹腔妊娠的发生率增加。

4. 心理-社会因素

（1）腹腔内急性大量出血及剧烈腹痛使病人及家属有面对死亡的威胁，表现出强烈的情绪反应，如恐惧、焦虑。

（2）因妊娠终止产生自责、失落、抑郁；个别担心以后的生育能力。

【护理措施】

1. 一般护理　见第一章第一节妇科病人的护理。

（1）合理休息：嘱病人卧床休息，避免突然变换体位及增加腹压的动作。

（2）饮食指导：鼓励病人进食营养丰富，尤其是高蛋白、富含铁的饮食，以促进血红蛋白的合成，增强病人的抵抗力。

2. 症状护理

（1）重视病人主诉，尤其注意阴道流血量与腹腔内出血量可不成正比，当阴道流血量不多时，不要误以为腹腔内出血量亦很少。

（2）严密监测病人生命体征及病情变化。病人如出现腹痛加剧、肛门坠胀感时，及时通知医师，积极配合治疗。对严重内出血并发现休克的病人，护士应立即开放静脉，交叉配血，作好输血输液的准备，以便配合医师积极纠正休克、补充血容量，给予相应处理。

3. 用药护理 常用药物及用药观察：用药期间应仔细观察用药效果及不良反应。

甲氨蝶呤，常用剂量为 0.4mg/（kg·d），肌内注射，5 天为一疗程。

在应用化学药物治疗期间，应用 B 超进行严密监护，检测血 hCG，并注意病人的病情变化及药物毒副作用。护理措施参见第一章第三节化疗病人的护理。治疗过程中若有严重内出血征象，或疑输卵管间质部妊娠或胚胎继续生长时仍应及时进行手术治疗。

4. 手术护理 分为保守手术和根治手术。可经腹或经腹腔镜完成。保守手术为保留输卵管，适用于有生育要求的年轻妇女。根治手术为切除输卵管，适用于无生育要求的输卵管妊娠、内出血并发休克的急症病人。

（1）对于内出血并发休克的病人，密切监测生命体征及腹痛的变化，采取抗休克治疗。给予病人平卧位，注意保暖、吸氧，迅速建立静脉输液通路，交叉配血，按医嘱输液、输血，补充血容量，并迅速作好术前准备。

（2）术前准备及术后护理参见第一章第一节相关内容。

5. 心理护理

（1）配合医师向病人本人及家属讲清病情及治疗方案，做好思想工作，解除其紧张和焦虑情绪。同时，让家人给予更多的关心和爱护，减少或避免不良的精神刺激和压力。

（2）帮助病人以正常的心态接受此次妊娠失败的现实，向她们讲述疾病的相关知识，减少因害怕再次发生异位妊娠而抵触妊娠产生的不良情绪，能充满信心地迎接新生活。

【健康指导】

1. 宣传相关知识　输卵管妊娠的病人有 10% 的再发率和 50%～60% 的不孕率，要告知有生育要求者，术后避孕 6 个月，再次妊娠时应及时就医。

2. 养成良好的卫生习惯，勤洗澡、勤更衣，性伴侣固定，防止生殖系统感染。发生盆腔炎性疾病时须彻底治疗，以免延误病情。

【注意事项】

1. 异位妊娠是妇科急腹症之一，未发生流产或破裂前，症状及体征不明显。

2. 多数病人停经 6～8 周以后出现不规则阴道流血，但有 20%～30% 病人无停经史，把异位妊娠的不规则阴道流血误认为月经，或由于月经过期仅数天而不认为是停经。

3. 异位妊娠腹腔内出血多时有晕厥、休克等临床表现。因此，有性生活的育龄期女性，若有阴道不规则流血或下腹疼痛，都应首先排除异位妊娠的可能。

4. 尿或血 hCG 测定对早期诊断异位妊娠至关重要。腹腔镜检查是诊断的金标准。

5. 生命体征不稳定、异位妊娠破裂、妊娠囊直径 ≥4cm 或 ≥3.5cm 伴胎心搏动的病人禁忌采用药物治疗。

（葛丽娜）

第三章

妊娠分娩常见并发症与合并症的护理

第一节 早产的护理

【概述】

1. 定义及发病率 指妊娠期满 28 周至不足 37 周（196～258 天）间分娩者。此时娩出的新生儿称为早产儿，体重为 1000～2499g。早产儿各器官发育不够健全，出生孕周越小，体重越轻，其预后越差。我国早产占分娩总数的 5%～15%。出生 1 岁以内死亡的婴儿约 2/3 为早产儿。随着早产儿的治疗和监护手段不断进步，其生存率明显提高，伤残率下降，有些国家已将早产时间的下限定义为妊娠 24 周或 20 周等。

2. 主要发病机制

（1）孕酮撤退。

（2）缩宫素作用。

（3）蜕膜退化。

3. 处理原则 若胎儿存活，无胎儿窘迫、胎膜早破，通过休息和药物治疗控制宫缩，尽量维持妊娠至足月；若胎膜已破，早产已不可避免时，则应尽可能地预防新生儿合并症以提高早产儿的存活率。

【护理评估】

1. 健康史 详细了解妊娠经过、孕产史及家族史。

2. 生理状况

（1）症状：凡妊娠满 28 周 ~ < 37 周，出现规律宫缩（指每 20 分钟 4 次或每 60 分钟内 8 次）。

（2）体征：宫颈进行性改变：①宫颈扩张 1cm 以上；②宫颈展平 ≥80% 。

（3）辅助检查：

1）产科检查：核实孕周，评估胎儿成熟度、胎方位等，观察产程进展，确定早产进程。

2）实验室检查：阴道分泌物的生化指标检测、宫颈分泌物培养。

3）影像学检查：经阴道超声测量宫颈管（CL）≤ 20mm 或伴有宫口扩张；腹部超声胎盘及羊水。

3. 高危因素

（1）有晚期流产及早产史，再发风险高 2 倍。

（2）孕中期阴道超声检查宫颈长度（CL）≤25mm 的孕妇。

（3）有子宫颈手术史者。

（4）孕妇年龄小于 17 岁或大于 35 岁。

（5）妊娠间隔过短的孕妇，两次妊娠时间如控制在 18 ~ 23 个月，早产风险相对较低。

（6）孕妇体质指数（BMI）< 19kg/m^2，或孕前体重 <50kg，营养状况差等。

（7）多胎妊娠者，双胎早产率近 50% ，三胎早产率高达 90% 。

（8）辅助生殖技术助孕者。

（9）胎儿及羊水量异常者。

（10）有妊娠并发症或合并症者，如并发重度子痫前期、子痫、产前出血、妊娠期肝内胆汁瘀积症、妊娠期糖尿病、并发甲状腺疾患、严重心肺疾患、急性传染病等。

（11）异常嗜好，如烟酒嗜好或吸毒的孕妇。

4. 心理-社会因素　孕妇有无焦虑、抑郁、恐惧、依赖等心理问题及对早产的认识程度和家庭支持度。

【护理措施】

1. 一般护理　同产科一般护理。

早产预防：孕妇良好的身心状况可减少早产的发生，突然的精神创伤亦可诱发早产，因此，应做好孕期保健工作，指导孕妇加强营养，保持平静的心情。避免诱发宫缩的活动，如抬举重物、性生活等。高危孕妇必须多卧床休息，以左侧卧位为宜，以增加子宫血液循环，改善胎儿供氧，慎做肛查和阴道检查等，积极治疗合并症，宫颈内口松弛者应于14~16周或更早些时间行宫颈环扎术，防止早产的发生。

2. 产程观察

（1）严密观察产妇宫缩情况，必要时检查宫口扩张、先露下降及胎膜破裂情况并做好记录。

（2）加强胎心监护。

（3）分娩镇痛以硬脊膜外阻滞麻醉镇痛相对安全。

（4）不提倡常规会阴侧切。

（5）不支持没有指征应用产钳。

3. 用药护理

（1）宫缩抑制剂：

1）钙通道阻断剂：硝苯吡啶，口服，起始剂量为20mg，然后每次10~20mg，每天3~4次，根据宫缩情况调整，可持续48小时。服药中注意观察血压，防止血压过低。

2）前列腺素合成酶抑制剂：吲哚美辛，经阴道或直肠给药，也可口服，起始剂量为50~100mg，然后每6小时给25mg，可维持48小时。副作用：在母体方面主要为恶心、胃酸反流、胃炎等；在胎儿方面，妊娠32周前使用或使用时间不超过48小时，则副作用较小；否则可引起胎儿动脉导管提前关闭，也可因减少胎儿肾血流量而使羊水量减少，因此，妊娠32周后用药，需要监测羊水量及胎儿动脉导管宽度。当发现胎儿动脉导管狭窄时立即停药。禁忌证：孕妇血小板功能不良、出血性疾病、肝功能不良、胃溃疡、有对阿司匹林过敏的哮喘病史。

3）β_2-肾上腺素能受体兴奋剂：利托君，静脉点滴，起始剂量 50～100μg/min，每 10 分钟可增加剂量 50μg/min，至宫缩停止，最大剂量不超过 350μg/min，共 48 小时。使用过程中应密切观察心率和主诉，如心率超过 120 次/分，或诉心前区疼痛则停止使用。副作用：在母体方面主要有恶心、头痛、鼻塞、低血钾、心动过速、胸痛、气短、高血糖、肺水肿，偶有心肌缺血等；胎儿及新生儿方面主要有心动过速、低血糖、低血钾、低血压、高胆红素，偶有脑室周围出血等。用药禁忌证有心脏病、心律失常、糖尿病控制不满意、甲状腺功能亢进者。2012 年美国 ACOG 早产处理指南推荐以上 3 种药物为抑制早产宫缩的一线用药。

4）缩宫素受体拮抗剂：阿托西班，静脉点滴，起始剂量为 6.75mg 1 分钟，继之 18mg/h 维持 3 小时，接着 6mg/h 持续 45 小时。副作用轻微，无明确禁忌，但价格较昂贵。

5）不推荐 48 小时后的持续宫缩抑制剂治疗。

6）尽量避免联合使用 2 种或以上宫缩抑制剂。

（2）硫酸镁的应用：推荐妊娠 32 周前早产者常规应用硫酸镁作为胎儿中枢神经系统保护剂治疗。硫酸镁不但能降低早产儿脑瘫的风险，而且能减轻妊娠 32 周早产儿的脑瘫程度。32 周前的早产临产，宫口扩张后用药，负荷剂量 4.0g 静脉点滴，30 分钟滴完，然后以 1g/h 维持至分娩。美国 ACOG 指南无明确剂量推荐，但建议应用硫酸镁时间不超过 48 小时。禁忌证：孕妇患肌无力、肾衰竭。应用前及使用过程中应监测呼吸、膝反射、尿量（同妊娠期高血压疾病），24 小时总量不超过 30g。

（3）糖皮质激素促胎肺成熟：所有妊娠 28～34^{+6} 周的先兆早产应当给予一个疗程的糖皮质激素。应用地塞米松 6mg 肌内注射，每 12 小时重复 1 次，共 4 次；若早产临产，来不及完成整个疗程，也应给药。降低新生儿死亡率、呼吸窘迫综合征、脑室周围出血、坏死性小肠炎的发病率以及缩短新生儿入住 ICU 的时间。

（4）抗感染治疗：对胎膜完整的早产，使用抗生素不能预防早产，除非分娩在即而下生殖道 β 型溶血性链球菌检测阳性，否则不推荐应用抗生素；对未足月胎膜早破者，预防性使用抗生素。

4. 心理护理

（1）为孕产妇提供心理支持，加强陪伴以减少产程中的孤独感、无助感。

（2）积极应对，可安排时间与孕妇进行开放式讨论。

（3）帮助建立母亲角色，接纳婴儿，为母乳喂养作准备。

【健康指导】

1. 保胎期间，卧床休息，尽量左侧卧位，注意个人卫生，预防感染。

2. 告知孕妇相关治疗药物的作用及不良反应。

3. 指导自测胎动的方法，定期间断低流量吸氧。

4. 讲解临产征兆，指导孕妇如何积极配合治疗，预防早产。

5. 讲解早产儿母乳喂养的重要性，指导产妇进行母乳的喂养。

6. 讲解产后自我护理和护理早产儿的相关知识。

【注意事项】

分娩时，适当延长 30~120 秒后断脐带，以减少新生儿输血的需要，预防新生儿脑室内出血。

分娩后，如果新生儿情况允许，应进行早期皮肤接触和早吸吮，注意早产新生儿保暖。

应急处理：早产儿窒息复苏，需要转诊时，作好转诊准备。

（江　露）

第二节　过期妊娠的护理

【概述】

1. 定义及发病率　平时月经周期规则，妊娠达到或超过 42 周（≥294 天）尚未分娩者，称为过期妊娠。其发生率占妊娠总数的 3% ~15%。

2. 主要发病机制　各种原因引起的雌孕激素失调导致孕激素优势，分娩发动延迟；胎位不正、头盆不称；胎儿、子宫不能密切接触，反射性子宫收缩减少导致过期妊娠。

3. 处理原则　妊娠 40 周以后胎盘功能逐渐下降，42 周以后明显下降，因此，在妊娠 41 周以后，即应考虑终止妊娠，尽量避免过期妊娠。应根据胎儿安危状况、胎儿大小、宫颈成熟度综合分析，选择恰当的分娩方式。

（1）促宫颈成熟：目前常用的促宫颈成熟的方法主要有 PGE_2 阴道制剂和宫颈扩张球囊。

（2）人工破膜可减少晚期足月和过期妊娠的发生。

（3）引产术：常用静脉滴注缩宫素，诱发宫缩直至临产；胎头已衔接者，通常先人工破膜，1 小时后开始滴注缩宫素引产。

（4）适当放宽剖宫产指征。

【护理评估】

1. 健康史　详细询问病史，准确判断预产期、妊娠周数等。

2. 生理状况

（1）症状、体征：孕期达到或超过 42 周；通过胎动、胎心率、B 超检查、雌孕激素测定、羊膜镜检查等确定胎盘功能是否正常。

（2）辅助检查：B 超检查、雌孕激素测定、羊膜镜检查；胎儿监测的方法包括 NST、CST、生物物理评分（BPP）、改良 BPP（NST + 羊水测量）。尽管表明 41 周及以上孕周应行胎儿监测，但采用何种方法及以何频率目前都尚无充分的资料予以确定。

3. 高危因素　包括初产妇、既往过期妊娠史、男性胎儿、孕妇肥胖。对双胞胎的研究也提示遗传倾向对晚期或过期妊娠的风险因素占 23% ~30%。某些胎儿异常可能也与过期妊娠相关，如无脑儿和胎盘硫酸酯酶缺乏，但两者之间联系的确切原因并不清楚。

4. 心理-社会因素 过期妊娠加大胎儿、新生儿及孕产妇风险导致个人、家庭成员紧张焦虑担忧等不良情绪。

【护理措施】

1. 一般护理

(1) 查看历次产检记录,准确核实孕周。

(2) 听胎心,待产期间每 4 小时听 1 次或遵医嘱;交接班必须听胎心;临产后按产程监护常规进行监护;每天至少一次胎儿电子监护,特殊情况随时监护。

(3) 重视自觉胎动并记录于入院病历中。

2. 产程观察

(1) 加强胎心监护。

(2) 观察胎膜是否破裂以及羊水量、颜色、性状等。

(3) 注意产程进展、观察胎位变化。

(4) 不提倡常规会阴侧切。

3. 用药护理

(1) 缩宫素静脉滴注:缩宫素作用时间短,半衰期为 5～12 分钟。

1) 静脉滴注中缩宫素的配制方法:应先用生理盐水或乳酸钠林格注射液 500ml,用 7 号针头行静脉滴注,按每分钟 8 滴调好滴速,然后再向输液瓶中加入 2.5U 缩宫素,将其摇匀后继续滴入。切忌先将 2.5U 缩宫素溶于生理盐水或乳酸钠林格注射液中直接穿刺行静脉滴注,因此法初调时不易掌握滴速,可能在短时间内使过多的缩宫素进入体内,不够安全。

2) 合适的浓度与滴速:因缩宫素个体敏感度差异极大,静脉滴注缩宫素应从小剂量开始循序增量,起始剂量为 2.5U 缩宫素溶于生理盐水或乳酸钠林格注射液 500ml 即 0.5% 缩宫素浓度,以每毫升 15 滴计算相当于每滴液体中含缩宫素 0.33mU。从每分钟 8 滴开始,根据宫缩、胎心情况调整滴速,一般每隔 20 分钟调整 1

次。应用等差法，即从每分钟 8 滴（2.7mU/min）调整至 16 滴（5.4mU/min），再增至 24 滴（8.4mU/min）；为安全起见，也可从每分钟 8 滴开始，每次增加 4 滴，直至出现有效宫缩。

3）有效宫缩的判定标准：为 10 分钟内出现 3 次宫缩，每次宫缩持续 30~60 秒，伴有宫颈的缩短和宫口扩张。最大滴速不得超过每分钟 40 滴，即 13.2mU/min，如达到最大滴速，仍不出现有效宫缩时可增加缩宫素浓度，但缩宫素的应用量不变。增加浓度的方法是以生理盐水或乳酸钠林格注射液 500ml 中加 5U 缩宫素变成 1% 缩宫素浓度，先将滴速减半，再根据宫缩情况进行调整，增加浓度后，最大增至每分钟 40 滴（26.4mU），原则上不再增加滴数和缩宫素浓度。

4）注意事项：①要有专人观察宫缩强度、频率、持续时间及胎心率变化并及时记录，调好宫缩后行胎心监护。破膜后要观察羊水量及有无胎粪污染及其程度。②警惕过敏反应。③禁止肌内、皮下、穴位注射及鼻黏膜用药。④输液量不宜过大，以防止发生水中毒。⑤宫缩过强应及时停用缩宫素，必要时使用宫缩抑制剂。⑥引产失败：缩宫素引产成功率与宫颈成熟度、孕周、胎先露高低有关，如连续使用 2~3 天，仍无明显进展，应改用其他引产方法。

（2）前列腺素制剂促宫颈成熟：常用的促宫颈成熟的药物主要是前列腺素制剂。目前在临床常使用的前列腺素制剂如下：

1）可控释地诺前列酮栓：是一种可控制释放的前列腺素 E_2（PGE_2）栓剂，含有 10mg 地诺前列酮，以 0.3mg/h 的速度缓慢释放，需低温保存。可以控制药物释放，在出现宫缩过频时能方便取出。

A. 应用方法：外阴消毒后将可控释地诺前列酮栓置于阴道后穹隆深处，并旋转 90°，使栓剂横置于阴道后穹隆，宜于保持原位。在阴道口外保留 2~3cm 终止带以便于取出。在药物置入后，嘱孕妇平卧 20~30 分钟以利栓剂吸水膨胀；2 小时后复查，栓剂仍在原位后孕妇可下地活动。

B. 出现以下情况时应及时取出：①出现规律宫缩（每 3 分钟 1 次的宫缩）并同时伴随有宫颈成熟度的改善，宫颈 Bishop 评分≥6 分。②自然破膜或行人工破膜术。③子宫收缩过频（每 10 分钟 5 次及以上的宫缩）。④置药 24 小时。⑤有胎儿出现不良状况的证据：胎动减少或消失、胎动过频、胎儿电子监护结果分级为Ⅱ类或Ⅲ类。⑥出现不能用其他原因解释的母体不良反应，如恶心、呕吐、腹泻、发热、低血压、心动过速或者阴道流血增多。取出至少 30 分钟后方可静脉点滴缩宫素。

C. 禁忌证：包括哮喘、青光眼、严重肝肾功能不全等；有急产史或有 3 次以上足月产史的经产妇；瘢痕子宫妊娠；有子宫颈手术史或子宫颈裂伤史；已临产；Bishop 评分≥6 分；急性盆腔炎；前置胎盘或不明原因阴道流血；胎先露异常；可疑胎儿窘迫；正在使用缩宫素；对地诺前列酮或任何赋形剂成分过敏者。

2）米索前列醇：是一种人工合成的前列腺素 E_1（PGE_1）制剂，有 $100\mu g$ 和 $200\mu g$ 两种片剂，美国食品与药品管理局（FDA）于 2002 年批准米索前列醇用于妊娠中期促宫颈成熟和引产，而用于妊娠晚期促宫颈成熟虽未经 FDA 和中国国家食品药品监督管理总局认证，但美国 ACOG 于 2009 年又重申了米索前列醇在产科领域使用的规范。参考美国 ACOG 2009 年的规范并结合我国米索前列醇的临床使用经验，中华医学会妇产科学分会产科学组经多次讨论，制定米索前列醇在妊娠晚期促宫颈成熟的应用常规如下：

A. 用于妊娠晚期未破膜而宫颈不成熟的孕妇，是一种安全有效的引产方法。

B. 每次阴道放药剂量为 $25\mu g$，放药时不要将药物压成碎片。如 6 小时后仍无宫缩，在重复使用米索前列醇前应行阴道检查，重新评价宫颈成熟度，了解原放置的药物是否溶化、吸收，如未溶化和吸收则不宜再放。

每天总量不超过 50μg，以免药物吸收过多。

C. 如需加用缩宫素，应该在最后一次放置米索前列醇后 4 小时以上，并行阴道检查证实米索前列醇已经吸收才可以加用。

D. 使用米索前列醇者应在产房观察，监测宫缩和胎心率，一旦出现宫缩过频，应立即进行阴道检查，并取出残留药物。

E. 优点：价格低、性质稳定、易于保存、作用时间长，尤其适合基层医疗机构应用。一些前瞻性随机临床试验和荟萃分析表明，米索前列醇可有效促宫颈成熟。母体和胎儿使用米索前列醇产生的多数不良后果与每次用药量超过 25μg 相关。

F. 禁忌证与取出指征：应用米索前列醇促宫颈成熟的禁忌证及药物取出指征与可控释地诺前列酮栓相同。

4. 产程处理　进入产程后，应鼓励产妇左侧卧位、吸氧。产程中最好连续监测胎心，注意羊水形状，必要时取胎儿头皮血测 pH，及早发现胎儿宫内窘迫，并及时处理。过期妊娠时，常伴有胎儿窘迫、羊水粪染，分娩时应做相应准备。胎儿娩出后立即在直接喉镜指引下行气管插管吸出气管内容物，以减少胎粪吸入综合征的发生。

5. 心理护理

（1）为孕产妇提供心理支持，帮助建立母亲角色。

（2）安抚产妇家属，帮助产妇家庭应对过期妊娠分娩。

（3）接纳可能出现的难产，胎头吸引、产钳助产等。

【健康指导】

1. 注意休息、饮食、睡眠等合理适当。

2. 情绪放松、身体放松。

3. 适当运动，无其他特殊情况自由体位待产。

4. 讲解临产征兆、自觉胎动计数等，指导产妇如何积极配合治疗。

5 讲解过期妊娠分娩及过期产儿护理原则。

【注意事项】

应急处理：做好正常分娩及难产助产、剖宫产准备。

（江　露）

第三节　胎膜早破的护理

【概述】

1. 定义及发病率　临产前发生胎膜破裂，称为胎膜早破。发生率国外报道为 5% ～15%，国内报道为 2.7% ～7%。未足月胎膜早破指在妊娠 20 周以后、未满 37 周胎膜在临产前破裂。妊娠满 37 周后的胎膜早破发生率 10%；妊娠不满 37 周的胎膜早破发生率 2% ～3.5%。单胎妊娠胎膜早破的发生率为 2% ～4%，双胎妊娠为 7% ～20%。孕周越小，围产儿预后越差，胎膜早破可引起早产、胎盘早剥、羊水过少、脐带脱垂、胎儿窘迫和新生儿呼吸窘迫综合征，孕产妇及胎儿感染率和围产儿病死率显著升高。

2. 主要发病机制　生殖道感染，病原微生物产生的蛋白酶、胶原酶、弹性蛋白酶等直接降解胎膜的基质和胶质以及缺乏维生素 C、锌、铜等可使胎膜局部抗张能力下降而破裂；双胎妊娠、羊水过多、巨大儿、头盆不称、胎位异常等引起的羊膜腔压力增高和胎膜受力不均，使覆盖于宫颈内口处的胎膜自然成为薄弱环节而容易发生破裂。

3. 处理原则　妊娠 <24 周的孕妇应终止妊娠；妊娠 28～35 周的孕妇若胎肺不成熟，无感染征象，无胎儿窘迫可期待治疗，但必须排除绒毛膜羊膜炎；若胎肺成熟或有明显感染时，应立即终止妊娠；对胎儿窘迫的孕妇，妊娠 >36 周，终止妊娠。

（1）足月胎膜早破一般在破膜 12 小时内自然临产。若 12 小时未临产，可予以药物引产。

（2）未足月胎膜早破于妊娠 28～35 周、胎膜早破不伴感染、羊水池深度 ≥3cm 时采取绝对卧床休息、预防感染、抑制宫缩、促胎肺成熟等期待疗法；羊水池深度 ≤2cm，妊娠 <35 周纠正羊水过少。妊娠 35 周后或明显羊膜腔感染，伴有胎儿窘迫，抗感染同时终止妊娠。

【护理评估】

1. 健康史　详细询问病史，了解诱发胎膜早破的原因，确定胎膜破裂的时间、妊娠周数，是否有宫缩及感染的征象。

2. 生理状况

（1）症状和体征：孕妇主诉突然出现阴道流液或无控制的"漏尿"，少数孕妇仅感觉到外阴较平时湿润，窥阴器检查见混有胎脂的羊水自子宫颈口流出，即可作出诊断。

（2）辅助检查：

1）阴道酸碱度测定：正常阴道液 pH 为 $4.5 \sim 5.5$，羊水 pH 为 $7.0 \sim 7.5$。胎膜破裂后，阴道液 pH 升高（pH≥6.5）。pH 诊断胎膜早破的敏感度为 90%，血液、尿液、宫颈黏液、精液及细菌污染可出现假阳性。

2）阴道液涂片：取阴道液涂于玻片上，干燥后显微镜下观察，出现羊齿状结晶，用 0.5% 硫酸尼罗蓝染色，显微镜下见橘黄色胎儿上皮细胞，用苏丹Ⅲ染色见黄色脂肪小粒，均可确定为羊水，准确率达 95%。

3）胎儿纤连蛋白（fFN）测定：胎儿纤连蛋白是胎膜分泌的细胞外基质蛋白。当宫颈及阴道分泌物内胎儿纤连蛋白含量 >0.05mg/L 时，胎膜抗张能力下降，易发生胎膜早破。

4）胰岛素样生长因子结合蛋白-1（IGFBP-1）：检测人羊水中胰岛素样生长因子结合蛋白-1，特异性强，不受血液、精液、尿液和宫颈黏液的影响。

5）羊膜腔感染检测：①羊水细菌培养；②羊水涂片革兰染色检查细菌；③羊水白细胞 IL-6≥7.9ng/ml，提示羊膜腔感染；④血 C-反应蛋白 >8mg/L，提示羊膜腔感染；⑤降钙素原轻度升高表示感染存在。

6）羊膜镜检查：可直视胎儿先露部，看见头发或其他胎儿部分，看不到前羊膜囊即可诊断为胎膜早破。

7）B超检查羊水量减少可协助诊断。

3. 高危因素

（1）母体因素：反复阴道流血、阴道炎、长期应用糖皮质激素、腹部创伤、腹腔内压力突然增加（剧烈咳嗽、排便困难）、吸烟、药物滥用、营养不良、前次妊娠发生早产胎膜早破史、妊娠晚期性生活频繁等。

（2）子宫及胎盘因素：子宫畸形、胎盘早剥、子宫颈功能不全、子宫颈环扎术后、子宫颈锥切术后、子宫颈缩短、先兆早产、子宫过度膨胀（羊水过多、多胎妊娠）、头盆不称、胎位异常（臀位、横位）、绒毛膜羊膜炎、亚临床宫内感染等。

4. 心理-社会因素　孕妇突然发生不可自控的阴道流液，可能惊慌失措，担心会影响胎儿及自身的健康，有些孕妇可能开始设想胎膜早破会带来的种种后果，甚至会产生恐惧心理。

【护理措施】

1. 脐带脱垂的预防及护理　嘱胎膜早破胎先露未衔接的住院待产妇应绝对卧床，采取左侧卧位，注意抬高臀部防止脐带脱垂造成胎儿缺氧或宫内窘迫。护理时注意监测胎心变化，进行阴道检查确定有无隐性脐带脱垂，如有脐带先露或脐带脱垂，应在数分钟内结束分娩。

2. 严密观察胎儿情况　密切观察胎心率的变化，检测胎动及胎儿宫内安危。定时观察羊水性状、颜色、气味等。头先露者，如为混有胎粪的羊水流出，则是胎儿宫内缺氧的表现，应及时给予吸氧等处理。对于<35孕周的胎膜早破者，应遵医嘱给地塞米松 6mg 肌内注射（国内常用剂量为5mg），每12小时一次共四次，以促胎肺成熟。若孕龄<37周，已临产，或孕龄达37周，如无明确剖宫产指征，则宜在破膜后2～12小时积极引产。后尚未临产者，均可按医嘱采取措施，尽快结束分娩。

3. 积极预防感染　嘱孕妇保持外阴清洁，每天用苯扎溴铵棉球擦洗会阴部两次，放置吸水性好的消毒会阴垫于外阴，勤换会阴垫，保持清洁干燥，防止上行性感染；严密观察产妇的生命体征，进行白细胞计数，了解是否存在感染；按医嘱一般于胎膜破裂后 12 小时给予抗生素预防感染。

4. 用药护理　对于 <34 孕周的胎膜早破者，应遵医嘱给予糖皮质激素以促胎肺成熟。按医嘱一般于胎膜破裂后 12 小时给抗生素预防感染。

(1) 促胎肺成熟：产前应用糖皮质激素促胎肺成熟能减少新生儿呼吸窘迫综合征（RDS）、颅内出血（IVH）、坏死性小肠结肠炎（NEC）的发生，且不会增加母儿感染的风险。

1) 应用指征：< 34 周无期待保胎治疗禁忌证者，均应给予糖皮质激素治疗。但孕 26 周前给予糖皮质激素的效果不肯定，建议达孕 26 周后再给予糖皮质激素。≥ 34 孕周分娩的新生儿中，仍有 5% 以上的新生儿呼吸窘迫综合征 RDS 发生率，鉴于我国当前围产医学状况和最近中华医学会妇产科学分会产科学组制定的早产指南，建议对孕 34 ~ 34^{+6} 周的未足月胎膜早破孕妇，依据其个体情况和本地的医疗水平来决定是否给予促胎肺成熟的处理，但如果孕妇合并妊娠期糖尿病，建议进行促胎肺成熟处理。

2) 具体用法：地塞米松 6mg 孕妇肌内注射（国内常用剂量为 5mg），每 12 小时 1 次，共 4 次，或倍他米松 12mg 孕妇肌内注射，每天 1 次，共 2 次。给予首剂后，24 ~ 48 小时内起效并能持续发挥作用至少 7 天。即使估计不能完成 1 个疗程的孕妇也建议使用，能有一定的作用，但不宜缩短使用间隔时间。孕 32 周前使用了单疗程糖皮质激素治疗，孕妇尚未分娩，在应用一个疗程 2 周后，孕周仍不足 32^{+6} 周，估计短期内终止妊娠者可再次应用 1 个疗程，但总疗程不能超过 2 次。对于糖尿病合并妊娠或妊娠期糖尿病孕妇处理上无特殊，但要注意监测血糖水平，防止血糖过高而引起酮症。

（2）抗生素的应用：导致未足月胎膜早破（PPRDM）的主要原因是感染，多数为亚临床感染，30%～50%的未足月胎膜早破羊膜腔内可以找到感染的证据。即使当时没有感染，在期待保胎过程中也因破膜容易发生上行性感染。对于未足月胎膜早破预防性应用抗生素的价值是肯定的，可有效延长 PPROM 的潜伏期，减少绒毛膜羊膜炎的发生率，降低破膜后 48 小时内和 7 天内的分娩率，降低新生儿感染率以及新生儿头颅超声检查的异常率。具体应用方法：美国 ACOG 推荐的有循证医学证据的有效抗生素，主要为氨苄西林联合红霉素静脉滴注 48 小时，其后改为口服阿莫西林联合肠溶红霉素连续 5 天。具体用量为：氨苄西林 2g + 红霉素 250mg 每 6 小时 1 次静脉点滴 48 小时；阿莫西林 250mg 联合肠溶红霉素 333mg 每 8 小时 1 次口服连续 5 天。青霉素过敏的孕妇，可单独口服红霉素 10 天。应避免使用氨苄西林 + 克拉维酸钾类抗生素，因其有增加新生儿发生坏死性小肠结肠炎的风险。但由于我国抗生素耐药非常严重，在参考美国 ACOG 推荐的抗生素方案的前提下要依据个体情况选择用药和方案。

（3）宫缩抑制剂的使用：胎膜早破发生后会出现不同程度的宫缩，胎膜早破引起的宫缩多与亚临床感染诱发前列腺素大量合成及分泌有关，如果有规律宫缩，建议应用宫缩抑制剂 48 小时，完成糖皮质激素促胎肺成熟的处理，减少新生儿呼吸窘迫综合征的发生，或及时转诊至有新生儿监护病房的医院，完成上述处理后，如果仍有规律宫缩应重新评估绒毛膜羊膜炎和胎盘早剥的风险，如有明确感染或已经进入产程不宜再继续保胎，临产者应用宫缩抑制剂不能延长孕周，此外，长时间使用宫缩抑制剂对于胎膜早破者不利于母儿结局。

常用的宫缩抑制剂有 β 受体兴奋剂、前列腺素合成酶抑制剂、钙离子拮抗剂、缩宫素受体拮抗剂等。个体化选择宫缩抑制剂，同时应注意对孕妇及胎儿带来的不良反应。

（4）硫酸镁的使用：随机对照研究提示孕 32 周前

3

有分娩风险孕妇应用硫酸镁可以降低存活儿的脑瘫率。所以，对于孕周小于32周的未足月胎膜早破孕妇，有随时分娩风险者可考虑应用硫酸镁保护胎儿神经系统，但无统一方案，遵医嘱给药。

5. 心理护理 引导孕产妇积极参与护理过程，缓解焦虑、紧张、恐惧等不良情绪，积极面对胎膜早破可能带来的母儿危害，配合医护人员治疗护理。

【健康教育】

为孕妇讲解胎膜早破的影响，使孕妇重视妊娠期卫生保健并积极参与产前保健指导活动；嘱孕妇妊娠期注意个人卫生；避免负重及腹部受碰撞；宫颈内口松弛者，应卧床休息，并遵医嘱于妊娠14~16周行宫颈环扎术。同时注意指导其补充足量的维生素及钙、锌、铜等元素。

【注意事项】

注意早期感染征象的识别及感染检测；防止运送过程中脐带脱垂；维持已脱垂脐带血液循环。

（江 露）

第四节 前置胎盘的护理

【概述】

1. 定义及发病率 正常妊娠时胎盘附着于子宫体部的前壁、后壁或侧壁。妊娠28周后，若胎盘附着于子宫下段、下缘达到或覆盖宫颈内口，位置低于胎先露部，称为前置胎盘。前置胎盘是妊娠晚期严重并发症之一，也是妊娠晚期阴道流血最常见的原因。其发病率国外报道0.5%，国内报道前置胎盘发生率为0.24%~1.57%。按胎盘边缘与宫颈内口的关系，将前置胎盘分为4种类型：完全性前置胎盘、部分性前置胎盘、边缘性前置胎盘、低置胎盘。妊娠中期超声检查发现胎盘接近或覆盖宫颈内口时，称为胎盘前置状态。

2. 主要发病机制 由于人工流产、多胎妊娠、经产妇等原因胎盘需要扩大面积吸取营养以供胎儿需求的胎盘面积扩大导致的前置胎盘以及孕卵着床部位下移导致胎盘前置。

3. 处理原则　抑制宫缩、止血、纠正贫血和预防感染。根据阴道流血量、有无休克、妊娠周数、产次、胎位、胎儿是否存活、是否临产及前置胎盘类型等综合作出决定。凶险性前置胎盘处理，应当在有条件的医院。

【护理评估】

1. 健康史　除个人健康史外，在孕产史中尤其注意识别有无剖宫产术、人工流产术及子宫内膜炎等前置胎盘的易发因素；此外，妊娠经过中特别孕 28 周后，是否出现无痛性、无诱因、反复阴道流血症状，并详细记录具体经过及医疗处理情况。

2. 生理状况

（1）症状：典型症状为妊娠晚期或临产时，发生无诱因、无痛性反复阴道流血。初次出血量一般不多，剥离处血液凝固后，出血停止；也有初次即发生致命性大出血而导致休克。阴道流血发生孕周迟早、反复发生次数、出血量多少与前置胎盘类型有关。

（2）体征：病人一般情况与出血量有关，大量出血呈现面色苍白、脉搏增快微弱、血压下降等休克表现。腹部检查：子宫软，无压痛，大小与妊娠周数相符。由于子宫下段有胎盘占据，影响先露入盆，故胎先露高浮，常并发胎位异常。反复出血或一次出血量过多可使胎儿宫内缺氧，严重者胎死宫内。当前置胎盘附着于子宫前壁时，可在耻骨联合上方闻及胎盘杂音。临产时检查见宫缩为阵发性，间歇期子宫完全松弛。

（3）辅助检查：

1）超声检查：推荐使用经阴道超声进行检查。其准确性明显高于经腹超声，并具有安全性。当胎盘边缘未达到宫颈内口，测量胎盘边缘距宫颈内口的距离；当胎盘边缘覆盖了宫颈内口，测量超过宫颈内口的距离，精确到毫米。

2）MRI 检查：有条件的医院，怀疑合并胎盘植入者，可选择 MRI 检查。与经阴道超声检查相比，MRI 对胎盘定位无明显优势。

3. 高危因素 前置胎盘的高危因素包括流产史、宫腔操作史、产褥期感染史、高龄、剖宫产史；吸烟；双胎妊娠；妊娠 28 周前超声检查提示胎盘前置状态等。

4. 心理-社会因素 病人的一般情况与出血量的多少密切相关。大量出血时可见面色苍白、脉搏细速、血压下降等休克症状。孕妇及其家属可因突然阴道流血而感到恐惧或焦虑，既担心孕妇的健康，更担心胎儿的安危，可能显得恐慌、紧张、手足无措等。

【护理措施】

1. 一般护理

（1）保证休息，减少刺激：孕妇需住院观察，阴道流血期间绝对卧床休息，尤以左侧卧位为佳，血止后可适当活动。并定时间断吸氧，每天 3 次，每次 1 小时，以提高胎儿血氧供应。此外，还需避免各种刺激，以减少出血机会。医护人员进行腹部检查时动作要轻柔，禁做阴道检查及肛查。

（2）检测生命体征，及时发现病情变化：严密观察并记录孕妇生命体征，阴道流血的量、色、流血时间及一般状况，监测胎儿宫内状态，按医嘱及时完成实验室检查项目，并交叉配血备用。发现异常及时报告医师并配合处理。

2. 症状护理

（1）纠正贫血：除口服硫酸亚铁、输血等措施外，还应加强饮食营养指导，建议孕妇多食高蛋白以及含铁丰富的食物，如动物肝脏、绿叶蔬菜以及豆类等。一方面有助于纠正贫血，另一方面还可增强机体抵抗力，同时也促进胎儿发育。

（2）预防产后出血和感染：产妇回病房休息时严密观察产妇的生命体征及阴道流血情况，发现异常及时报告医师处理，以防止或减少产后出血。

及时更换会阴垫，以保持会阴部清洁、干燥。

胎儿娩出后，及早使用宫缩剂，以预防产后大出血；对新生儿严格按照高危儿护理。

（3）紧急转运：如病人阴道流血多，怀疑凶险性前置胎盘，本地无医疗条件处理，应建立静脉通道，输血输液，止血，抑制宫缩，由有经验的医师护送，迅速转诊到上级医疗机构。

3. 用药护理 在期待治疗过程中，常伴发早产。对于有早产风险的病人可酌情给予宫缩抑制剂，防止因宫缩引起的进一步出血，赢得促胎肺成熟的时间。常用药物有硫酸镁、β-受体激动剂、钙通道阻滞剂、非甾体类抗感染药、缩宫素受体抑制剂等。

在使用宫缩抑制剂的过程中，仍有阴道大出血的风险，应做好随时剖宫产手术的准备。值得注意的是，宫缩抑制剂与肌松剂有协同作用，可加重肌松剂的神经肌肉阻滞作用，增加产后出血的风险。

糖皮质激素的使用：若妊娠＜34 周，应促胎肺成熟。应参考早产的相关诊疗指南。

除口服硫酸亚铁、输血等措施外，还应加强饮食营养指导，建议孕妇多食高蛋白以及含铁丰富的食物，如动物肝脏、绿叶蔬菜以及豆类等。一方面有助于纠正贫血，另一方面还可增强机体抵抗力，同时也促进胎儿发育。

4. 心理护理 帮助孕妇了解前置胎盘发病机制、症状体征辅助检查内容，引导孕妇能以最佳身心状态接受手术及分娩的过程。

【健康指导】

护士应加强对孕妇的管理和宣教。指导围孕期妇女避免吸烟、酗酒、吸食毒品等不良行为，避免多次刮宫、引产或宫内感染，防止多产，减少子宫内膜损伤或子宫内膜炎。加强孕期管理，按时产前检查及正确的孕期指导，早期诊断，及时处理。对妊娠期出血，无论量多少均应就医，做到及时诊断，正确处理。

【注意事项】

1. 绝对卧床休息，止血后方可轻微活动。如有腹痛、出血等不适症状。

2. 避免进行增加腹压的活动，如用力排便、频繁咳嗽、下蹲等，避免用手刺激腹部，变换体位时动作要轻缓。

3. 禁止性生活、阴道检查及肛查。

4. 备血，做好处理产后出血和抢救新生儿的准备。

5. 长期卧床者应加强营养，适当肢体活动，给予下肢按摩，定时排便，深呼吸练习等，防止并发症的发生。

(江　露)

第五节　胎盘早剥的护理

【概述】

1. 定义及发病率　妊娠 20 周后或分娩期，正常位置的胎盘在胎儿娩出前，部分或全部从宫壁剥离，称为胎盘早剥。发病率在国外为 1%~2%，国内为 0.46%~2.1%，属于晚期妊娠并发症，起病急、发展快，若处理不及时可危及母儿生命。

2. 主要发病机制　尚不清楚，可能与以下因素有关：

（1）孕妇血管病变导致蜕膜静脉床瘀血或破裂，形成胎盘后血肿而致部分或全部胎盘剥离。

（2）宫腔压力骤减导致胎盘与宫壁发生错位而剥离。

（3）机械性因素：外伤、脐带过短等引起胎盘后血肿导致胎盘剥离。

（4）滥用可卡因、孕妇代谢异常、血栓形成等其他原因导致的胎盘剥离。

3. 治疗原则　根据孕周、早剥的严重程度、有无并发症、宫口开大情况、胎儿宫内状况等决定。包括纠正休克；监测胎儿宫内情况；阴道分娩或剖宫产终止妊娠；保守治疗；处理产后出血及 DIC 等严重并发症。

【护理评估】

1. 健康史　本次妊娠经过，孕产史、家族史等。

2. 生理状况

(1) 症状：轻型胎盘早剥症状不明显，典型症状是阴道出血、腹痛、子宫收缩和子宫压痛。出血特征为陈旧性不凝血。绝大多数发生在孕 34 周以后。往往是胎盘早剥的严重程度与阴道出血量不相符。后壁胎盘的隐性剥离多表现为腰背部疼痛，子宫压痛可不明显。部分胎盘早剥伴有宫缩，但宫缩频率高、幅度低，间歇期也不能完全放松。

(2) 体征：常常是胎心率首先发生变化，宫缩后子宫弛缓欠佳。触诊时子宫张力增大，宫底增高，严重时子宫呈板状，腹部肌紧张，压痛明显，胎位触及不清；胎心率改变或消失。

(3) 辅助检查：

1) 超声检查：超声检查不是诊断胎盘早剥的敏感手段，准确率在 25% 左右。超声检查无异常发现也不能排除胎盘早剥，但可用于前置胎盘的鉴别诊断及保守治疗的病情监测。

2) 胎心监护：胎心监护用于判断胎儿的宫内状况，胎盘早剥时可出现胎心监护的基线变异消失、变异减速、晚期减速、正弦波形及胎心率缓慢等。

3) 实验室检查：主要监测产妇的贫血程度、凝血功能、肝肾功能及电解质等。进行凝血功能检测和纤溶系统确诊试验，以便及时发现 DIC。

3. 高危因素：胎盘早剥的高危因素包括产妇有血管病变、机械因素、子宫静脉压升高、高龄多产、外伤及接受辅助生育技术助孕等。

4. 心理-社会因素　胎盘早剥孕妇发生内出血时，严重者常表现为急性贫血和休克症状，而无阴道流血或有少量阴道流血。因此，对胎盘早剥孕妇除进行阴道流血的量、色评估外，应重点评估腹痛的程度、性质，孕妇的生命体征和一般情况，以及时、正确地了解孕妇的身体状况。胎盘早剥孕妇入院时情况危急，孕妇及其家属常常感到高度紧张和恐惧。

【护理措施】

1. 一般护理　实时观测生命体征变化；产科检查通过四步触诊判定胎方位，注意监护胎心情况、宫高变化、腹部压痛范围和程度，阴道流血等。

2. 症状护理

（1）病人入院时，情况危重、处于休克状态，应积极补充血容量，及时输入新鲜血液，尽快改善病人状况。胎盘早剥一旦确诊，必须及时终止妊娠。终止妊娠的方法根据胎次、早剥的严重程度、胎儿宫内状况及宫口开大等情况而定。此外，对并发症如凝血功能障碍、产后出血和急性肾衰竭等进行处理。

（2）严密观察病情变化，及时发现并发症。凝血功能障碍表现为皮下、黏膜或注射部位出血，子宫出血不凝，有时有尿血、咯血及呕血等现象；急性肾衰竭可表现为尿少或无尿。护士应高度重视上述症状，一旦发现，及时报告医师并配合处理。

（3）对于有外伤史的产妇或疑有胎盘早剥时，应至少行4小时的胎心监护，以早期发现胎盘早剥。

3. 用药护理

（1）对于孕32~34周0~Ⅰ级胎盘早剥者，可予以保守治疗。孕34周以前者需给予皮质类固醇激素促胎肺成熟。

（2）纠正休克，改善病人一般情况。护士应迅速开放静脉，积极补充血容量，及时输入新鲜输血，既能补充血容量，又可补充凝血因子。同时密切监测胎儿状态。

（3）由于凝血功能障碍及子宫收缩乏力，胎盘早剥病人常发生产后出血。应给予促宫缩药物，针对性补充血制品。

4. 心理护理　胎盘早剥孕妇入院时情况危急，注意产妇及家人的情绪变化，及时予以疏导，对产妇及家人讲解各种治疗过程取得配合。

【健康指导】

病人在产褥期应注意加强营养，纠正贫血。更换消毒会阴垫，保持会阴清洁，防止感染。根据孕妇身体情况给予母乳喂养指导。死产者及时给予退乳措施，可在分娩后 24 小时内尽早服用大剂量雌激素，同时紧束双乳，少进汤类；水煎生麦芽当茶饮；针刺足临泣、悬钟等穴位等。

【注意事项】

注意非典型胎盘早剥症状体征观察，早发现、早治疗、及时终止妊娠。

为终止妊娠作好准备。一旦确诊，应及时终止妊娠，依孕妇病情轻重、胎儿宫内状况、产程进展、胎产式等具体状态决定分娩方式，护士需为此做好相应的准备。

（江　露）

第六节　羊水异常的护理

【概述】

1. 定义及发病率

（1）羊水过多：妊娠期间羊水量超过 2000ml 者，称为羊水过多。羊水的外观和性状与正常无异样，多数孕妇羊水增多缓慢，在较长时间内形成，称为慢性羊水过多；少数孕妇可在数天内羊水急剧增加，称为急性羊水过多。其发生率约为 0.5% ~1% 。

（2）妊娠晚期羊水量少于 300ml 称为羊水过少。羊水过少的发病率为 0.4% ~4% 。羊水过少严重影响胎儿预后，羊水量少于 50ml，围生儿的死亡率也高达 88% 。

2. 主要发病机制　胎儿畸形羊水循环障碍，多胎妊娠血压循环量增加胎儿尿量增加，胎盘病变、妊娠合并症等导致羊水过多或过少。

3. 治疗原则　取决于胎儿有无畸形、孕周大小及孕妇自觉症状的严重程度，羊水过多时在分娩期应警惕脐带脱垂和胎盘早剥的发生。

【护理评估】

1. 健康史　详细询问病史，了解孕妇年龄、有无妊娠合并症、有无先天畸形家族史及生育史。羊水过少同时了解孕妇自觉胎动情况。

2. 生理状况

（1）症状体征：

1）羊水过多：①急性羊水过多：较少见。多发生于妊娠 20～24 周，由于羊水量急剧增多，在数天内子宫急剧增大，横膈上抬，病人出现呼吸困难，不能平卧，甚至出现发绀，孕妇表情痛苦，腹部因张力过大而感到疼痛，食量减少。由于胀大的子宫压迫下腔静脉，影响静脉回流，导致孕妇下肢及外阴部水肿、静脉曲张。②慢性羊水过多：较多见。多发生于妊娠晚期，羊水可在数周内逐渐增多，多数孕妇能适应，常在产前检查时发现。孕妇子宫大于妊娠月份，腹部膨隆，腹壁皮肤发亮、变薄，触诊时感到皮肤张力大，胎位不清，胎心遥远或听不到。羊水过多孕妇容易并发妊娠期高血压疾病、胎位不正、早产等。病人破膜后因子宫骤然缩小，可以引起胎盘早剥。产后因子宫过大可引起子宫收缩乏力而致产后出血。

2）羊水过少：孕妇于胎动时感觉腹痛，检查时发现宫高、腹围小于同期正常妊娠孕妇，子宫的敏感度较高，轻微的刺激即可引起宫缩，临产后阵痛剧烈，宫缩不协调，宫口扩张缓慢，产程延长。羊水过少若发生在妊娠早期，可以导致胎膜与胎体相连；若发生妊娠中、晚期，子宫周围压力容易对胎儿产生影响，造成胎儿斜颈、曲背、手足畸形等异常。

（2）辅助检查：

1）B 超：测量单一最大羊水暗区垂直深度（AFV）≥8cm 即可诊断为羊水过多，其中，若用羊水指数法，羊水指数（AFI）≥25cm 为羊水过多。测量单一最大羊水暗区垂直深度≤2cm 即可考虑为羊水过少;≤1cm 为严重羊水过少;若用羊水指数法,AFI≤5.0cm 诊断为羊水过少;<8.0cm 应警惕羊水过少的可能。除羊水测量外,B 超还可判断胎儿有无畸形,羊水与胎儿的交界情况等。

2)神经管缺陷胎儿的检测:此类胎儿可做羊水及母血甲胎蛋白(AFP)测定。若为神经管缺陷胎儿,羊水中的甲胎蛋白均值超过正常妊娠平均值 3 个标准差以上有助于诊断。

3)电子胎儿监护:可出现胎心变异减速和晚期减速。

4)胎儿染色体检查:需排除胎儿染色体异常时可做羊水细胞培养,或采集胎儿脐带血细胞培养,做染色体核型分析,荧光定量 PCR 法快速诊断。

5)羊膜囊造影:用以了解胎儿有无消化道畸形,但应注意造影剂对胎儿有一定损害,还可能引起胎儿早产和宫腔内感染,应慎用。

(3)高危因素:胎儿畸形、胎盘功能减退、羊膜病变、双胎、母胎血型不合、糖尿病、母体妊娠期高血压疾病可能导致的胎盘血流减少等。

(4)心理-社会因素:孕妇及家属因担心胎儿可能会有某种畸形,会感到紧张、焦虑不安,甚至产生恐惧心理。

【护理措施】

1. 一般护理 向孕妇及其家属介绍羊水过多或过少的原因及注意事项。包括指导孕妇摄取低钠饮食,防止便秘;减少增加腹压的活动以防胎膜早破。改善胎盘血液供应;自觉胎动监测;出生后的胎儿应认真全面评估,识别畸形。

2. 症状护理 观察孕妇的生命体征,定期测量宫高、腹围和体重,判断病情进展,并及时发现并发症。观察胎心、胎动及宫缩,及早发现胎儿宫内窘迫及早产的征象。羊水过多时人工破膜应密切观察胎心和宫缩,及时发现胎盘早剥和脐带脱垂的征象。产后应密切观察子宫收缩及阴道流血情况,防止产后出血。发生羊水过少时,严格 B 超监测羊水量。并注意观察有无胎儿畸形。

3. 孕产期处理

（1）羊水过多：腹腔穿刺放羊水时应防止速度过快、量过多，一次放羊水量不超过 1500ml，放羊水后腹部放置沙袋或加腹带包扎以防血压骤降发生休克。腹腔穿刺放羊水注意无菌操作，防止发生感染，同时按医嘱给予抗感染药物。

（2）羊水过少合并有过期妊娠、胎儿生长受限等需及时终止妊娠者，应遵医嘱做好阴道助产或剖宫产的准备。若羊水过少合并胎膜早破或者产程中发现羊水过少，需遵医嘱进行预防性羊膜腔灌注治疗者，应注意严格无菌操作，防止发生感染，同时按医嘱给予抗感染药物。有国外文献报道羊膜腔输液的治疗方法不降低剖宫产和新生儿窒息的发生率，反而可能增加胎粪吸入综合征的发生率，此项治疗手段现已较少应用。

4. 心理护理　让孕妇及家人了解羊水过多或过少的发生发展过程，正确面对羊水过多或过少可能给胎儿带来的不良结局，引导孕产妇减少焦虑，主动配合参与治疗护理过程。

【健康指导】

羊水过多或过少胎儿正常者，母婴健康平安，做好正常分娩及产后的健康指导；羊水过多或过少合并胎儿畸形者，积极进行健康宣教，引导孕产妇正确面对，终止妊娠，顺利度过产褥期。

【注意事项】

腹腔穿刺放羊水时严格操作注意事项；严密观察羊水量、性质、病情等变化。

（江　露）

第七节　多胎妊娠的护理

【概述】

1. 定义及发病率　一次妊娠宫腔内同时有两个或

两个以上的胎儿时称为多胎妊娠，以双胎妊娠为多见。随着辅助生殖技术广泛开展，多胎妊娠发生率明显增高。

2. 类型特点　由一个卵子受精后分裂而形成的单卵双胎妊娠和由两个卵子分别受精而形成的双卵双胎妊娠，双卵双胎约占双胎妊娠的70%，两个卵子可来源于同一成熟卵泡或两侧卵巢的成熟卵泡。

3. 治疗原则

（1）妊娠期：及早诊断出双胎妊娠者并确定羊膜绒毛性，增加其产前检查次数，注意休息，加强营养，注意预防贫血、妊娠期高血压疾病的发生，防止早产、羊水过多、产前出血等。

（2）分娩期：观察产程和胎心变化，如发现有宫缩乏力或产程延长，应及时处理。第一个胎儿娩出后，应立即断脐，助手扶正第二个胎儿的胎位，使保持纵产式，等待15～20分钟后，第二个胎儿自然娩出。如等待15分钟仍无宫缩，则可人工破膜或静脉滴注催产素促进宫缩。如发现有脐带脱垂或怀疑胎盘早剥时，即手术助产。如第一个胎儿为臀位，第二个胎儿为头位，应注意防止胎头交锁导致难产。

（3）产褥期：第二个胎儿娩出后应立即肌注或静滴催产素，腹部放置沙袋，防止腹压骤降引起休克，同时预防发生产后出血。

【护理评估】

1. 健康史　本次妊娠双胎羊膜绒毛膜性，孕妇的早孕反应程度，食欲、呼吸情况，以及下肢水肿、静脉曲张程度。

2. 生理状况

（1）孕妇的并发症：妊娠期高血压疾病、妊娠期肝内胆汁瘀积症、贫血、羊水过多、胎膜早破、宫缩乏力、胎盘早剥、产后出血、流产等。

（2）围产儿并发症：早产、脐带异常、胎头交锁、胎头碰撞、胎儿畸形以及单绒毛膜双胎特有的并发症如双胎输血综合征、选择性生长受限、一胎无心畸形等；极高危的单绒毛膜单羊膜囊双胎，由于两个胎儿共用一个羊膜腔，两胎儿间无羊膜分隔，因脐带缠绕和打结而发生宫内意外可能性较大。

（3）辅助检查：

1）B超检查：可以早期诊断双胎、畸胎，能提高双胎妊娠的孕期监护质量。在妊娠6~9周，可通过孕囊数目判断绒毛膜性；妊娠10~14周，可以通过双胎间的羊膜与胎盘交界的形态判断绒毛膜性。单绒毛膜双胎羊膜分隔与胎盘呈"T"征，而双绒毛膜双胎胎膜融合处夹有胎盘组织，所以胎盘融合处表现为"双胎峰"（或"λ"征）。

妊娠18~24周最晚不要超过26周对双胎妊娠进行超声结构筛查。双胎容易因胎儿体位的关系影响结构筛查质量，有条件的医院可根据孕周分次进行包括胎儿心脏在内的结构筛查。

2）血清学筛查：唐氏综合征在单胎与双胎妊娠孕中期血清学筛查的检出率分别为60%~70%和45%，其假阳性率分别为5%和10%。由于双胎妊娠筛查检出率较低，而且假阳性率较高，目前并不推荐单独使用血清学指标进行双胎的非整倍体筛查。

3）有创性产前诊断：双胎妊娠有创性产前诊断操作带来的胎儿丢失率要高于单胎妊娠，以及后续的处理如选择性减胎等，建议转诊至有能力进行宫内干预的产前诊断中心进行。

3. 高危因素 出现妊娠期高血压疾病、妊娠肝内胆汁瘀积症、贫血、羊水过多、胎膜早破、宫缩乏力、胎盘早剥、产后出血、流产等多种并发症。

4. 心理-社会因素 双胎妊娠的孕妇在孕期必须适应两次角色转变，首先是接受妊娠，其次当被告知是双胎妊娠时，必须适应第二次角色转变，即成为两个孩子的母亲；双胎妊娠属于高危妊娠，孕妇既兴奋又常常担心母儿的安危，尤其是担心胎儿的存活率。

【护理措施】

1. 一般护理

（1）增加产前检查的次数，每次监测宫高、腹围和体重。

（2）注意休息；卧床时最好取左侧卧位，增加子宫、胎盘的血供，减少早产的机会。

（3）加强营养，尤其是注意补充铁、钙、叶酸等，以满足妊娠的需要。

2. 症状护理　双胎妊娠孕妇胃区受压致胃纳差、食欲减退，因此应鼓励孕妇少量多餐，满足孕期需要，必要时给予饮食指导，如增加铁、叶酸、维生素的供给。因双胎妊娠的孕妇腰背部疼痛症状较明显，应注意休息，可指导其做骨盆倾斜运动，局部热敷也可缓解症状。采取措施预防静脉曲张的发生。

3. 用药护理　双胎妊娠可能出现妊娠期高血压疾病、妊娠肝内胆汁瘀积症、贫血、羊水过多、胎膜早破、胎盘早剥等多种并发症，按相应用药情况护理。

4. 分娩期护理

（1）阴道分娩时严密观察产程进展和胎心率变化，及时处理问题。

（2）防止第二胎儿胎位异常、胎盘早剥；防止产后出血的发生；产后腹部加压防止腹压骤降引起的休克。

（3）如行剖宫产需要配合医师做好剖宫产术前准备和产后双胎新生儿护理准备；如系早产，产后应加强对早产儿的观察和护理。

5. 心理护理　帮助双胎妊娠的孕妇完成两次角色转变，接受成为两个孩子母亲的事实。告知双胎妊娠虽属于高危妊娠，但孕妇不必过分担心母儿的安危，说明保持心情愉快、积极配合治疗的重要性。指导家属准备双份新生儿用物。

【健康指导】

护士应指导孕妇注意休息，加强营养，注意阴道流血量和子宫复旧情况，防止产后出血。并指导产妇正确进行母乳喂养，选择有效的避孕措施。

【注意事项】

合理营养，注意补充铁剂防止妊娠期贫血，妊娠晚期特别注意避免疲劳加强休息，预防早产和分娩期并发症。

（江　露）

第八节　妊娠期高血压疾病的护理

【概述】

1. 定义及发病率　妊娠高血压疾病是妊娠与血压升高并存的一组疾病，发病率约为 5% ~ 12%。该组疾病严重影响母婴健康，是孕产妇和围产儿病死率升高的主要原因，包括妊娠期高血压、子痫前期、子痫以及慢性高血压并发子痫前期和慢性高血压合并妊娠。前三种疾病与后两种在发病机制及临床处理上略有不同。本节重点阐述前三种疾病。

2. 主要发病机制　迄今为止本病的发病机制尚未完全阐明。有学者提出子痫前期发病机制第一阶段为临床前期，即子宫螺旋动脉滋养细胞重铸障碍，导致胎盘缺血、缺氧，释放多种胎盘因子；第二阶段胎盘因子进入母体血液循环，则促进系统性炎症反应的激活及血管内皮损伤，引起子痫前期、子痫各种临床症状。

3. 分类

（1）妊娠期高血压：妊娠期出现高血压，收缩压≥140mmHg 和（或）舒张压≥90mmHg，于产后 12 周内恢复正常；蛋白尿（−）；产后方可确诊。少数病人可伴有上腹不适或血小板减少。

（2）子痫前期：①轻度：妊娠 20 周后出现收缩压≥140mmHg 和（或）舒张压≥90mmHg 伴蛋白尿≥0.3g/24h，或随机尿蛋白（＋）。②重度：血压和尿蛋白持续升高，发生母体脏器功能不全或胎儿并发症。出现下述任一不良情况可诊断为重度子痫前期：a. 血压持续升高：

收缩压≥160mmHg，和（或）舒张压≥110mmHg；b. 蛋白尿≥5g/24h 或随机蛋白尿（＋＋＋）；c. 持续性头痛或视觉障碍或其他脑神经症状；d. 持续性上腹部疼痛，肝包膜下血肿或肝破裂症状；e. 肝功能异常，肝酶 ALT 或 AST 水平升高；f. 肾脏功能异常：少尿（24 小时尿量 <400ml 或每小时尿量 < 17ml）或血肌酐 > 106μmol/L；g. 低蛋白血症伴胸腔积液或腹腔积液；h. 血液系统异常：血小板呈持续性下降并低于 $100 \times 10^9/L$；血管内溶血、贫血、黄疸或血 LDH 升高；i. 心力衰竭、肺水肿；j. 胎儿生长受限或羊水过少；k. 早发型即妊娠 34 周前发病。

（3）子痫：子痫前期基础上发生不能用其他原因解释引起的抽搐。

子痫发生前可有不断加重的重度子痫前期，但也可以发生于血压升高不显著、无蛋白尿病例。

（4）慢性高血压并发子痫前期：慢性高血压妊娠前无蛋白尿，妊娠后出现蛋白尿，蛋白尿≥0.3g/24h；或妊娠前有蛋白尿，妊娠后明显增加或血压进一步升高或出现血小板 $< 100 \times 10^9/L$。

（5）妊娠合并慢性高血压：妊娠 20 周前收缩压≥140mmHg 和（或）舒张压≥90mmHg（除外滋养细胞疾病），妊娠期无明显加重；或妊娠 20 周后首次诊断高血压并持续到产后 12 周以后。

4. 治疗原则　治疗的目的是控制病情、延长孕周、确保母儿安全。治疗基本原则是休息、镇静、解痉，有指征的降压、利尿，密切监测母胎情况，适时终止妊娠。应根据病情轻重分类，进行个体化治疗。

（1）妊娠期高血压：休息、镇静、监测母胎情况，酌情降压治疗。

（2）子痫前期：镇静、解痉，有指征的降压、利尿，密切监测母胎情况，适时终止妊娠。

（3）子痫：控制抽搐，病情稳定后终止妊娠。

（4）妊娠合并慢性高血压：以降压治疗为主，注意

3

子痫前期的发生。

（5）慢性高血压并发子痫前期：兼顾慢性高血压和子痫前期的治疗。

【护理评估】

1. 健康史　了解有无头痛、胸闷、眼花、上腹部疼痛等自觉症状。检查血压、血常规、尿常规。注意体重指数、尿量、胎动、胎心监护。

2. 生理状况　症状体征如下：

（1）高血压、尿蛋白，应注意有无并发症及凝血机制障碍，特别注意有无头痛、视力改变、上腹不适等。

（2）子痫前期：

1）子痫前期轻度：见分类。

2）子痫前期重度：见分类。

（3）子痫：子痫抽搐进展迅速，前驱症状短暂，表现为抽搐、面部充血、口吐白沫、深昏迷；随之深部肌肉僵硬，很快发展成典型的全身高张阵挛惊厥、有节律的肌肉收缩和紧张，持续约 1～1.5 分钟，期间病人无呼吸动作；此后抽搐停止，呼吸恢复，但病人仍昏迷，最后意识恢复，但困惑、易激惹、烦躁。

3. 心理-社会因素　孕妇的心理状态与病情的严重程度密切相关。轻度妊娠高血压疾病孕妇由于身体上未感明显不适，心理上往往易忽略，不予重视。随着病情的发展，当血压明显升高，出现自觉症状时，孕妇紧张、焦虑、恐惧的心理也会随之加重。此外，孕妇的心理状态还与孕妇对疾病的认识以及其支持系统的认知与帮助有关。

4. 高危因素　流行病学调查发现孕妇年龄 ≥40 岁；子痫前期病史；抗磷脂抗体阳性；高血压、慢性肾炎、糖尿病；初次产检时 BMI ≥35kg/m^2；子痫前期家族史（母亲或姐妹）；本次妊娠为多胎妊娠、首次怀孕、妊娠间隔时间 ≥10 年以及孕早期收缩压 ≥130mmHg 或舒张压 ≥80mmHg 等均与该病发生密切相关。

5. 辅助检查

（1）妊娠期高血压应定期进行以下常规检查：①血

常规；②尿常规；③肝功能、血脂；④肾功能、尿酸；⑤凝血功能；⑥心电图；⑦胎心监测；⑧B型超声检查胎儿、胎盘、羊水。

（2）子痫前期、子痫视病情发展和诊治需要应酌情增加以下有关的检查项目：①眼底检查；②凝血功能系列〔血浆凝血酶原时间、凝血酶原时间、部分活化凝血酶原时间、血浆纤维蛋白原、凝血酶原国际化标准比率、纤维蛋白（原）降解产物、D-二聚体、3P试验、AT-Ⅲ〕；③B型超声影像学检查肝、胆、胰、脾、肾等脏器；④电解质；⑤动脉血气分析；⑥心脏彩超及心功能测定；⑦脐动脉血流指数、子宫动脉等血流变化、头颅CT或MRI检查。

【护理措施】

1. 一般护理

（1）妊娠期高血压病人可在家或住院治疗，轻度子痫前期应住院评估决定是否院内治疗，重度子痫前期及子痫病人应住院治疗。

（2）应注意休息并取侧卧位，但子痫前期病人住院期间不建议绝对卧床休息。保证充足的蛋白质和热量，不建议限制食盐摄入。

（3）注意胎心变化以及胎动、子宫敏感性（肌张力）有无改变。

2. 症状护理

（1）每4小时测1次血压，如舒张压渐上升，提示病情加重。并随时观察和询问孕妇有无头晕、头痛、恶心等自觉症状。

（2）保证充足睡眠，必要时可睡前口服地西泮2.5～5mg。

（3）每天或隔天测体重，每天记液体出入量、测尿蛋白，必要时测24小时尿蛋白定量，查肝肾功能、二氧化碳结合力等项目。

3. 子痫抽搐急救处理　子痫是妊娠期高血压疾病最严重的阶段，是妊娠期高血压疾病所致母儿死亡的最主要原因，应积极处理。处理原则为控制抽搐，纠正缺氧和酸中毒，控制血压，抽搐控制后终止妊娠。

护士还应准备下列物品：呼叫器、床档、急救车、吸引器、氧气、开口器、产包以及急救药品，如硫酸镁、葡萄糖酸钙等。

（1）一般急诊处理：子痫发作时需保持气道通畅，维持呼吸、循环功能稳定，密切观察生命体征、尿量（应留置尿管监测）等。避免声、光等刺激。预防坠地外伤，用开口器或于上、下磨牙间放置一缠好纱布的压舌板，用舌钳固定舌头以防唇舌咬伤或舌后坠；取头低侧卧位，以防黏液吸入呼吸道或舌头阻塞呼吸道，也可避免发生低血压综合征。必要时，用吸引器吸出喉部黏液或呕吐物，以免窒息。在病人昏迷或未完全清醒时，禁止给予一切饮食和口服药，防止误入呼吸道而致吸入性肺炎。

（2）控制抽搐：硫酸镁是治疗子痫及预防复发的首选药物。当病人存在硫酸镁应用禁忌或硫酸镁治疗无效时，可考虑应用地西泮、苯妥英钠或冬眠合剂控制抽搐。子痫病人产后需继续应用硫酸镁 24~48 小时，至少住院密切观察 4 天。

用药方案：①25% 硫酸镁 20ml 加于 25% 葡萄糖液 20ml 静脉推注（>5 分钟），继之用以 2~3g/h 静脉滴注，维持血药浓度，同时应用有效镇静药物，控制抽搐；②20% 甘露醇 250ml 快速静脉滴注降低颅压。

（3）控制血压：脑血管意外是子痫病人死亡的最常见原因。当收缩压≥160mmHg、舒张压≥110mmHg 时要积极降压以预防心脑血管并发症。

（4）纠正缺氧和酸中毒：面罩和气囊吸氧，根据二氧化碳结合力及尿素氮值，给予适量 4% 碳酸氢钠纠正酸中毒。

（5）适时终止妊娠：一般抽搐控制后 2 小时可考虑终止妊娠。

4. 用药护理

（1）降压治疗：降压治疗的目的是预防子痫、心脑血管意外和胎盘早剥等严重母胎并发症。收缩压 ≥ 160mmHg 和（或）舒张压 ≥110mmHg 的高血压孕妇应降压治疗；收缩压 ≥ 140mmHg 和（或）舒张压 ≥ 90mmHg 的高血压病人可使用降压治疗。目标血压：孕妇无并发脏器功能损伤，收缩压应控制在 130 ~ 155mmHg，舒张压应控制在 80 ~ 105mmHg；孕妇并发脏器功能损伤，则收缩压应控制在 130 ~ 139mmHg，舒张压应控制在 80 ~ 89mmHg。降压过程力求下降平稳，不可波动过大，且血压不可低于 130/80mmHg，以保证子宫胎盘血流灌注。

常用的口服降压药物有：拉贝洛尔、硝苯地平短效或缓释片。如口服药物血压控制不理想，可使用静脉用药，常用有：拉贝洛尔、尼卡地平、酚妥拉明。孕期一般不使用利尿剂降压，以防血液浓缩、有效循环血量减少和高凝倾向。不推荐使用阿替洛尔和哌唑嗪。硫酸镁不可作为降压药使用。禁止使用血管紧张素转换酶抑制剂和血管紧张素Ⅱ受体拮抗剂。

1）拉贝洛尔：为 α、β - 肾上腺素能受体阻滞剂。用法：50 ~ 150mg 口服，3 ~ 4 次/天。静脉注射：初始剂量20mg，10 分钟后如未有效降压则剂量加倍，最大单次剂量80mg，直至血压被控制，每天最大总剂量220mg。静脉滴注：50 ~ 100mg 加入 5% 葡萄糖溶液 250 ~ 500ml，根据血压调整滴速；血压稳定后改口服。

2）硝苯地平：为二氢吡啶类钙离子通道阻滞剂。用法：5 ~ 10mg 口服，3 ~ 4 次/天，24 小时总量不超过60mg。紧急时舌下含服 10mg，起效快，但不推荐常规使用。

3）尼莫地平：二氢吡啶类钙离子通道阻滞剂，可选择性扩张脑血管。用法：20 ~ 60mg 口服，2 ~ 3 次/天；静脉滴注：20 ~ 40mg 加入 5% 葡萄糖溶液 250ml，每天总量不超过 360mg。

4）尼卡地平：二氢吡啶类钙离子通道阻滞剂。用法：口服初始剂量 20 ~ 40mg，3 次/d。静脉滴注：1mg/h

3

起，根据血压变化每 10 分钟调整剂量。

5）酚妥拉明：为 α- 肾上腺素能受体阻滞剂。用法：10 ~ 20mg 溶入 5% 葡萄糖溶液 100 ~ 200ml，以 $10\mu g/min$ 的速度静脉滴注；必要时根据降压效果调整滴注剂量。

6）甲基多巴：为中枢性肾上腺素能神经阻滞剂。用法：250mg 口服，每天 3 次，以后根据病情酌情增减，最高不超过 2g/d。

7）硝酸甘油：作用于氧化亚氮合酶，可同时扩张静脉和动脉，降低前、后负荷，主要用于合并急性心力衰竭和急性冠脉综合征时高血压急症的降压治疗。起始剂量 5 ~ $10\mu g/min$ 静脉滴注，每 5 ~ 10 分钟增加滴速至维持剂量 20 ~ $50\mu g/min$。

8）硝普钠：强效血管扩张剂。用法：50mg 加入 5% 葡萄糖溶液 500ml 按 0.5 ~ $0.8\mu g/(kg \cdot min)$ 缓慢静脉滴注。孕期仅适用于其他降压药物应用无效的高血压危象孕妇。产前应用不超过 4 小时。

（2）硫酸镁防治子痫：硫酸镁是子痫治疗的一线药物，也是重度子痫前期预防子痫发作的预防用药。硫酸镁控制子痫再次发作的效果优于地西泮、苯巴比妥和冬眠合剂等镇静药物。除非存在硫酸镁应用禁忌证或者硫酸镁治疗效果不佳，否则不推荐使用苯巴比妥和苯二氮䓬类（如地西泮）用于子痫的预防或治疗。对于轻度子痫前期病人也可考虑应用硫酸镁。

1）用法：①控制子痫：静脉用药：负荷剂量 2.5 ~ 5.0g，溶于 10% 葡萄糖溶液 20ml 静脉推注（15 ~ 20 分钟），或 5% 葡萄糖溶液 100ml 快速静脉滴注，继而 1 ~ 2g/h 静脉滴注维持。或者夜间睡眠前停用静脉给药，改用肌内注射，用法：25% 硫酸镁 20ml + 2% 利多卡因 2ml 臀部肌内注射。24 小时硫酸镁总量 25 ~ 30g。②预防子痫发作（适用于子痫前期和子痫发作后）：负荷和维持剂量同控制子痫处理。用药时间长短根据病情需要调整，一般每天静脉滴注 6 ~ 12 小时，24 小时总量不超过 25g。用药期间每天评估病情变化，决定是否继续用药。

2）注意事项：血清镁离子有效治疗浓度为 1.8 ~ 3.0mmol/L，超过 3.5mmol/L 即可出现中毒症状。使用硫酸镁的必备条件：①膝腱反射存在；②呼吸 ≥16 次/min；③尿量≥25ml/h（即≥600ml/d）；④备有 10% 葡萄糖酸钙。镁离子中毒时停用硫酸镁并缓慢（5 ~ 10 分钟）静脉推注 10% 葡萄糖酸钙 10ml，必要时可每小时重复 1 次，直至呼吸、排尿和神经抑制恢复正常，但 24 小时内不超过 8 次。如病人同时合并肾功能不全、心肌病、重症肌无力等，则硫酸镁应慎用或减量使用。条件许可，用药期间可监测血清镁离子浓度。

（3）扩容疗法：子痫前期孕妇需要限制补液量以避免肺水肿，不推荐扩容治疗。扩容疗法可增加血管外液体量，导致一些严重并发症的发生，如肺水肿、脑水肿等。除非有严重的液体丢失（如呕吐、腹泻、分娩失血）或高凝状态者。子痫前期病人出现少尿如无肌酐升高不建议常规补液，持续性少尿不推荐使用多巴胺或呋塞米。

（4）镇静药物的应用：应用镇静药物的目的是缓解孕产妇的精神紧张、焦虑症状，改善睡眠，预防并控制子痫。

1）地西泮：2.5 ~ 5.0mg 口服，2 ~ 3 次/天，或者睡前服用，可缓解病人的精神紧张、失眠等症状，保证病人获得足够的休息。地西泮 10mg 肌内注射或静脉注射（>2 分钟）有助于控制子痫发作和再次抽搐。

2）苯巴比妥：镇静时口服剂量为 30mg/次，3 次/天。控制子痫时肌内注射 0.1g。

3）冬眠合剂：冬眠合剂由氯丙嗪（50mg）、哌替啶（100mg）和异丙嗪（50mg）3 种药物组成，可抑制中枢神经系统，有助于解痉、降压、控制子痫抽搐。通常以 1/3 ~ 1/2 量肌内注射，或以半量加入 5% 葡萄糖溶液 250ml 静脉滴注。由于氯丙嗪可使血压急剧下降，导致肾及胎盘血流量降低，而且对母胎肝脏有一定损害，故仅应用于硫酸镁治疗效果不佳者。

（5）利尿治疗：子痫前期病人不主张常规应用利尿剂，仅当病人出现全身性水肿、肺水肿、脑水肿、肾功能不全、急性心力衰竭时，可酌情使用呋塞米等快速利尿剂。甘露醇主要用于脑水肿，甘油果糖适用于肾功能有损伤的病人。严重低蛋白血症有腹水者应补充白蛋白后再应用利尿剂效果较好。

（6）促胎肺成熟：孕周＜34周的子痫前期病人产前预计1周内可能分娩者均应接受糖皮质激素促胎肺成熟治疗。用法：地塞米松5mg，肌内注射，每12小时1次，连续2天；或倍他米松12mg，肌内注射，每天1次，连续2天；或羊膜腔内注射地塞米松10mg 1次。

目前尚无足够证据证明地塞米松、倍他米松以及不同给药方式促胎肺成熟治疗的优劣。不推荐反复、多疗程产前给药。临床已有宫内感染证据者禁忌使用糖皮质激素。

5. 分娩期护理、产后处理

（1）子痫前期病人经持续治疗母胎状况无改善或者病情持续进展时，终止妊娠是唯一有效的治疗措施。

（2）妊娠期高血压疾病病人，如无产科剖宫产指征，原则上考虑阴道试产。但如果不能短时间内阴道分娩，病情有可能加重，可考虑放宽剖宫产指征。

（3）分娩期间注意观察自觉症状变化；监测血压并继续降压治疗，应将血压控制在≤160/110mmHg；监测胎心变化；积极预防产后出血；产时不可使用任何麦角新碱类药物。

（4）重度子痫前期病人产后应继续使用硫酸镁24～48小时预防产后子痫。子痫前期病人产后3～6天是产褥期血压高峰期，高血压、蛋白尿等症状仍可能反复出现甚至加剧，因此这期间仍应每天监测血压及尿蛋白。如血压≥160/110mmHg应继续给予降压治疗。哺乳期可继续应用产前使用的降压药物，禁用ACEI和ARB类（卡托普利、依那普利除外）。注意监测和记录产后出血量，病人应在重要器官恢复正常后方可出院。

6. 心理护理 详细讲解妊娠期高血压疾病发生发展过程以及医护团队协作的重视程度，降低病人的紧张、焦虑、恐惧等不良情绪，积极配合治疗。

【健康指导】

1. 孕期向孕妇及家属讲解妊娠期高血压疾病相关知识，便于病情发展时，孕妇能及时汇报，并督促孕妇每天数胎动，监测体重，及时发现异常，从而提高孕妇的自我保健意识，并取得家属的支持和理解。

2. 休息充分、睡眠良好、饮食合理，待病情缓解。

3. 积极宣教以促进妊娠期高血压疾病孕妇了解病情并积极配合治疗，使病情得以控制以达成更加良好的母儿结局。

【注意事项】

1. 注意饮食控制体重，控制热量摄取，控制钠盐摄入；注意休息，睡眠时尽可能取左侧卧位；防止水肿发生或减轻水肿。

2. 同一手臂至少 2 次测量，收缩压 ≥140mmHg 和（或）舒张压 ≥90mmHg 定义为高血压。若血压较基础血压升高 30/15mmHg，但低于 140/90mmHg 时，不作为诊断依据，但须严密观察。

3. 对首次发现血压升高者，应间隔 4 小时或以上复测血压。

4. 对严重高血压病人［收缩压 ≥160mmHg 和（或）舒张压 ≥110mmHg］，为观察病情指导治疗，应密切观察血压。

5. 为确保测量准确性，应选择型号合适的袖带（袖带长度应该是上臂围的 1.5 倍）。

（江 露）

第九节 妊娠期糖尿病的护理

【概述】

1. 定义及发病率 妊娠合并糖尿病有两种情况：一

种为原有糖尿病（DM）的基础上合并妊娠，又称糖尿病合并妊娠；另一种为妊娠前糖代谢正常，妊娠期才出现的糖尿病，称为妊娠期糖尿病（GDM）。糖尿病孕妇中90%以上是GDM，糖尿病合并妊娠者不足10%。GDM发生率世界各国报道为1%～14%。我国GDM发生率为1%～5%，近年有明显增高趋势。GDM病人糖代谢多数于产后可以恢复正常，但将来患2型糖尿病机会增加。糖尿病孕妇的临床经过复杂，对母儿结局均有较大危害，必须引起重视。

2. 主要发病机制　妊娠中后期孕妇对胰岛素的敏感性逐渐下降，为维持正常糖代谢水平，胰岛素需求量必须相应增加，对于胰岛素分泌受限的孕妇，妊娠期不能代偿这一生理变化而使血糖升高，使原有糖尿病加重或出现妊娠期糖尿病。

3. 治疗原则　妊娠期管理，包括血糖控制、医学营养治疗、胰岛素等药物治疗、妊娠期糖尿病酮症酸中毒的处理以及母儿监护等。

妊娠期血糖控制目标：GDM病人妊娠期血糖应控制在餐前及餐后2小时血糖值分别≤5.3mmol/L、6.7mmol/L（95mg/dl、120mg/dl），特殊情况下可测餐后1小时血糖值≤7.8mmol/L（140mg/dl）；夜间血糖不低于3.3mmol/L（60mg/dl）；妊娠期糖化血红蛋白HbAlc宜<5.5%。

【护理评估】

1. 健康史　由于胰岛素分泌缺陷和（或）胰岛素作用缺陷而引起的糖、蛋白质、脂肪代谢异常。久病可引起眼、肾、神经、血管、心脏等组织的慢性进行性病变，导致功能缺陷及衰竭。

2. 生理状况

（1）症状体征：GDM孕妇妊娠期有三多症状（多饮、多食、多尿），或外阴阴道假丝酵母菌感染反复发作，孕妇体重>90kg，本次妊娠并发羊水过多或巨大胎儿者，应警惕合并糖尿病的可能。但大多数妊娠期糖尿病病人无明显的临床症状。

（2）辅助检查：

1）有条件的医疗机构应该做 OGTT（75g 糖耐量试验）：妊娠 24～28 周 OGTT 前禁食至少 8 小时，最迟不超过上午 9 点，试验前连续 3 天正常饮食，即每天进食碳水化合物不少于 150g，检查期间静坐、禁烟。检查时，5 分钟内口服含 75g 葡萄糖的液体 300ml，分别抽取孕妇服糖前空腹及服糖后 1 小时、2 小时的静脉血（从开始饮用葡萄糖水计算时间），放入含有氟化钠的试管中，采用葡萄糖氧化酶法测定血糖水平。75g 糖 OGTT 的诊断标准，服糖前空腹及服糖后 1 小时、2 小时，3 项血糖值应分别低于 5.1mmol/L、10.0mmol/L、8.5mmol/L（92mg/dl、180mg/dl、153mg/dl）。任何一项血糖值达到或超过上述标准即诊断为 GDM。

2）孕妇具有 GDM 高危因素或者医疗资源缺乏地区，建议妊娠 24～28 周首先检查空腹血糖 FPG。FPG ＞5.1mmol/L，可以直接诊断 GDM，不必行 OGTT；FPG ＜4.4mmol/L（80mg/dl），发生 GDM 可能性极小，可以暂时不行 OGTT。FPG ＞4.4mmol/L 且 ＜5.1mmol/L 时，应尽早行 OGTT。

3）糖化血红蛋白 HbAlc 水平的测定：HbAlc 反映取血前 2～3 个月的平均血糖水平，可作为评估糖尿病长期控制情况的良好指标，多用于 GDM 初次评估。应用胰岛素治疗的糖尿病孕妇，推荐每 2 个月检测 1 次。

4）尿酮体的监测：尿酮体有助于及时发现孕妇碳水化合物或能量摄取的不足，也是早期糖尿病酮症酸中毒（diabetes mellitus ketoacidosis，DKA）的一项敏感指标，孕妇出现不明原因恶心、呕吐、乏力等不适或者血糖控制不理想时应及时监测尿酮体。

5）尿糖的监测：由于妊娠期间尿糖阳性并不能真正反映孕妇的血糖水平，不建议将尿糖作为妊娠期常规监测手段。

6）肝肾功能检查，24 小时尿蛋白定量，眼底等相关检查。

3. 高危因素

（1）孕妇因素：年龄 ≥35 岁、妊娠前超重或肥胖、糖耐量异常史、多囊卵巢综合征。

（2）家族史：糖尿病家族史。

（3）妊娠分娩史：不明原因的死胎、死产、流产史、巨大儿分娩史、胎儿畸形和羊水过多史、妊娠期糖尿病史。

（4）本次妊娠因素：妊娠期发现胎儿大于孕周、羊水过多、反复外阴阴道假丝酵母菌病者。

4. 心理-社会因素　由于糖尿病疾病的特殊性，孕妇及家人对疾病知识的了解程度、认知态度问题，出现焦虑、恐惧心理，应该关注社会及家庭支持系统是否完善等。

【护理措施】

1. 一般护理

（1）评估妊娠期糖尿病既往史、家族史、不良孕产史、本次妊娠经过、存在的高危因素、合并症、病情控制及用药情况等。

（2）营养摄入量推荐包括每天摄入总能、碳水化合物、蛋白质、脂肪、膳食纤维、维生素、矿物质及非营养性甜味剂的使用。

（3）餐次的合理安排，少量多餐、定时定量进餐，控制血糖升高。

2. 症状护理

（1）评估孕妇有无糖代谢紊乱综合征，即三多一少症状（多饮，多食，多尿，体重下降），重症者症状明显。孕妇有无皮肤瘙痒，尤其外阴瘙痒。因高血糖可导致眼房水，晶体渗透压改变而引起眼屈光改变，患病孕妇可出现视力模糊。

（2）评估糖尿病孕妇有无产科并发症，如低血糖、高血糖、妊娠期高血压疾病、酮症酸中毒、感染等。

（3）确定胎儿宫内发育情况，注意有无巨大儿或胎儿生长受限。

（4）分娩期重点评估孕妇有无低血糖及酮症酸中毒症状，如心悸、出汗、面色苍白、饥饿感或出现恶心、呕吐、视力模糊、呼吸快且有烂苹果味等。

（5）产褥期主要评估有无低血糖或高血糖症状，有无产后出血及感染征兆，评估新生儿状况。

（6）妊娠期糖尿病酮症酸中毒的处理：在检测血气、血糖、电解质并给予相应治疗的同时，主张应用小剂量胰岛素0.1U/（kg·h）静滴。每1~2小时监测血糖一次。血糖≥13.9mmol/L，应将胰岛素加入0.9%氯化钠注射液静滴，血糖≤13.9mmol/L，开始将胰岛素加入5%葡萄糖氯化钠注射液中静滴，酮体转阴后可改为皮下注射。

3. 用药护理

（1）常用的胰岛素制剂及其特点：

1）超短效人胰岛素类似物：门冬胰岛素已被我国国家食品药品监督管理局（State Food and Drug Administration，SFDA）批准可用于妊娠期。其特点是起效迅速，药效维持时间短。具有最强或最佳的降低餐后血糖的作用，不易发生低血糖，用于控制餐后血糖水平。

2）短效胰岛素：其特点是起效快，剂量易于调整，可皮下、肌内和静脉注射使用。

3）中效胰岛素：是含有鱼精蛋白、短效胰岛素和锌离子的混悬液，只能皮下注射而不能静脉使用。注射后必须在组织中蛋白酶的分解作用下，将胰岛素与鱼精蛋白分离，释放出胰岛素再发挥生物学效应。其特点是起效慢，药效持续时间长，其降低血糖的强度弱于短效胰岛素。

4）长效胰岛素类似物：地特胰岛素也已经被国家食品药品监督管理局SFDA批准应用于妊娠期，可用于控制夜间血糖和餐前血糖。

静脉注射胰岛素后能使血糖迅速下降，半衰期5~6分钟，故可用于抢救糖尿病酮症酸中毒DKA。

5）妊娠期胰岛素应用的注意事项：①胰岛素初始使用应从小剂量开始，0.3～0.8U/（kg·d）。每天计划应用的胰岛素总量应分配到三餐前使用，分配原则是早餐前最多，中餐前最少，晚餐前用量居中。每次调整后观察2～3天判断疗效，每次以增减2～4U或不超过胰岛素每天用量的20%为宜，直至达到血糖控制目标。②胰岛素治疗期间清晨或空腹高血糖的处理：夜间胰岛素作用不足、黎明现象和Somgyi现象均可导致高血糖的发生。前两种情况必须在睡前增加中效胰岛素用量，而出现Somgyi现象是应减少睡前中效胰岛素的用量。③妊娠过程中机体对胰岛素需求的变化：妊娠中、晚期对胰岛素需求量有不同程度的增加；妊娠32～36周胰岛素需要量达高峰，妊娠36周后稍有下降，应根据个体血糖监测结果，不断调整胰岛素用量。

（2）口服降糖药在GDM孕妇中的应用：

1）格列本脲：是临床应用最广泛的治疗GDM的口服降糖药，作用靶器官为胰腺，99%以蛋白结合形式存在，极少通过胎盘屏障。目前临床研究显示，妊娠中、晚期GDM孕妇应用格列本脲与胰岛素治疗相比，疗效一致，但前者使用方便，且价格便宜。但用药后发生子痫前期和新生儿黄疸需光疗的风险升高，少部分孕妇有恶心、头痛及低血糖反应。

2）二甲双胍：可增加胰岛素的敏感性，目前的资料显示，妊娠早期应用对胎儿无致畸性，在多囊卵巢综合征的治疗过程中对早期妊娠的维持有重要作用。由于该药可以透过胎盘屏障，妊娠中晚期应用对胎儿的远期安全性尚有待证实。

因磺脲类及双胍类降糖药均能通过胎盘，对胎儿产生毒性反应，因此孕妇不宜口服降糖药物治疗。对通过饮食治疗不能控制的妊娠期的糖尿病病人，为避免低血糖或酮症酸中毒的发生，胰岛素是其主要的治疗药物。显性糖尿病病人应在孕前即改为胰岛素治疗，在使用胰岛素治疗的过程中特别注意用药的时间、剂量、使用方法等指导。

4. 分娩期护理

(1) 妊娠合并糖尿病本身不是剖宫产指征，如有胎位异常、巨大儿、病情严重需终止妊娠时，常选择剖宫产，做好术前准备。若胎儿发育正常，宫颈条件较好，则适宜经阴道分娩。

(2) 分娩时机及方式：分娩时，应严密监测血糖、密切监护胎儿状况，妊娠期糖尿病孕妇在分娩过程中，仍需维持身心舒适，给予支持以减缓分娩压力。

1) 分娩时机：①无需胰岛素治疗而血糖控制达标的 GDM 孕妇，如无母儿并发症，在严密监测下可待预产期，到预产期仍未临产者，可引产终止妊娠。②PGDM 及胰岛素治疗的 GDM 孕妇，如血糖控制良好且无母儿并发症，在严密监测下，妊娠 39 周后可终止妊娠；血糖控制不满意或出现母儿并发症，应及时收入院观察，根据病情决定终止妊娠时机。③糖尿病伴发微血管病变或既往有不良产史者，需严密监护，终止妊娠时机应个体化。

2) 分娩方式：糖尿病本身不是剖宫产指征。决定阴道分娩者，应制订分娩计划，产程中密切监测孕妇的血糖、宫缩、胎心率变化，避免产程过长。择期剖宫产的手术指征为糖尿病伴严重微血管病变，或其他产科指征。妊娠期血糖控制不好、胎儿偏大（尤其估计胎儿体重≤4250g 者）或既往有死胎、死产史者，应适当放宽剖宫产指征。

5. 心理护理　妊娠期糖尿病孕妇由于了解糖尿病对母儿的危害后，可能会因无法完成“确保自己及胎儿安全顺利地度过妊娠期和分娩期”这一母性心理发展任务而产生焦虑、恐惧及低自尊的反应，严重者造成身体意象紊乱。如妊娠分娩不顺利，胎婴儿产生不良后果，则孕妇心理压力更大，护理人员应提供各种交流的机会，鼓励其讨论面临的问题及心理感受。以积极的心态面对压力，并协助澄清错误的观念和行为，促进身心健康。

3

【健康指导】

1. 宣教妊娠、分娩经过，提高母婴健康共识。

2. 指导实施有效的血糖控制方法，保持良好的自我照顾能力。

3. 预防产褥感染，鼓励母乳喂养。

4. 指导产妇定期接受产科和内科复查，重新确诊。

【注意事项】

1. 注意妊娠期糖尿病孕妇的管理，特别是饮食管理和药物治疗。

2. 重视酮症酸中毒的预防及早期识别。

3. 胰岛素使用的各项注意事项。

4. 注意对胎儿发育、胎儿成熟度、胎儿状况和胎盘功能等检测，必要时及早住院。

（江　露）

第十节　妊娠期肝内胆汁瘀积症的护理

【概述】

1. 定义及发病率　妊娠期肝内胆汁瘀积症（ICP）是妊娠期特有的并发症。临床上以皮肤瘙痒、黄疸和病理上胆汁瘀积为特征，主要危及胎儿使围产儿发病率和死亡率增高。ICP 的发生率 $0.1\% \sim 15.6\%$ 不等，有明显的地域和种族差异，智利、瑞典及我国长江流域等地发病率较高。

2. 主要发病机制　妊娠期肝内胆汁瘀积症的发病机制尚不清楚，可能与高女性激素水平、遗传和环境等因素有关。妊娠期胎盘合成雌激素，致使孕妇体内雌激素水平大幅度提高，而且实验室研究提示雌激素可使 Na^+、K^+、ATP 酶活性下降，能量提供减少，导致胆酸代谢障碍；雌激素可使肝细胞膜流动性降低，使胆汁流出受阻；同时，雌激素改变肝细胞蛋白质的合成，导致胆汁回流增加导致 ICP 的发生。遗传学研究发现，母亲或姐妹中有 ICP 病史的妇女中，ICP 发生率明显增加。

3. 治疗原则　积极对症处理，加强母儿监护，适时终止妊娠，改善妊娠结局。

【护理评估】

1. 健康史　家族有无 ICP 史；本次妊娠瘙痒发生的时间、程度，有无黄疸、尿色加深、粪色变浅等症状；以及胎儿宫内发育情况，有无胎儿生长受限、宫内缺氧及早产征象等。

2. 生理状况

（1）症状：瘙痒：皮肤瘙痒为首发症状，70% 以上发生在妊娠晚期，平均发病孕周为 30 周，也有少数在孕中期出现瘙痒的病例。瘙痒大多在分娩后 24～48 小时缓解，少数在 48 小时以上。一般始于手掌、脚掌或脐周瘙痒，逐渐延及小腿、大腿、上肢、前胸及腹部，甚至发展到颜面部瘙痒，表现程度不一，日间轻，夜间加重，甚至全身严重瘙痒，无法入睡，分娩后数小时或数天内瘙痒症状迅速消失。瘙痒严重时可有失眠和情绪上的改变，少数孕妇可有恶心、呕吐、食欲缺乏、疲劳、腹痛、腹泻、轻微脂肪痢等非特异性症状，极少数孕妇出现体质下降及维生素 K 相关凝血因子缺乏，而后者可能增加产后出血的风险。

（2）体征：

1）黄疸：出现瘙痒后 2～4 周内部分病人可出现黄疸，部分病例与瘙痒同时发生。黄疸发生率较低，多数仅出现轻度黄疸，或仅有巩膜黄染，同时伴有尿色加深、粪色变浅等高胆红素血症的表现，于分娩后 1～2 周内消退。ICP 孕妇有无黄疸与胎儿预后关系密切，有黄疸者的新生儿窒息和围生儿死亡率显著增加。

2）皮肤抓痕：四肢皮肤可见瘙痒抓痕。ICP 不存在原发皮损，但因瘙痒抓挠皮肤可出现条状抓痕，皮肤组织活检无异常发现。尽管 ICP 不存在原发皮损，但由于该病的特殊性和对胎儿造成的风险，有学者提出将 ICP 的皮肤表现归属于妊娠期皮肤病的一种，但未得到公认。

　　临床可无急、慢性肝病体征，肝大但质软，可有轻微压痛。

　　（3）辅助检查：

　　1）血清胆汁酸水平改变是 ICP 最主要的实验室证据：考虑甘胆酸在 ICP 诊断与程度分类中的稳定性差，故在 ICP 诊断及监测中以总胆汁酸水平作为检测指标更合理。①ICP 孕妇胆汁酸水平较健康孕妇显著上升；②总胆汁酸水平升高，伴或不伴肝酶水平升高。

　　2）肝酶系列：丙氨酸转氨酶、天冬氨酸转氨酶、血清 α- 谷胱甘肽转移酶在 ICP 表现为轻度升高。2011 年英国 RCOG 指南中认为，不明原因的肝酶、GGT 和（或）胆汁酸水平异常足以支持 ICP 的诊断，但缺乏循证证据，为临床实践观点。

　　3）胆红素：有关胆红素水平升高的研究结果相差颇大。一般而言，血清总胆红素水平正常或轻度升高，直接胆红素水平升高为主。

　　4）病毒学检查：诊断单纯性 ICP 应在排除肝炎病毒、EB 病毒、巨细胞病毒感染基础上。

　　5）肝胆 B 超检查：虽然 ICP 肝脏无特征性改变，但建议常规查肝胆 B 超以排除孕妇有无肝胆系统基础疾病。

　　3. 高危因素　　具有 ICP 高危因素的人群其发病率明显升高，加强识别 ICP 高危因素对提高该病的诊断具有临床价值，包括：

　　（1）有慢性肝胆基础疾病，如丙型肝炎、非乙醇性肝硬化、胆结石或胆囊炎、非乙醇性胰腺炎，有口服避孕药诱导的肝内胆汁瘀积症病史者。

　　（2）有 ICP 家族史者。

　　（3）前次妊娠有 ICP 病史，再次妊娠其 ICP 复发率在 40% ~70%。

　　（4）双胎妊娠孕妇 ICP 发病率较单胎妊娠显著升高，而 ICP 发病与多胎妊娠的关系仍需进一步研究并积累资料。

（5）人工授精妊娠的孕妇，ICP 发病危险度相对增加。

4. 心理-社会因素　因严重瘙痒可引起失眠和情绪的改变，因此，应评估孕妇的心理耐受程度，有无焦虑感以及孕妇及家属对疾病的认知程度。

【护理措施】

1. 一般护理

（1）保持病室安静、舒适，温湿度适宜，床铺整洁。

（2）对于在 32 周内发病的 ICP 病人，伴有黄疸、妊娠期高血压疾病或双胎妊娠，或既往有死胎、死产等不良孕产史者，应立即住院监护，每天吸氧 2 次，每次 30~60 分钟。

（3）适当增加休息时间，取左侧卧位，改善胎盘循环。

（4）同时遵医嘱给予高渗葡萄糖、维生素及能量合剂，既达到保肝作用，又可提高胎儿对缺氧的耐受性，从而改善妊娠结局。

（5）指导孕妇饮食宜清淡，禁食辛辣刺激性食物及蛋白含量高的食物，多食水果和蔬菜，补充各种维生素及微量元素。

2. 症状护理

（1）瘙痒：瘙痒程度不一，常呈持续性，白昼轻，夜间加剧；有计划安排好护理活动，减少对孕妇睡眠的影响。如因瘙痒严重而影响睡眠时，可遵医嘱给予抗组织胺类或镇静、安眠类药物，并观察其疗效。

（2）黄疸：10%~15% 病人出现轻度黄疸，一般不随孕周的增加而加重，注意观察黄疸情况、羊水有无粪染，监测胎心；从妊娠 34 周开始每周行 NST 试验，必要时行胎儿生物物理评分，及早发现隐性胎儿缺氧。

（3）皮肤抓痕：四肢皮肤出现因瘙痒所致条状抓痕，避免搔抓加重瘙痒和皮肤损伤，可压、拍局部以减轻痒感，保持手部清洁。

3

3. 用药护理

（1）熊脱氧胆酸（UDCA）：

1）疗效评价：推荐作为 ICP 治疗的一线药物。熊脱氧胆酸治疗 ICP 缺乏大样本随机对照试验，在 Cochrane 系统综述数据库中只有 1 篇相关的系统评价，认为 UDCA 在治疗 ICP 中的疗效仍不确切，属于 A 级证据。但与其他药物对照治疗相比，在缓解皮肤瘙痒、降低血清学指标、延长孕周、改善母儿预后方面具有优势。但停药后可出现反跳情况。

2）剂量：建议按照 15mg/（kg·d）的剂量分 3～4 次口服，常规剂量疗效不佳，而又未出现明显副作用时，可加大剂量为每天 1.5～2.0g。

3）胎儿安全性：动物试验证明，熊去氧胆酸在羊水和脐血中的蓄积量很低，对胚胎和出生的幼仔无直接损害，也未发现熊去氧胆酸对人类胎儿的毒副作用和造成围产儿远期不良影响的报道，妊娠中晚期使用安全性良好。

（2）S 腺苷蛋氨酸：

1）疗效评价：没有良好的循证医学证据证明 S 腺苷蛋氨酸的确切疗效和改善围产结局方面有效，国内就其治疗 ICP 疗效的荟萃分析显示，该药可以改善某些妊娠结局，如降低剖宫产率、延长孕周等，停药后存在反跳。建议作为 ICP 临床二线用药或联合治疗。

2）剂量：静脉滴注每天 1g，疗程 12～14 天；口服 500mg 每天 2 次。

3）胎儿安全性：尚未发现 S 腺苷蛋氨酸存在对胎儿的毒副作用和对新生儿远期的不良影响。

（3）降胆酸药物的联合治疗：文献报道的样本量小或组合复杂，疗效难于评价。比较集中的联合方案是：熊去氧胆酸 250mg 每天 3 次口服，联合 S 腺苷蛋氨酸 500mg 每天 2 次静脉滴注。建议对于重度、进展性、难治性 ICP 病人可考虑两者联合治疗。

4. 手术护理　胎盘功能减退或胎儿宫内窘迫者应及

时终止妊娠，降低围生儿病死率。因阴道分娩会加重胎儿缺氧，以剖宫产为宜，以减少母儿并发症。于分娩前遵医嘱补充维生素 K_1，防止产后出血。

在分娩期和产后，由于重度 ICP 产妇维生素 K 的吸收量较少，所以应注意缩短第二产程；胎儿娩出后积极按医嘱给孕妇注射止血药物，预防产后出血的发生。

5. 心理护理　孕妇常因瘙痒影响休息而心情烦躁，担心胎儿及新生儿预后而焦虑。护理人员应耐心倾听孕妇的叙述和提问，评估瘙痒程度及睡眠质量，详细讲解疾病的相关知识，及时提供其所需的信息，帮助孕妇及家人认识疾病并保持良好心态，积极配合治疗。同时发挥家庭支持系统作用，减轻其心理应激，增加孕妇的心理耐受性和舒适感，使其顺利地度过妊娠期和分娩期。

【健康指导】

1. 加强孕期宣教，使孕产妇了解 ICP 对母儿的影响，如 ICP 病人伴发明显的脂肪痢时，脂溶性维生素 K 的吸收减少，致使凝血功能异常，导致产后出血；由于胆汁酸毒性作用使围产儿发病率和死亡率明显升高，可发生胎儿窘迫、早产、羊水胎盘胎粪污染以及不能预测的胎儿突然死亡、新生儿颅内出血等。

2. 指导孕产妇对黄疸症状的认识，ICP 孕妇有无黄疸与胎儿预后关系密切。

3. 指导产妇观察记录自觉胎动计数，评估胎儿宫内状态简便的方法。胎动减少、消失或胎动频繁、无间歇的躁动是胎儿宫内缺氧的危险信号，应立即就诊。

4. 了解其他各种孕产期胎儿监测方法，如胎儿电子监护、B 超胎儿脐动脉血流收缩期与舒张末期最大速度比值（S/D 比值）分析、超声生物物理评分等。

5. 指导产妇与家人正确认识 ICP 疾病的发生发展过程，依从适当增加的产前门诊随访数量，产后评估身心康复情况，定期检测肝脏功能。指导正确的避孕方法。

【注意事项】

1. 保护皮肤适当使用具有润滑和止痒作用的擦剂。

2. 加强自觉胎动计数、NST 试验、B 超等胎儿监护措施。

3. 加强孕期宣教。

4. 加强孕期保健管理。

（江　露）

第十一节　妊娠合并心脏病的护理

【概述】

1. 定义　妊娠合并心脏病是一种严重的妊娠合并症，包括妊娠前已患有心脏病以及妊娠后发现或发生的心脏病。其中，先天性心脏病占 35% ~ 50%，位居第一位。妊娠合并心脏病在我国孕产妇死因顺位中高居第二位，为非直接产科死亡原因的首位。我国的发病率约为 1%。

2. 妊娠、分娩对心脏病的影响

（1）妊娠期：循环血容量于妊娠 6 周开始逐渐增加，32 ~ 34 周达高峰，产后 2 ~ 6 周逐渐恢复正常，总循环血量的增加可导致心排出量增加和心率增快。另外，妊娠末期，增大的子宫使膈肌升高，心脏向上、向左前发生移位，导致心脏大血管轻度扭曲，使心脏负荷进一步加重，心脏病孕妇容易发生心力衰竭。

（2）分娩期：强力的宫缩及耗氧量的增加使分娩期成为心脏负担最重的时期。第一产程，每次宫缩会导致 250 ~ 500ml 血液被挤入体循环，增加回心血量和心排出量，加重心脏负担。第二产程，除子宫收缩外，腹肌和骨骼肌的收缩使外周阻力增加，加之分娩时屏气使肺循环压力增加，腹腔压力增高，内脏血液回流入心脏增加，此时心脏前后负荷显著加重。第三产程，胎儿娩出后，腹压骤减，大量血液流向内脏，回心血量减少；而胎盘娩出后由于胎盘循环终止，子宫收缩使子宫内血液迅速进入体循环，使回心血量骤增。血流动力学的急剧变化，容易致心力衰竭。

（3）产褥期：产后 3 天内，子宫收缩使大量血液进入体循环，且产妇组织中潴留的大量水分也回流到体循环，使心脏负担再次加重，因此仍需谨防心力衰竭的发生。

综上，妊娠 32～34 周、分娩期以及产后 3 天内，是心脏病病人最危险的时期，护理人员应严密观察，确保母婴安全。

3. 治疗原则　积极防治心力衰竭和感染。

【护理评估】

1. 健康史　详细了解产科病史和既往病史，包括有无不良孕产史、心脏病史、心脏病相关疾病史、心功能状态以及有无心力衰竭史等。

2. 生理状况

（1）症状：有无活动受限、发绀等，应特别注意有无早期心力衰竭的症状和体征，包括：①轻微活动后即出现胸闷、心悸、气短；②休息时心率超过 110 次/分，呼吸超过 20 次/分；③夜间常因胸闷而需坐起呼吸或到窗口呼吸新鲜空气；④肺底部出现少量持续性湿啰音，咳嗽后不消失。

（2）体征：有无呼吸、心率增快，有无心脏增大、肝大、水肿、颈静脉怒张、杵状指等。

（3）辅助检查：全身检查、心脏检查及产科检查。

1）产科检查：评估胎儿宫内状况。

2）影像学检查：B 型超声心动图检查有无心肌肥厚、瓣膜运动异常、心内结构畸形等。

3）心电图检查：有无严重心律失常，如心房颤动、心房扑动、Ⅲ度房室传导阻滞等。

3. 心理-社会因素　孕产妇有无焦虑、恐惧等心理问题，孕产妇及家属对疾病知识的掌握情况、重视程度以及家庭支持度。

【护理措施】

1. 一般护理　见产科一般护理，但妊娠合并心脏病孕妇还应注意以下问题：

（1）休息指导：孕妇应保证每天 10 小时以上的睡眠，且中午宜休息 2 小时；避免过度劳累及情绪激动。分娩后，在心功能允许的情况下，鼓励其早期下床活动，以防血栓形成。

（2）营养指导：指导孕妇高热量、高维生素、低盐低脂饮食，少量多餐，多食蔬菜、水果，以防便秘加重心脏负担；每天食盐量不超过 4 ~ 5g。

（3）定期产前检查：妊娠 20 周前每 2 周检查 1 次，妊娠 20 周后，尤其是 32 周后，每周检查 1 次。若心功能在Ⅲ级或以上，有心力衰竭征象，应立即入院治疗；若心功能Ⅰ ~ Ⅱ级，应在妊娠 36 ~ 38 周入院待产。

（4）妊娠合并心脏病孕妇应适当放宽剖宫产指征，经阴道分娩者应采取半卧位，臀部抬高，下肢放低，产程中加强观察。

2. 症状与体征护理

（1）生命体征及自觉症状：根据病情，定期观察孕产妇的生命体征及自觉症状，或使用生理监护仪连续监护；正确识别早期心力衰竭的症状与体征，预防心力衰竭的发生。

（2）分娩期的产程观察：有条件的医院应使用生理监护仪进行持续监护，无生理监护仪的医院应严密观察病人生命体征和自觉症状。第一产程，每 15 分钟监测 1 次血压、脉搏、呼吸、心率及自觉症状，每 30 分钟测胎心率 1 次；减轻或消除紧张情绪，必要时遵医嘱使用镇静剂。第二产程，指导产妇使用呼吸等放松技巧以减轻疼痛；每 10 分钟监测血压、脉搏、呼吸、心率等 1 次；行胎儿电子监护，持续监测胎儿情况；宫口开全后行产钳助产术或胎头吸引术以缩短产程。

（3）预防产后出血和感染：胎儿娩出后立即压沙袋于腹部，持续 24 小时，以防腹压骤降诱发心力衰竭。输液时，严格控制输液速度，有条件者使用输液泵，并随时评估心脏功能。严格遵循无菌操作规程，产后遵医嘱给予抗生素预防感染。

3. **用药护理**　为预防产后出血，遵医嘱应用缩宫素，但禁用麦角新碱，以防静脉压升高，增加心脏负担；产后遵医嘱预防性使用抗生素；使用强心药者，应严密观察不良反应。

4. **心理护理**　妊娠合并心脏病孕产妇最担心的问题是自身和胎儿的安全，医务人员应指导孕产妇及家属掌握心力衰竭的诱发因素及预防心衰、早期心衰的识别等相关知识。

5. **急性心力衰竭的急救**

（1）体位：坐位，双腿下垂，以减少回心血量。

（2）吸氧：高流量给氧 6 ~ 8L/min，必要时面罩加压给氧。

（3）用药：遵医嘱给予镇静剂、利尿剂、血管扩张剂、洋地黄制剂、氨茶碱等。

（4）紧急情况下无抢救条件时，可采取四肢轮流三肢结扎法，以减少静脉回心血量。

【健康指导】

1. **预防心力衰竭的诱因**　多休息，避免过度劳累；注意保暖，预防感冒；保持心情愉快，避免过度激动；进食清淡食物，避免过饱；适度运动，多进食高纤维食物，防止便秘。

2. **母乳喂养指导**　心功能Ⅰ ~ Ⅱ级者，可以母乳喂养，但要避免过劳；心功能Ⅲ级或以上者，不宜母乳喂养，应指导其及时回乳，并教会家属人工喂养的方法。

3. **出院指导**　全面评估产妇的身心状况，与家属共同制订康复计划；在心功能允许的情况下，鼓励其适度参与新生儿照护，促进亲子关系建立；新生儿有缺陷或死亡者，鼓励其表达情感，并给予理解与安慰。

4. **避孕指导**　不宜再妊娠者，应在剖宫产的同时行输卵管结扎术，或在产后 1 周行绝育术；未行绝育术者，应指导其采取适宜的避孕措施，严格避孕。

【注意事项】

1. **预防心力衰竭**　孕产期应避免过度劳累、感冒、过度激动、便秘等，防止发生心力衰竭。

2. 识别心力衰竭的早期临床表现　容易发生心衰的三个时期为妊娠 32～34 周、分娩期、产后 72 小时，识别心力衰竭的早期临床表现对于及早处理、改善预后具有十分重要的意义。

3. 心力衰竭急救时用药　发生心力衰竭时，应快速、准确按医嘱给药。因此，应熟练掌握常用急救药物的剂量、用药方法、药理作用及不良反应。

（罗碧如）

第十二节　妊娠合并缺铁性贫血的护理

【概述】

1. 定义　贫血是妊娠期常见的合并症，其中以缺铁性贫血最常见，占妊娠期贫血的 95%。

2. 发病原因　妊娠期对铁的需要量增加是孕妇缺铁的主要原因。妊娠期血容量增加及胎儿生长发育约需铁 1000mg。因此，孕妇每天需铁至少 4mg，每天饮食中含铁 10～15mg，但吸收利用率仅为 10%，妊娠中晚期铁的最大吸收率可达 40%，仍不能满足需要，若不及时补充铁剂，则可能耗尽体内的储存铁导致贫血。

3. 治疗原则　补充铁剂，纠正贫血；积极预防产后出血和感染。

【护理评估】

1. 健康史　了解有无月经过多或消化道慢性失血疾病史，有无长期偏食、妊娠剧吐等导致的营养不良病史，有无代谢障碍性疾病。

2. 生理状况

（1）症状：轻者多无明显症状，重者有头晕、乏力、心悸、气短、食欲缺乏、腹胀、腹泻等症状，甚至出现贫血性心脏病、胎儿宫内窘迫、胎儿生长受限、早产等并发症的相应症状。

（2）体征：皮肤、口唇、指甲、睑结膜苍白，皮肤毛发干燥无光泽、脱发、指甲脆薄，重者还表现为口角炎、舌炎等体征。

（3）辅助检查：

1）血常规：呈小细胞、低色素的特点。

2）血清铁测定：血清铁的下降可出现在血红蛋白下降之前。

3）骨髓检查：红细胞系统增生活跃，中、晚幼红细胞增多。

3. 心理-社会因素　了解孕妇及家属对贫血知识的知晓程度，对用药注意事项的掌握情况。了解孕妇是否担心胎儿及自身安全，有无焦虑等心理问题。

4. 高危因素

（1）妊娠前月经过多者。

（2）消化道慢性失血性疾病者。

（3）长期偏食，摄入铁不足者。

（4）吸收不良或代谢障碍性疾病者。

（5）妊娠剧吐未能得到及时纠正者。

【护理措施】

1. 一般护理　见产科一般护理。

2. 症状护理　轻度贫血者可根据耐受情况适当活动，严重贫血者应卧床休息，以减少机体对氧的消耗。同时应加强防跌倒教育，防止病人在体位突然改变时因头晕、乏力而跌倒。

3. 用药护理　需要口服铁剂者，指导其饭后服用，以减少对胃肠道的刺激，可同时服用维生素 C 或酸性果汁以促进吸收。服用后，铁与肠内硫化氢作用形成黑便，应予以解释。不可与茶叶同服，以免影响铁的吸收。

4. 分娩期护理

（1）中、重度贫血者，临产前遵医嘱给予止血剂如维生素 C、维生素 K_1 等，并配血备用。

（2）密切观察产程进展情况，产程中加强胎心监护，并行低流量吸氧，可行助产缩短第二产程以减少产妇用力。

（3）贫血产妇易发生因宫缩乏力所致的产后出血，且贫血病人对失血的耐受性差，故产后应及时给予宫缩剂预防产后出血。

（4）严格无菌操作，遵医嘱用抗生素预防感染。

5. 心理护理　向孕妇及家属详细讲解疾病知识，使其了解目前身体状况。分娩时，陪伴产妇，给予支持与鼓励，及时提供产程进展信息以减轻其焦虑。

【健康指导】

1. 饮食指导　指导孕妇多食高铁、高蛋白、高维生素、易消化的食物，如肉类、肝脏、胡萝卜、木耳、紫菜、新鲜水果以及菠菜、甘蓝等深色蔬菜。

2. 母乳喂养指导　对于重度贫血不宜哺乳者，应解释原因，指导产妇及家属掌握人工喂养的方法，并行退乳指导。

3. 对于无再次生育要求者，产后行避孕指导；对于有再次生育要求者，指导其下次妊娠前纠正贫血并增加铁的储备。

【注意事项】

1. 有高危因素者，应进行针对性的健康指导。

2. 服用铁剂者，详细指导注意事项。

（罗碧如）

第十三节　妊娠合并病毒性肝炎的护理

【概述】

1. 定义　病毒性肝炎是由肝炎病毒引起的，以肝细胞变性坏死为主要病变的传染性疾病。致病病毒分为甲型（HAV）、乙型（HBV）、丙型（HCV）、丁型（HDV）、戊型（HEV）等，其中以乙型最常见。

2. 妊娠、分娩与病毒性肝炎的相互影响

（1）因妊娠反应，孕早期营养摄入不足，蛋白质缺乏，而妊娠期母体新陈代谢率高，使肝内糖原储备减少，肝脏抗病能力降低；孕妇体内雌激素水平增高，而雌激素需在肝内灭活，妨碍了肝脏对脂肪的转运和胆汁的排泄；胎儿的代谢产物也需在母体肝脏内解毒，加重了肝脏负担；分娩过程中的疲劳、缺氧、麻醉、出血等进一步加重了肝脏负担。

（2）病毒性肝炎发生于妊娠早期者，可加重早孕反应；发生于妊娠晚期者，妊娠期高血压疾病的发病率增高；分娩后，因肝脏功能受损，凝血因子合成障碍，产后出血率增高；若为重症肝炎，DIC 发生率增加。妊娠期间感染病毒性肝炎者，其胎儿畸形、流产、死胎、死产、早产及新生儿死亡率等均增高。另外，胎儿可因垂直传播而被感染，其中以乙型肝炎最多见。

3. 治疗原则　积极保肝治疗，重症肝炎病人积极预防和治疗肝性脑病、DIC。

【护理评估】

1. 健康史　了解有无与肝炎病人密切接触史，有无输血或血液制品以及使用污染注射用具史等；了解家族史以及本地流行病史；重症肝炎病人应评估其诱发因素，了解其治疗经过；评估病人及家属对疾病相关知识的知晓情况。

2. 生理状况

（1）症状：多表现为食欲缺乏、恶心、呕吐、厌油、腹胀、乏力、肝区疼痛等消化系统症状。重症肝炎起病急，病情重，表现为尿色深黄、畏寒发热、食欲极度减退、频繁呕吐、肝臭味等，可伴有烦躁、嗜睡、神志不清、昏迷等肝性脑病症状。

（2）体征：可有皮肤、巩膜黄染，肝脏肿大、触痛，肝区叩击痛等。重症肝炎病人可有肝脏进行性缩小、腹水甚至嗜睡、昏迷等。

（3）辅助检查：

1）肝功能检查：主要包括 ALT、AST、总胆红素等，协助判断肝脏损伤程度及预后。

2）血清病毒学检测：根据血清病毒学结果确定其临床意义。

3）影像学检查：观察有无肝脏肿大或缩小，有无肝硬化或脂肪变性，有无腹腔积液等。

3. 心理-社会因素　评估病人及家属是否因缺乏疾病相关知识或担心胎儿被感染而感到恐惧和焦虑。

4. 高危因素

（1）有输血或血液制品史者。

（2）有吸毒史者。

（3）与肝炎病人有密切接触史者。

（4）来自病毒性肝炎高发区者。

（5）未按计划接种肝炎疫苗者。

【护理措施】

1. 一般护理　除产科一般护理外，还应注意以下问题：

（1）保证充足的休息，每天应睡足 9 小时，并有适当的午休时间。

（2）进食优质蛋白、高维生素、富含碳水化合物、低脂肪食物，并多食新鲜蔬菜和水果，保持大便通畅。

2. 症状与体征护理

（1）注意观察病人有无食欲缺乏、恶心、呕吐、厌油腻、皮肤黄染等临床表现，特别注意早期发现性格改变、行为异常、扑翼样震颤等肝性脑病的前驱症状，并根据病人病情，遵医嘱行保肝治疗。

（2）注意观察有无口鼻、皮肤黏膜等出血倾向，必要时遵医嘱肌注维生素 K_1。

3. 用药护理

（1）临产前，遵医嘱给予维生素 K_1 等止血剂，临产后加大剂量。

（2）新生儿出生后尽早注射高效乙肝免疫球蛋白和乙肝疫苗，以阻断或减少乙肝病毒的垂直传播。

（3）产后遵医嘱使用对肝脏损害较小的抗生素预防感染，防止肝炎病情恶化。

4. 分娩期护理

(1) 临产后，做好抢救准备，并配血备用。

(2) 产程中禁用肥皂水灌肠。

(3) 密切观察产程进展，注意有无出血、血液不凝等现象，必要时行阴道助产，以减少产妇体力消耗。

(4) 尽可能避免产道损伤、新生儿损伤、羊水吸入等，以减少垂直传播。

(5) 分娩时建立静脉通道，胎儿娩出后立即遵医嘱给予宫缩剂，并配合子宫按摩，预防产后出血。

5. 消毒隔离

(1) 每次产前检查后，对孕妇所使用过的器械、检查床、床单等使用 2000mg/L 的含氯消毒液浸泡后进行相应的处理。有条件者可开设隔离诊室。

(2) 肝炎孕产妇应置于隔离待产室和分娩间，产妇的含氯消毒物品以及产妇的排泄物等均应经 2000mg/L 含氯消毒后按相关规定进行处理。

6. 心理护理　向孕产妇及家属讲解肝炎对母婴的影响以及消毒隔离的方法与重要性，积极争取其理解与配合，解除或减轻其因患传染病而产生的焦虑和自卑心理。

【健康指导】

1. 妊娠期妇女应加强营养，摄入高蛋白、高碳水化合物、富含维生素的食物，避免因营养不良而增加对肝炎病毒的易感性。

2. 夫妇一方患肝炎者，应坚持使用避孕套，以防交叉感染。

3. 母乳喂养指导　目前认为只要新生儿经主动、被动免疫，母乳喂养是安全的。退乳者应避免使用增加肝脏负担的药物，如己烯雌酚。

【注意事项】

1. 注意保护孕产妇隐私　接触此类病人应注意隔离，但应避免孕产妇遭到医务人员及其他病人在语言和行为等方面的歧视。

2. 母婴传播的问题　在分娩期及产褥期应防止发生

母婴传播，按国家规定指导母乳喂养。

（罗碧如）

第十四节 妊娠合并性传播
疾病的护理

【概述】

1. 定义 性传播疾病是指以性行为为主要传播途径的一组传染病，包括淋病、梅毒、艾滋病等 20 余种疾病，本节主要介绍淋病、梅毒、艾滋病。妊娠合并性传播疾病者可通过垂直传播感染胎儿，导致流产、早产、死胎、新生儿死亡等。

2. 病因 淋病由革兰阴性的淋病奈瑟菌感染引起，是我国发病率最高的一种性传播疾病；梅毒的性传播螺旋体引起的生殖器、所属淋巴结及合征，是由人免疫疾病；艾滋病又称获得性免疫缺陷综合征，是由人免疫缺陷病毒（HIV）感染引起的一种以人体免疫功能严重损害为临床特征的高度传染性疾病。

3. 治疗原则 尽早、彻底治疗疾病，用药应及时、足量、规范、彻底。淋病的首选药物为第三代头孢菌素，梅毒的首选药物为青霉素，艾滋病目前尚无治愈方法，以抗病毒药物治疗和支持对症治疗为主。

【护理评估】

1. 健康史 详细了解孕妇的妊娠经过，存在症状及出现的时间、治疗经过等。

2. 生理状况

（1）症状与体征：

1）淋病：主要表现为阴道脓性分泌物增多，外阴瘙痒或灼热，偶有下腹痛，妇科检查可见宫颈水肿、充血等宫颈炎表现，也可伴有尿道炎、前庭大腺炎等临床表现。

2）梅毒：早期主要表现为硬下疳、硬化性淋巴结炎、全身皮肤黏膜损害，晚期表现为永久性皮肤黏膜损害，并可侵犯心血管、神经系统等多种组织器官而危及生命。

3）艾滋病：表现为全身性、进行性病变，主要为条件致病菌引起的机会性感染（如口腔念珠菌感染、卡氏肺囊虫肺炎、疱疹病毒感染、巨细胞病毒感染、隐球菌脑膜炎、活动性肺结核等）和肿瘤（卡氏肉瘤最常见）。

（2）辅助检查：

1）淋病：①分泌物涂片检查，见中性粒细胞内有革兰阴性双球菌；②淋菌培养，取分泌物进行淋菌培养是诊断的金标准。

2）梅毒：①病原体检查，取皮损分泌物涂片查见病原体；②血清学检查，包括非梅毒螺旋体试验和梅毒螺旋体试验；③脑脊液检查，主要用于诊断神经梅毒。

3）艾滋病：抗 HIV 抗体检测、血清 p24 抗原检测等。

3. **心理-社会因素** 评估产妇及家属有无焦虑、恐惧等心理问题，对性传播疾病的认识程度和家庭支持度。

4. **高危因素**

（1）静脉毒瘾者。

（2）有多个性伴侣者。

（3）性伴侣患有性传播疾病者。

（4）其他家庭成员患有性传播疾病者。

（5）来自性传播疾病高发区者。

（6）使用过不规范血制品者。

【护理措施】

1. **一般护理** 除产科一般护理外，还应注意尽量安置病人于单间，便于隔离和保护病人隐私。

2. **症状与体征护理**

（1）观察病人有无阴道分泌物变化，有无皮肤黏膜损害或发热、体重下降等，及早发现机会性感染，及时进行治疗。

（2）对新生儿进行严密观察，如淋病病人的新生儿有无眼部红肿、脓性分泌物以及肺炎的临床表现；梅毒病人的新生儿有无皮肤大疱、皮疹、鼻炎及鼻塞、肝脾大等，做到早发现、早治疗。

3. 用药护理

（1）药物治疗应严格遵循及时、足量、规范化的原则。

（2）注意观察药物的疗效和不良反应，发现异常及时通知医师并进行处理。如抗病毒药物齐多夫定可造成骨髓抑制，应注意观察病人是否出现疲倦、乏力、头晕眼花、面色苍白等症状；拉米夫定可引起头痛、腹泻、腹胀不适等。

（3）新生儿需遵医嘱采取相应的药物治疗。

4. 分娩期护理

（1）妊娠合并艾滋病者，尽量缩短破膜距分娩的时间，尽量避免会阴侧切术、胎头吸引器或产钳助产术、宫内胎儿头皮血检测等增加胎儿暴露于血液和体液风险的操作，并建议选择剖宫产降低母婴传播的风险。

（2）新生儿处理：淋病产妇分娩的新生儿，应尽快使用0.5%红霉素眼膏预防淋菌性眼炎；梅毒产妇分娩的新生儿，应观察有无先天性梅毒。

5. 消毒隔离

（1）治疗期间应禁止性生活，同时应鼓励病人配偶进行检查治疗。

（2）病人的用物应单独使用，淋病、梅毒及艾滋病病人的用物需经2000mg/L含氯消毒剂浸泡后，再与其他病人的用物一起进行清洗消毒；污染的手需经消毒液浸泡消毒。

（3）医务人员应做好自身的安全防护，避免职业损伤，若发生针刺伤，应及时进行处理并向相关部门报告。

6. 心理护理

（1）尊重病人，鼓励其表达内心的感受，并给予关心和帮助，减轻病人的焦虑情绪。

（2）帮助病人及家属正确认识和对待疾病，缓解其紧张和恐惧情绪。

（3）讲解正规治疗的重要性，以取得病人及家属对诊疗工作的配合。

【健康指导】

1. 指导病人掌握自行消毒隔离的方法。

2. 根据病人的病情及治疗情况，指导其选择人工喂养或母乳喂养。人工喂养者对产妇及家属进行退乳指导，母乳喂养者指导其避免因亲密接触而感染新生儿。

3. 宣传性传播疾病预防知识，如避免不洁性生活、避免多个性伴侣、避免共用浴具、使用安全套等。

【注意事项】

1. 接触此类病人应注意隔离，但不得在他人面前谈论病人病情。

2. 必要时指导病人配偶进行治疗，切断传播途径。

3. 注意观察新生儿有无相应性传播疾病的临床表现。

（罗碧如）

第十五节　脐带异常的护理

【概述】

1. 定义　脐带异常包括脐带先露或脱垂、脐带缠绕、脐带长度异常、脐带打结、脐带扭转等，可引起胎儿急性或慢性缺氧，甚至胎死宫内。本节以脐带先露与脱垂为例进行讨论。脐带先露是指胎膜未破时脐带位于胎先露部前方或一侧，脐带脱垂是指胎膜破裂后脐带脱出于宫颈口外，降至阴道内甚至露于外阴部。

2. 病因　导致脐带先露与脱垂的主要原因有头盆不称、胎头入盆困难、胎位异常（如臀先露、肩先露、枕后位）、胎儿过小、羊水过多、脐带过长、脐带附着异常及低置胎盘等。

3. 治疗原则　早期发现脐带异常，迅速解除脐带受压，选择正确的分娩方式，保障胎儿安全。

【护理评估】

1. 健康史　详细了解产前检查结果，有无羊水过多、胎儿过小、胎位异常、低置胎盘等。

2. 生理状况

(1) 症状：若脐带未受压可无明显症状，若脐带受压，产妇自觉胎动异常甚至消失。

(2) 体征：出现频繁的变异减速，上推胎先露部及抬高臀部后恢复，若胎儿缺氧严重可伴有胎心消失。胎膜已破者，阴道检查可在胎先露旁或其前方触及脐带，甚至脐带脱出于外阴。

(3) 辅助检查：

1) 产科检查：在胎先露旁或其前方触及脐带，甚至脐带脱出于外阴。

2) 胎儿电子监护：伴有频繁的变异减速，甚至胎心音消失。

3) B 型超声检查：有助于明确诊断。

3. 心理-社会因素　评估孕产妇及家属有无焦虑、恐慌等心理问题，对脐带脱垂的认识程度及家庭支持度。

4. 高危因素

(1) 胎儿过小者。

(2) 羊水过多者。

(3) 脐带过长者。

(4) 胎先露部入盆困难者。

(5) 胎位异常者，如肩先露、臀先露等。

(6) 胎膜早破而胎先露未衔接者。

(7) 脐带附着位置低或低置胎盘者。

【护理措施】

1. 一般护理　除产科一般护理外，还需注意协助孕妇取臀高位卧床休息，缓解脐带受压。

2. 分娩方式的选择

(1) 脐带先露：若为经产妇、胎膜未破、宫缩良好，且胎心持续良好者，可在严密监护下经阴道分娩；

若为初产妇或足先露、肩先露者，应行剖宫产术。

（2）脐带脱垂：胎心尚好，胎儿存活者，应尽快娩出胎儿。若宫口开全，胎先露部已达坐骨棘水平以下者，还纳脐带后行阴道助产术；若宫口未开全，应立即协助产妇取头低臀高位，将胎先露部上推，还纳脐带，应用宫缩抑制剂，缓解脐带受压，严密监测胎心的同时尽快行剖宫产术。

3. 心理护理

（1）了解孕产妇及家属的心理状态，并予以心理支持，缓解其紧张、焦虑情绪。

（2）讲解脐带脱垂相关知识，以取得其对诊疗护理工作的配合。

【健康指导】

1. 教会孕妇自数胎动，以便早期发现胎动异常。

2. 督促其定期产前检查，妊娠晚期及临产后再次行超声检查。

【注意事项】

脐带脱垂为非常紧急的情况，一旦发现，应立即进行脐带还纳并保持手在阴道内直到胎儿娩出。

（罗碧如）

第十六节　胎儿窘迫的护理

【概述】

1. 定义　胎儿窘迫是指胎儿在子宫内因急性或慢性缺氧危及其健康和生命的综合症状。分为急性和慢性两种，急性胎儿窘迫多发生在分娩期，慢性胎儿窘迫多发生在妊娠晚期，但临产后常表现为急性胎儿窘迫，所以应予以重视。

2. 病因　导致胎儿窘迫的因素可归纳为三大类，母体血氧含量不足、母胎间血氧运输及交换障碍、胎儿自身因素异常。

（1）急性胎儿窘迫的常见原因：①前置胎盘、胎盘早剥；②脐带异常，如脐带绕颈、脐带扭转、脐带脱垂、脐带真结等；③母体休克导致胎盘灌注急剧减少；④缩宫素使用不当致过强及不协调宫缩；⑤过量应用麻醉剂及镇静剂，抑制呼吸。

（2）慢性胎儿窘迫的常见原因：①母体血氧含量不足，如合并心脏病或心功能不全、重度贫血、肺部感染等；②子宫胎盘血管硬化、狭窄、梗死等，如过期妊娠、妊娠期高血压疾病等；③胎儿异常，如心血管疾病、呼吸系统疾病、胎儿畸形、胎儿宫内感染等。

3. 治疗原则　急性胎儿窘迫者，应积极寻找原因，改善胎儿缺氧状态，尽快终止妊娠。慢性胎儿窘迫者，应根据孕周、胎儿成熟度和窘迫程度决定处理方案。

【护理评估】

1. 健康史　详细了解妊娠经过及临产后的处理措施，了解孕妇有无心脏病、糖尿病、高血压、重度贫血等合并症，了解胎儿有无畸形、母儿血型不合、宫内感染等，了解有无脐带异常，了解临产后有无过量使用麻醉剂或镇静剂、缩宫素使用不当等。

2. 生理状况

（1）症状：孕妇自觉胎动变化，在胎儿窘迫早期可表现为胎动过频，若缺氧未纠正或加重则胎动转弱且次数减少，进而消失。

（2）体征：①胎心率异常：此为胎儿窘迫最重要的征象，缺氧早期胎心率加快，持续缺氧则胎心率变慢，胎儿电子监护出现晚期减速或重度变异减速。②羊水胎粪污染：但目前认为羊水胎粪污染并不是胎儿窘迫的征象。胎儿可在宫内排出胎粪，孕周越大羊水胎粪污染的几率越高，但某些高危因素如妊娠期肝内胆汁瘀积症也会增加胎粪排出的几率。③胎儿酸中毒：取胎儿头皮血进行血气分析，pH < 7.20，$PO_2 < 10mmHg$，$PCO_2 > 60mmHg$。④胎儿生物物理评分降低：8 ~ 6 分可能有急或慢性缺氧，6 ~ 4 分有急性或慢性缺氧，4 ~ 2 分有急性缺氧伴慢性缺氧，0 分有急慢性缺氧。

（3）辅助检查：

1）胎儿电子监护：基线胎心率 > 160 次/分或 < 110 次/分，并伴有晚期减速或重度变异减速。

2）胎儿头皮血气分析：pH < 7.20 提示酸中毒。

3）胎儿生物物理评分：≤ 4 分提示胎儿窘迫。

4）脐动脉多普勒超声血流检查：进行性舒张期血流降低、脐血流指数升高提示胎盘灌注不足。

5）B 型超声检查：了解有无胎儿畸形及胎盘功能分级。

3. 心理-社会因素　评估孕产妇及家属有无焦虑、恐惧、无助感等，对胎儿窘迫的认识程度及家庭支持度。

4. 高危因素

（1）妊娠期肝内胆汁瘀积症者。

（2）妊娠期高血压疾病或合并肾炎、糖尿病等导致子宫胎盘血管硬化、狭窄、梗死者。

（3）妊娠合并心脏病、肺部疾病等导致母体血氧含量不足者。

（4）缩宫素应用不当导致子宫过强收缩或不协调性子宫收缩者。

（5）过多使用麻醉剂、镇静剂，导致呼吸抑制者。

（6）胎盘早剥、前置胎盘者。

（7）脐带异常，如脐带真结、脐带先露等，导致母胎血氧运输障碍者。

（8）胎儿患有严重心脏病、呼吸系统疾病或宫内感染，导致胎儿运输及利用氧的能力下降者。

【护理措施】

1. 一般护理　见产科一般护理。

2. 症状护理

（1）严密监测胎心变化，行胎儿电子监护，发现胎心异常及时通知医师，并协助处理。

（2）指导孕妇自数胎动，主诉胎动减少者，应立即行全面检查，以评估母儿状态。

3. 终止妊娠的护理　除少数孕周小，估计胎儿娩出后存活可能性小者，可考虑采取期待治疗延长胎龄外，其余均需要尽快终止妊娠，并做好新生儿抢救准备。

（1）宫口开全，胎先露部已达坐骨棘水平以下者，可经阴道助产尽快娩出胎儿。

（2）宫口未开全或预计短时间内不能阴道分娩者，应尽快做好剖宫产术前准备，行剖宫产终止妊娠。

4. 心理护理

（1）提供相关信息，鼓励孕产妇配合治疗护理。

（2）鼓励家属陪伴孕产妇，为其提供心理社会支持，缓解紧张、焦虑情绪。

（3）对于胎儿宫内死亡或新生儿死亡者，尽量将其安排在远离其他产妇和新生儿的房间，鼓励其表达悲伤情绪，指导其选择合适的应对措施。

【健康指导】

1. 教会孕妇自数胎动，以便早期发现胎动异常。

2. 督促其定期产前检查，及早发现胎儿窘迫的高危因素，并予以纠正。

【注意事项】

1. 重视孕妇自数胎动 胎动异常是最先出现的胎儿缺氧征象，应指导孕妇正确自数胎动，发现异常及时处理。

2. 能初步识别胎儿电子监护图形 常规做胎儿电子监护者，应尽早发现胎儿电子监护图形的异常，及时处理胎儿宫内缺氧。

（罗碧如）

第十七节 产后出血的护理

【概述】

1. 定义 产后出血是指胎儿娩出后 24 小时内出血量超过 500ml 者。产后出血是分娩期的严重并发症，居我国孕产妇死亡原因的首位。其发生率占分娩总数的 2% ~ 3%，其中 80% 以上发生在产后 2 小时内。本节同时介绍晚期产后出血，即分娩24小时后，产褥期内发生的子宫大量出血，称为晚期产后出血。以产后1~2周发病最常见。

2. 病因 导致产后出血的主要原因有子宫收缩乏力、胎盘因素、软产道损伤、凝血功能障碍。其中子宫收缩乏力是产后出血最常见的原因，占产后出血总数的70%~80%。

（1）子宫收缩乏力：导致子宫收缩乏力的因素包括精神过度紧张、体质虚弱等全身因素，产程延长、前置胎盘、胎盘早剥等产科因素，多胎妊娠、羊水过多、巨大胎儿、子宫肌瘤等子宫因素以及过多使用镇静剂、麻醉剂等药物因素。

（2）胎盘因素：包括胎盘滞留、胎盘植入、胎盘部分残留等。

（3）软产道损伤：容易导致软产道损伤的因素包括手术助产、急产、巨大胎儿分娩、软产道组织弹性差等。

（4）凝血功能障碍：包括原发性血小板减少、再生障碍性贫血等原发凝血功能异常以及子痫、死胎、羊水栓塞、胎盘早剥等产科因素所致的继发凝血功能异常。

导致晚期产后出血的常见原因有胎盘及胎膜残留、蜕膜残留、胎盘附着面复旧不全、感染、剖宫产术后子宫切口裂开等，其中胎盘、胎膜残留为阴道分娩最常见的原因。

3. 治疗原则 针对出血原因迅速止血；补充血容量，纠正失血性休克；防治感染。

【护理评估】

1. 健康史 详细了解分娩经过，了解有无多胎妊娠、羊水过多、重症肝炎、精神过度紧张等，有无软产道裂伤、胎盘植入等。

2. 生理状况

（1）产后出血的症状与体征：

1）症状：阴道大量流血，伴有面色苍白、出冷汗，主诉口渴、头晕、心慌、寒战等。若胎儿娩出后立即发生阴道流血，色鲜红能自凝，应考虑软产道裂伤；若胎儿娩出后数分钟发生阴道流血，色暗红，应考虑胎盘因素；若胎盘娩出后阴道流血，色暗红，子宫质软，子宫底扪不清，应考虑子宫收缩乏力；若阴道持续流血，且血液不能自凝，应考虑凝血功能障碍。失血表现明显但阴道流血不多者，应警惕阴道血肿的可能。剖宫产者，表现为胎盘剥离面广泛出血或切口裂伤处持续出血。

2）体征：血压下降、脉搏细速，子宫收缩乏力性出血者，子宫轮廓不清，经按摩后子宫质地变硬，且按摩时伴有大量阴道流血。

（2）晚期产后出血的症状与体征：

1）症状：胎盘、胎膜残留以及蜕膜残留者多发生在产后 10 天左右，表现为血性恶露持续时间延长，反复出血或突然大量出血；胎盘附着面复旧不全者多发生于产后 2 周左右，表现为反复多次阴道流血或突然大量阴道流血；剖宫产术后切口愈合不良或裂开者，多发生在术后 2～3 周，表现为急性大量出血，严重者可发生休克。常伴有腹痛、发热、恶露异常等感染症状。

2）体征：子宫大而软，宫口松弛，阴道及宫口可有血块堵塞或见残留组织；感染者子宫压痛明显。

（3）辅助检查：

1）产科检查：评估子宫收缩情况及宫底高度。

2）出血量的估计：估计出血量的方法有称重法、容积法、面积法、休克指数法等。

3）实验室检查：血常规，出、凝血时间，凝血酶原时间及纤维蛋白原测定。

4）B 型超声：晚期产后出血时可了解子宫大小、宫腔内有无残留物以及子宫切口愈合情况。

5）血 β-hCG 测定：晚期产后出血者了解有无胎盘残留或滋养细胞疾病。

6）病理检查：晚期产后出血者的宫腔刮出物送病理检查，了解有无蜕膜、绒毛组织等，协助诊断。

3. 心理-社会因素　评估产妇及家属有无惊慌、恐惧等心理问题及对治疗护理的配合程度。

4. 高危因素

（1）产后出血的高危因素：

1）产妇精神过度紧张或恐惧者。

2）临产后过多使用镇静剂、麻醉剂或子宫收缩抑制剂者。

3）妊娠并发症或合并症者，如前置胎盘、胎盘早剥、妊娠期高血压疾病、多胎妊娠、羊水过多、巨大胎儿、子宫肌瘤、宫内感染等。

4）胎盘植入或产后胎盘滞留者。

5）行阴道助产手术者。

6）急产或软产道组织弹性差者。

7）合并凝血功能障碍性疾病者，如原发性血小板减少、再生障碍性贫血、重症肝炎等。

8）羊水栓塞、重度子痫、死胎等可引起弥散性血管内凝血，从而导致产后出血。

（2）晚期产后出血的高危因素：

1）胎盘植入者。

2）前置胎盘者。

3）卫生习惯不良者。

4）胎膜早破、产程延长以及多次行阴道检查者。

5）术中出血多导致贫血者。

6）多次剖宫产史者。

7）剖宫产横切口选择过高或过低者。

8）剖宫产切口缝合不当者。

【护理措施】

1. 一般护理　除产科一般护理外，还应鼓励产妇多食高蛋白、富含铁和维生素的食物，如牛奶、鸡蛋、瘦肉、绿叶蔬菜、水果等，少量多餐。晚期产后出血者，若有组织物排出，应保留并送病理检查。

2. 止血的护理

（1）子宫收缩乏力性出血：可通过按摩子宫、使用宫缩剂、宫腔内填塞纱条、结扎血管等进行止血，必要时切除子宫。

（2）胎盘因素所致出血：胎盘已剥离但尚未娩出者，可挤压宫底，牵引脐带协助胎盘娩出；胎盘粘连者，可徒手剥离胎盘后协助娩出；胎盘、胎膜残留者，可行刮宫术；胎盘植入者，应及时做好子宫切除术的准备。

（3）软产道损伤所致出血：应及时缝合裂伤处。有软产道血肿者，应切开血肿，清除积血，再缝合止血。

（4）凝血功能障碍所致出血：尽快输注新鲜全血，补充血小板、纤维蛋白原、凝血因子等。

3. 失血性休克的护理　对产后失血过多者，应及早补充血容量；对失血多甚至发生休克者，应保持环境安静，协助产妇取平卧位，吸氧、保暖，严密观察并详细记录产妇的意识状态、皮肤颜色、血压、脉搏、呼吸及尿量，建立静脉通道并遵医嘱输血输液；观察子宫收缩情况及会阴部切口情况，遵医嘱应用抗生素预防感染。

4. 用药护理　遵医嘱使用抗生素预防感染，特别是晚期产后出血，常用青霉素、头孢菌素类抗生素，待病原菌和药物敏感试验结果明确后，改用敏感抗生素。

5. 心理护理　产后出血导致产妇体质虚弱，活动无耐力，护理人员应主动关心产妇，增加其安全感，并鼓励产妇说出内心的感受。

【健康指导】

1. 指导产妇加强营养，促进产后康复。

2. 讲解产褥期护理知识，告知产后复查的时间、意义等。

3. 告知产妇产褥期内禁止盆浴、性生活，同时强调产后避孕知识。

4. 指导产妇观察恶露情况，警惕晚期产后出血的发生。

【注意事项】

1. 入院时做好全面评估，识别发生产后出血的高危因素，对症处理。

2. 分娩过程中，高度重视发生产后出血的四大原因，鉴别每种原因所致出血的特点，及早对症处理。

3. 分娩后，除观察子宫收缩及阴道流血情况外，应特别重视产妇主诉如口渴等。

（罗碧如）

第十八节　子宫破裂的护理

【概述】

1. 定义　子宫破裂是指在妊娠晚期或分娩期子宫体部或子宫下段发生裂开，为威胁母婴生命安全的严重并发症。按照破裂阶段可分为先兆子宫破裂和子宫破裂。加强孕期保健，分娩过程中密切观察产程，及时进行处理，是预防子宫破裂的关键。

2. 病因　瘢痕子宫、梗阻性难产、宫缩剂使用不当、产科手术损伤等均可导致子宫破裂。

3. 治疗原则　先兆子宫破裂时应立即抑制子宫收缩，尽快行剖宫产术；子宫破裂时，无论胎儿是否存活，均应在积极抢救休克的同时尽快手术治疗。

【护理评估】

1. 健康史　了解产妇有无剖宫产史或其他子宫手术史，了解其骨盆测量情况及胎儿大小，了解分娩过程中宫缩剂的应用情况以及有无粗暴的宫内操作等。

2. 生理状况

（1）症状：

1）先兆子宫破裂：产妇烦躁不安、表情痛苦，主诉下腹剧痛难忍。

2）子宫破裂：产妇突感下腹部撕裂样剧痛，子宫收缩骤然停止，腹痛缓解，但不久又出现全腹持续性疼痛。

（2）体征：

1）先兆子宫破裂：①产妇呼吸、心率增快；②腹部可见环状凹陷，即病理缩复环，此环逐渐上升，可达

平脐或脐上（图 3-18-1）；③子宫下段压痛明显；④膀
胱受压充血，可出现排尿困难及血尿；⑤过频、过强的
宫缩使胎儿触不清，胎心率发生改变或听不清。

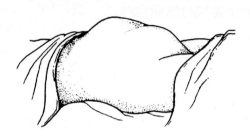

图 3-18-1 先兆子宫破裂的腹部外观

摘自：谢幸，苟文丽等．《妇产科学》第 8 版．北京：
人民卫生出版社，2013：218.

2）子宫破裂：①有全腹压痛、反跳痛等腹膜刺激
征；②有面色苍白、出冷汗、脉搏细速、呼吸急促、血
压下降等休克征象；③腹壁下可清楚地扪及胎体，子宫
缩小位于胎儿侧方，胎心、胎动消失；④阴道可有鲜血
流出，胎先露部升高，扩张的宫口回缩。

（3）辅助检查：

1）腹部检查：早期发现子宫破裂不同阶段的相应
症状和体征。

2）阴道检查：扩张的宫口缩小，可有鲜血流出。

3）B 超检查：可显示胎儿与子宫的关系，协助诊断
有无子宫破裂及其部位。

4）血常规：可见血红蛋白值下降，白细胞增高。

5）尿常规：可有红细胞或肉眼血尿。

3. 心理-社会因素 评估产妇及家属有无恐惧、焦
急等心理问题，有无预感性悲哀和无助感。

4. 高危因素

（1）有子宫手术史者，如剖宫产术、子宫肌瘤剔除
术等，若伴有术后感染、切口愈合不良，或术后间隔时
间过短而妊娠者，其子宫破裂的风险更大。

（2）高龄孕妇。

（3）骨盆狭窄、软产道阻塞者。

（4）胎儿畸形、胎位异常、头盆不称者。

（5）分娩期宫缩剂使用过量或使用时机不合理者。

（6）宫口未开全即行产钳助产或臀牵引术者。

（7）强行剥离植入性胎盘或严重粘连胎盘者。

（8）行穿颅术、毁胎术者。

【护理措施】

1. 子宫破裂的预防

（1）宣传孕期保健知识，加强产前检查。

（2）对于瘢痕子宫者，应提前入院待产。

（3）密切观察产程进展，及时发现导致难产的因素。

（4）严格掌握子宫收缩剂的使用指征和方法。

2. 先兆子宫破裂的护理　若待产过程中出现宫缩过强及下腹部压痛或腹部出现病理性缩复环，应立即停止缩宫素静脉滴注和一切操作，密切观察生命体征，并遵医嘱给予抑制宫缩的药物、吸氧，做好剖宫产术前准备。

3. 子宫破裂的护理

（1）迅速建立两条以上静脉通道，给予输液、输血，快速补充血容量，纠正酸中毒。

（2）术中、术后按医嘱应用抗生素预防感染。

（3）严密观察并记录产妇生命体征、出入量，评估失血量以指导护理。

4. 心理护理

（1）鼓励产妇及家属表达其焦虑、恐惧、悲伤等情绪。

（2）胎儿死亡者，倾听产妇诉说内心感受，帮助其度过悲伤期。

（3）与产妇及家属一起制订产褥期康复计划，帮助其调整心态、恢复体力。

【健康指导】

1. 胎儿死亡者，指导并协助其退乳。

2. 选择适当的时机向产妇及其家属讲解子宫破裂的影响。

3. 子宫破裂或有剖宫产等子宫手术史者，若有生育要求，应间隔2年以上。

【注意事项】

1. 子宫破裂是产科非常严重的并发症，预防是关键，有高危因素者需严密观察，防止发生子宫破裂。

2. 先兆子宫破裂者，其临床表现通常不典型，凡有高危因素的孕妇出现异常症状或体征时应警惕先兆子宫破裂。

（罗碧如）

第十九节　羊水栓塞的护理

【概述】

1. 定义　羊水栓塞是指在分娩过程中羊水突然进入母体血液循环引起的急性肺栓塞、过敏性休克、弥散性血管内凝血（DIC）、肾衰竭等一系列病理改变的严重分娩并发症。可发生在足月分娩、引产和钳刮术中。发生在足月分娩者，产妇死亡率高达80%以上。

2. 病因及病理生理　一般认为羊水栓塞是羊水中的有形成分（胎儿毳毛、角化上皮、胎粪、胎脂）进入母体血液循环，通过阻塞肺小动脉，引起机体的过敏反应和凝血功能异常而引起的一系列病理生理变化。羊膜腔内压力过高、胎膜破裂、血窦开放是发生羊水栓塞的基本条件。因此，高龄初产、经产妇、子宫收缩过强、急产、胎膜早破、前置胎盘、胎盘早剥、子宫破裂、剖宫产等均是羊水栓塞的诱发因素。

3. 治疗原则　抗过敏、纠正呼吸循环功能衰竭和改善低氧血症；抗休克，防治DIC及肾衰竭。

【护理评估】

1. 健康史　详细了解产妇年龄及此次妊娠经过；此次妊娠破膜情况；有无前置胎盘、胎盘早剥、先兆子宫破裂；是否为剖宫产；分娩过程中宫缩情况及缩宫素应用情况等。

2. 生理状况

（1）症状：多发生于分娩过程中，尤其是胎儿娩出前后的短时间内。一般经过三个阶段：①心肺功能衰竭和休克：产妇突感寒战，出现恶心、呕吐、气急、烦躁等先兆症状，继而出现呛咳、呼吸困难、抽搐、昏迷；病情严重者，产妇仅惊叫一声或打一哈欠或抽搐一下，呼吸心搏骤停，于数分钟内死亡。②出血：度过第一阶段后，开始出现难以控制的全身广泛性出血，如大量阴道流血、切口渗血、全身皮肤黏膜出血、血尿、消化道大出血等。③急性肾衰竭：由于循环功能衰竭引起的肾缺血及 DIC 前期形成的血栓堵塞肾内小血管，引起肾脏缺血、缺氧，导致肾脏器质性损害，存活病人出现少尿和尿毒症表现。

（2）体征：产妇出现发绀、脉搏细速、血压急骤下降、肺底部湿啰音等。全身皮肤、黏膜出现出血点或瘀斑。

（3）辅助检查：

1）全身检查：可发现全身皮肤黏膜有出血点及瘀斑，针眼及切口渗血，心率增快，肺部湿啰音等。

2）实验室检查：血涂片及痰液涂片查见羊水有形成分；DIC 相关检查示凝血功能障碍。

3）心电图或心脏彩色多普勒超声检查：提示右心房、右心室扩大，而左心室缩小，ST 段下降。

3. 心理-社会因素　羊水栓塞发病急骤，产妇及家属无心理准备，常无法接受，表现为恐惧及愤怒，甚至出现过激行为。

4. 高危因素

（1）高龄初产或多产妇。

（2）胎膜早破、前置胎盘或胎盘早剥者。

（3）于宫缩期行人工破膜者。

（4）子宫收缩过强者。

（5）不恰当使用子宫收缩剂者。

（6）子宫先兆破裂或破裂者。

（7）行剖宫产手术者。

（8）行钳刮术终止妊娠者。

【护理措施】

1. 羊水栓塞的预防

（1）加强产前检查，及时发现羊水栓塞的诱发因素并处理。

（2）掌握缩宫素的使用方法，防止宫缩过强。

（3）人工破膜应在宫缩的间歇期进行，破口要小且要控制羊水的流出速度。

（4）中期妊娠引产者，羊膜穿刺次数不超过 3 次，钳刮者应先刺破胎膜，使羊水流出后再钳夹胎块。

2. 羊水栓塞的紧急处理与配合

（1）抗过敏，解除肺动脉高压，改善低氧血症。

1）吸氧：产妇取半卧位，正压给氧，必要时行气管插管或气管切开，保证氧气的供给，减轻肺水肿，改善心、脑、肾等重要脏器的缺氧状况。

2）抗过敏：立即遵医嘱予氢化可的松或地塞米松静脉滴注或推注。

3）解除肺动脉高压：遵医嘱予盐酸罂粟碱、阿托品、氨茶碱、酚妥拉明等解痉药缓解肺动脉高压。

（2）抗休克：

1）补充血容量：及时补充新鲜血和血浆，也可用低分子右旋糖酐-40 等扩容。

2）升压：补足血容量后血压仍不回升者，可用多巴胺加于葡萄糖液中静脉滴注。

3）纠正酸中毒：5% 碳酸氢钠 250ml 静脉滴注纠正酸中毒，并及时纠正电解质紊乱。

4）纠正心衰：常用毛花苷丙（西地兰）静脉推注，

必要时 4~6 小时重复用药。

（3）防治 DIC：

1）肝素钠：用于治疗羊水栓塞早期的高凝状态，发病后 10 分钟内使用效果更佳。

2）补充凝血因子：及时输新鲜血或血浆、纤维蛋白原等。

3）抗纤溶药物：晚期纤溶亢进时，用氨甲环酸、氨甲苯酸等静脉滴注，同时补充纤维蛋白原。

（4）预防肾衰竭：若血容量补足后仍少尿，可选用呋塞米静脉注射或甘露醇快速静脉滴注，无效者提示急性肾衰竭，应尽早行血液透析等急救处理。

3. 产科处理

（1）若羊水栓塞发生于胎儿娩出前，应在产妇呼吸循环功能得到明显改善、凝血功能纠正后处理分娩。第一产程发病者立即行剖宫产结束分娩，第二产程发病者行阴道助产结束分娩。若发生产后出血，经积极处理仍不能止血者，应及时做好子宫切除术前准备。

（2）若发生于中期妊娠钳刮术或羊膜腔穿刺术时，应立即终止手术，及时进行抢救。

（3）若发生羊水栓塞时正在滴注缩宫素，应立即停止，同时监测产妇生命体征变化，记录出入量。

4. 心理护理

（1）对神志清醒的产妇，予以心理支持，增强其战胜疾病的信心。

（2）对家属的恐惧情绪表示理解，争取其对诊疗措施的配合。

（3）对于抢救失败者，理解家属表达其悲伤情绪。

【注意事项】

1. 羊水栓塞是产科严重的并发症，及早识别和处理是抢救成功的关键。

2. 产科需要建设一支强有力的快速反应团队，通过学习和演练，做到抢救时分工明确、忙而不乱。

（罗碧如）

第二十节　产褥感染的护理

【概述】

1. 定义　产褥感染是指分娩及产褥期生殖道受病原体侵袭，引起局部或全身感染。发病率约为6%，是导致产妇死亡的四大原因之一。产褥病率是指分娩24小时以后的10天内，每天用口表测量体温4次，间隔时间4小时，有2次体温≥38℃。产褥病率的主要原因是产褥感染，其次还包括急性乳腺炎、上呼吸道感染、泌尿系统感染、血栓性静脉炎等生殖道以外的感染。

2. 主要病因

（1）诱因：任何导致机体免疫力、细菌毒力、细菌数量三者之间平衡失调的因素，均可成为产褥感染的诱因。如产妇体质虚弱、营养不良、孕期贫血、孕期卫生不良、胎膜早破、羊膜腔感染、产程延长、产前产后出血、多次宫颈检查等。

（2）病原体：引起产褥感染的细菌种类较多，其中以大肠埃希菌、厌氧性链球菌最为常见，而溶血性链球菌和金黄色葡萄球菌感染较为严重。产褥感染常为多种病原体的混合感染。

3. 治疗原则　合理使用抗生素，积极控制感染；加强产妇营养，改善全身状况。

【护理评估】

1. 健康史　详细了解妊娠及分娩经过，评估产妇个人卫生习惯，询问产妇有无贫血、营养不良等慢性疾病，有无生殖道、泌尿道感染病史，了解此次分娩是否有胎膜早破、产程延长、手术助产、产前产后出血等。

2. 生理状况

（1）症状：发热、疼痛、异常恶露为产褥感染的三大主要症状。由于感染部位、程度、扩散范围不同，其临床表现也不同。依感染发生部位，分为外阴伤口、阴道、宫颈、子宫切口局部感染，急性子宫内膜炎、急性盆腔结缔组织炎、急性输卵管炎、急性盆腔腹膜炎、血栓性静脉炎、脓毒血症及败血症等。

（2）体征：多有体温升高。依感染部位不同，可有局部红肿、疼痛，恶露增加，下腹部压痛、反跳痛、肌紧张、肠鸣音减弱或消失，下肢水肿、皮肤发白、疼痛，甚至寒战、高热、脉搏细速、血压下降等感染性休克征象。

（3）辅助检查：

1）实验室检查：血常规示白细胞计数增高，尤其是中性粒细胞计数明显升高。

2）影像学检查：B型超声、彩色多普勒超声、CT、磁共振等能够对感染形成的炎性包块、脓肿及静脉血栓作出定位及定性诊断。

3）细菌培养和药物敏感试验：通过宫腔分泌物、脓肿穿刺物、后穹隆穿刺物做细菌培养和药物敏感试验，确定病原体及敏感的抗生素。

3. 心理-社会因素　产妇有无焦虑、抑郁、烦躁、依赖等心理问题及对产褥感染的认识程度和家庭支持度。

4. 高危因素

（1）产妇免疫力低下者，如合并贫血、营养不良等慢性疾病者。

（2）伴有产前或产后出血者。

（3）羊膜腔感染或行宫内胎儿监测者。

（4）产程延长或胎膜早破者。

（5）分娩过程中频繁行阴道检查者。

（6）剖宫产、急诊手术、阴道助产以及人工剥离胎盘者。

（7）有会阴切口或软产道撕裂伤者。

（8）产前、产后卫生不良者。

【护理措施】

1. 一般护理　除产科一般护理外，还应鼓励产妇多饮水，每天不应低于2000ml；严格无菌操作，注意手卫生，减少不必要的阴道操作，以免感染播散。

2. 症状护理

（1）密切观察产妇生命体征的变化，尤其是体温，

235

每 4 小时测量体温 1 次，并观察有无寒战、全身乏力等症状，如发现异常，及时记录并通知医师。高热者应及时采取有效的物理降温措施，必要时遵医嘱予药物降温，并注意保持水、电解质平衡。

（2）注意观察产妇腹部或会阴部切口是否出现红、肿、热、痛等感染征象，出现上述征象者给予局部热敷、冲洗或遵医嘱使用抗感染药物。

（3）了解宫底的高度、硬度及有无压痛，观察恶露的量、颜色、性状、气味有无改变，如有异常，及时通知医师。

3. 用药护理

（1）未确定病原体时，根据临床表现及临床经验选用高效广谱抗生素；细菌培养和药物敏感试验结果明确后，遵医嘱调整抗生素种类及剂量。

（2）应用抗生素要足量、及时，规范给药时间和给药途径，以保持有效血药浓度。

（3）中毒症状严重者，短期加用肾上腺皮质激素，提高机体应激能力。

（4）使用抗生素后，定期查血常规，了解治疗效果。

（5）若使用甲硝唑等可经乳汁分泌的药物，应告知产妇暂停母乳喂养。

4. 治疗配合

（1）如需要行脓肿引流术、清宫术或后穹隆穿刺术，配合医师做好术前准备和护理。

（2）如病情严重，伴有感染性休克或肾衰竭，应积极配合抢救。

5. 心理护理

（1）了解产妇和家属的心理状态，并给予心理支持，缓解其不良情绪。

（2）鼓励产妇与新生儿的情感交流，增强产妇的自信心。

（3）母婴分离者，及时提供新生儿的信息，减轻产妇因母婴分离而导致的焦虑情绪。

【健康指导】

1. 指导产妇保持会阴清洁，如勤换会阴垫、便后清洁会阴等。

2. 指导病人采取半坐卧位，以利于恶露的引流，防止感染扩散。

3. 教会病人识别产褥感染复发征象，如恶露异常、发热、腹痛等，如有异常，及时就诊。

【注意事项】

1. 产妇出院时指导产褥期卫生十分重要，特别是农村产妇，应教会她们做好个人卫生的方法。

2. 指导产妇因地制宜进食营养丰富的均衡膳食，提高机体抵抗力。

3. 产褥感染的产妇，应注意观察病情，防止发生感染性休克。

（罗碧如）

第二十一节　产褥期抑郁症的护理

【概述】

1. 定义　产褥期抑郁症是指产妇在产褥期内出现抑郁症状，是产褥期精神综合征最常见的一种类型。其发病率约为 3.5% ~ 30%，多在产后 2 周内出现症状。

2. 主要病因　产褥期抑郁症的发生受生理、心理、社会、遗传等多种因素影响。

（1）生理因素：产后随着胎盘的娩出，胎盘所分泌的激素水平急剧下降对产褥期抑郁症的发生起着重要作用。

（2）分娩因素：产时并发症、产后并发症、难产、滞产、手术产等。

（3）心理因素：焦虑、敏感、强迫、内向、保守固执等性格特点。

（4）社会因素：孕产期不良生活事件、社会支持缺乏、家庭经济困难、新生儿性别与期望不符等。

（5）遗传因素：家族有精神病史，特别是有抑郁症病史。

3. 治疗原则　行心理治疗或药物治疗，改善抑郁症状。

【护理评估】

1. 健康史　详细了解妊娠和分娩经过，有无妊娠期合并症或并发症，有无滞产、手术产等不良因素；评估孕妇性格特点；了解产妇有无重大精神创伤史、有无产前抑郁史、精神病家族史等。

2. 生理状况

（1）症状：主要表现为情绪低落、焦虑、易怒、自罪感、主动性降低、悲观厌世、睡眠障碍、性欲减退等；严重者有自杀或杀婴倾向。

（2）体征：无明显异常。

（3）辅助检查：

1）美国精神病学会（1994）《精神疾病的诊断与统计手册》中关于产褥期抑郁症的诊断标准是目前使用的金标准。

2）评定量表：目前常用的评定量表有爱丁堡产后抑郁量表、抑郁自评量表、Beck抑郁问卷、汉密尔顿抑郁量表等，对产褥期抑郁症的早期发现和诊断有重要意义。

3. 心理-社会因素　产妇有无绝望、自罪感等心理问题，有无伤害自己或他人的倾向；家属对产褥期抑郁症的认识程度以及家庭支持度。

4. 高危因素

（1）性格内向、敏感、强迫、固执者。

（2）有滞产、手术产、产后出血等产时、产后并发症者。

（3）妊娠期有产前抑郁病史者或既往有产后抑郁病史者。

（4）家族有精神病史，特别是抑郁症病史者。

（5）孕期有不良生活事件者，如亲人丧生、婚姻破裂等。

（6）家庭与社会支持不足者。

【护理措施】

1. 一般护理　除产科一般护理外，还应指导产妇养成良好的睡眠习惯，保证足够的休息；指导产褥期护理及新生儿护理相关知识，协助其适应角色改变，减轻其压力。

2. 症状护理

（1）密切观察产妇的心理状态，及时进行心理疏导。

（2）行自杀风险评估，并采取相应的防护措施。

3. 用药护理

（1）中重度抑郁症以及心理治疗无效者，应在专科医师的指导下采取药物治疗，如5-羟色胺再吸收抑制剂（帕罗西汀、舍曲林）、三环类抗抑郁药（阿米替林）等。若为母乳喂养，应尽量选用不进入乳汁的药物，首选5-羟色胺再吸收抑制剂。

（2）指导产妇严格按时间、剂量服药，不得随意停药或减量。

（3）服药期间定期复查肝肾功能情况。

4. 心理护理

（1）为产妇提供心理支持，指导其对情绪和生活进行自我调节。

（2）帮助协调夫妻之间或产妇与其他家庭成员之间的矛盾，保持良好家庭关系。

（3）采取心理咨询、认知治疗等，解除其致病的心理因素。

【健康指导】

1. 为产妇及家属讲解产褥期抑郁症相关知识，使家属正确认识疾病，理解产妇的情绪，并给予充分的家庭支持。

2. 指导产妇在遇到问题时学会寻求家人及朋友的帮助，主动向他人倾诉，保持良好心态。

【注意事项】

1. 孕期教育内容应包括产前、产后心理问题的预防和应对，让孕产妇及其家属知晓相关知识。

2. 出院时，评估产妇有无发生产褥期抑郁症的高危因素，有则指导产妇和家属正确应对。

（罗碧如）

第四章

助产护理

第一节　妊娠期妇女的护理

【概述】

1. 定义　妊娠是指胚胎和胎儿在母体内发育成长的过程。成熟卵子受精是妊娠的开始，胎儿及其附属物从母体排出是妊娠的终止。全过程约需 40 周，临床上分为 3 个时期：妊娠第 13 周末之前，称为早期妊娠；妊娠第 14～27 周末为中期妊娠；妊娠第 28 周及其后为晚期妊娠。

2. 妊娠机制

（1）妊娠生理：①获能的精子与次级卵母细胞在输卵管相遇，结合形成受精卵的过程称为受精。晚期囊胚植于子宫内膜的过程称为受精卵着床。随后子宫内膜发生蜕膜样改变。②胎儿附属物形成，包括胎盘、胎膜、脐带和羊水，对维持胎儿宫内的生命及生长发育起着重要作用。③妊娠 10 周（受精后 8 周）内的人胚称胚胎，是各器官分化、形成的时期；从受精第 9 周起称胎儿，为各器官进一步生长、成熟的时期。④妊娠 24 周出生的胎儿可能存活，但生存能力极差；28 周后生存能力逐渐增加；37～42 周为足月成熟儿。

（2）妊娠期母体的变化：①妊娠期在胎盘产生的激素作用下，母体各系统发生了一系列适应性生理变化，以适应胎儿生长发育和分娩的需要，为产后哺乳作好准备；②孕妇及家庭成员的心理随着妊娠的进展而变化，良好的心理适应有助于产后亲子关系的建立及母亲角色的完善。

3. 保健原则 定期健康检查，监测孕妇和胎儿的健康状态，及时发现和处理异常情况，指导妊娠期营养和用药，保证孕妇和胎儿的健康直至安全分娩。遵循普遍性指导和个性化指导相结合的原则，对孕妇和家庭提供教育和指导，增强自然分娩和母乳喂养的信心。

【护理评估】

1. 健康史

（1）年龄：年龄过小易发生难产；年龄过大，尤其是35岁以上的高龄初产妇，易并发妊娠期高血压疾病、产力异常等。

（2）职业：有无接触有毒、有害、放射性物质。

（3）本次妊娠过程：妊娠早期有无病毒感染、用药、发热及出血保胎史；有无头痛眼花、阴道流血；饮食营养、运动、休息与睡眠、排泄情况、日常活动与自理情况，有无特殊嗜好。胎动开始时间。

（4）月经史和孕产史：初潮年龄，月经周期、持续时间，按末次月经推算预产期。了解既往孕产史，有无不良孕产史（如流产、早产、难产、死胎、死产、产后出血等），分娩方式。

（5）既往史和手术史：重点了解妊娠前有无高血压、心脏病、血液病、肝肾疾病、结核病及糖尿病和甲状腺功能亢进等内分泌疾病；有无手术史及手术名称；有无食物、药物过敏史。

（6）家族史：询问家族中有无高血压、糖尿病、双胎、结核等病史。

（7）配偶情况：询问有无不良嗜好、健康状况、有无遗传性疾病。

2. 生理状况

（1）全身检查：观察发育、营养及精神状态，步态

4

及身高（<145cm注意骨盆狭窄）；检查心肺有无异常、乳房发育情况、脊柱下肢有无畸形；测量生命体征，体重和增长是否合理；有无水肿及其他异常。常规妇科检查了解生殖道发育及是否畸形。

（2）产科检查：包括腹部检查、骨盆测量、阴道检查和绘制妊娠图。

1）腹部检查：视诊腹形及大小，有无妊娠纹、手术瘢痕和水肿；触诊注意腹部肌肉紧张度和子宫肌的敏感度；测宫高、腹围；四步触诊了解子宫大小、胎产式、胎方位、先露是否衔接。听胎心。

2）骨盆测量：骨盆测量评估骨产道情况。已有充分证据表明骨盆外测量并不能预测产时头盆不称。因此，孕期不需要常规检查骨盆外测量。对于阴道分娩的孕妇，妊娠晚期可测定骨盆出口径线。骨盆内测量适用于骨盆外测量有狭窄者。

3）阴道检查：妊娠早期初诊时，可行盆腔双合诊检查。妊娠最后1个月内应避免阴道检查。

4）绘制妊娠图：将各项检查结果如血压、体重、宫高、腹围、胎位、胎心率等填于妊娠图中，绘成曲线图，及早发现并处理孕妇或胎儿的异常情况。

（3）胎儿宫内状态：①妊娠早期：妇科检查确定子宫大小是否与孕周相符。②妊娠中晚期：手测宫底高度或尺测子宫长度和腹围，了解胎儿大小、胎产式、胎方位、胎心率。胎动计数。

（4）辅助检查：

1）孕妇常规检查：血常规、血型（ABO和RH）、尿常规、肝肾功能、糖耐量、梅毒螺旋体、HIV筛查、宫颈细胞学检查、阴道分泌物。根据具体做以下检查：①妊娠合并症按需要进行血液化学、电解质、心电图、乙肝抗原抗体等检查；②孕妇有死胎死产史、胎儿畸形史和患遗传性疾病的孕妇，应做唐氏筛查、监测AFP、羊水细胞培养行染色体核型分析。

2）胎儿影像学及血流动力学监测：

A. B 型超声检查：可以观察胎儿生长发育情况、胎动、羊水和胎儿畸形筛查，且能判定胎位及胎盘位置、成熟度。

B. 血流动力学监测：彩色多普勒超声检查能监测胎儿脐动脉和大脑中动脉血流。

C. 电子胎儿监护：可连续观察和记录胎心率的动态变化，了解胎心与胎动及宫缩之间的关系，评估胎儿宫内安危。

3）胎盘功能检查：胎动、孕妇尿雌三醇、孕妇血清人胎盘生乳素。

4）胎儿成熟度检查：羊水卵磷脂/鞘磷脂比值、羊水泡沫试验或震荡试验。

3. 高危因素 年龄 < 18 岁或 ≥ 35 岁；残疾；遗传性疾病史；既往有无流产、异位妊娠、早产、死胎、死产、畸胎史；有无妊娠合并症如：心脏病、肝肾疾病、高血压、糖尿病等；有无妊娠并发症如：妊娠期高血压疾病、前置胎盘、胎盘早剥、羊水异常、胎儿生长受限、过期妊娠、母儿血型不符等。

4. 心理-社会因素

（1）评估孕妇学历、受教育程度。

（2）评估不同宗教、文化、习俗方面的特殊要求。

（3）评估孕妇及配偶的职业及稳定性、收入、居住条件。

（4）评估孕妇在家庭中的角色、家人对妊娠的态度、孕育愿望及支持系统是否完善。

（5）评估孕妇对妊娠的态度及接受程度；有无不良情绪，如焦虑、紧张等；对妊娠、分娩相关知识的了解与需求。

【护理措施】

1. 一般护理

（1）建立孕期保健手册。

（2）根据末次月经，推算预产期，确定孕周。

（3）对孕妇进行全身检查，包括测量血压、心率、

4

体重。

（4）协助完成产科检查和辅助检查。

（5）制定产前检查计划，预约复诊的时间和内容。

2. 症状护理

（1）恶心、呕吐：约半数孕妇在停经 6 周出现早孕反应，12 周左右消失。应避免空腹，饮食清淡，少量多餐，给予精神安慰。妊娠 12 周以后继续呕吐者应考虑妊娠剧吐的可能，影响孕妇营养时须住院治疗。

（2）尿频、尿急：常发生在妊娠初三个月及末三个月，不必处理，指导孕妇及时排空膀胱。

（3）白带增多：妊娠初三个月和末三个月较明显。指导孕妇保持外阴清洁，穿透气性好的棉质内裤，经常更换。

（4）水肿：妊娠后期易发生，休息后可消退。指导孕妇左侧卧位，下肢稍垫高，避免长时间的站或坐，适当限制盐的摄入。如下肢明显凹陷性水肿或水肿不能消退者及时诊治。

（5）下肢外阴静脉曲张：避免长时间的站立、行走，时常抬高下肢。穿弹力袜或裤，避免穿紧身衣。会阴部有静脉曲张者，抬高髋部休息。

（6）便秘：养成每日定时排便的习惯，多吃含纤维的食物，增加饮水量，注意适当活动。

（7）腰背痛：指导孕妇穿低跟鞋，避免长时间弯腰。疼痛严重时卧床休息。

（8）下肢痉挛：饮食中增加钙的摄入，避免腿部疲劳和受凉。发生下肢肌肉痉挛时，背曲肢体或站直前倾以伸展痉挛的肌肉。

（9）仰卧位低血压：指导孕妇改为侧卧位后症状即恢复正常。

（10）贫血：增加含铁食物的摄入，如病情需要时，遵医嘱补充铁剂，并给予用药指导。

3. 妊娠期营养与体质量管理

（1）建立妊娠期孕妇营养与体质量监测档案。

（2）测身高：第一次产检时测量即可。

（3）测体重：妊娠期每周监测孕妇体重变化，计算体质指数。体质指数（BMI）＝体质量（kg）/身高的平方数（m^2）。

（4）观察孕妇营养状况，运用营养监测软件对孕妇进行营养测评。

（5）根据评估结果和营养测评情况给予个性化的孕期营养和体重管理指导。

4. 用药护理

（1）妊娠期用药：①叶酸：用于预防神经管畸形，继续补充叶酸 0.4～0.8mg/d 至孕 3 个月。②铁剂：当孕妇血红蛋白＜105g/L，血清铁蛋白＜12μg/L，补充元素铁 60～100mg/d。遵医嘱用药，饭后服用，可与维生素 C 同服，不宜与牛奶、钙剂、浓茶同服，用药期间观察黑便情况，监测血红蛋白水平。③钙剂：孕中期开始补充钙剂，600mg/d。用药期间观察下肢痉挛情况。

（2）妊娠期合理用药原则：能用一种药，避免联合用药；选用疗效肯定的药物，避免用尚难确定对胎儿有无不良反应的新药；能用小剂量药物，避免用大剂量药物；严格掌握用药剂量和持续时间，注意及时停药；若病情需要，选用了对胚胎、胎儿有害的致畸药物，应先终止妊娠，然后用药。

5. 设立助产士门诊

（1）对孕妇知识掌握情况进行评估。必要时，转介到孕妇学校，完成相关课程学习。

（2）对孕妇分娩技巧训练程度进行评估。必要时转介到孕妇学校，完成相关技能训练。

（3）评估孕妇健康生活行为方式、自然分娩信心、支持系统。

（4）结合评估情况，有针对性地为孕妇提供生理、心理等方面的咨询和指导。

（5）与孕妇共同制订分娩计划，帮助合理选择分娩方式。记录孕妇的个性化要求，以便入院后能够提供人

4

性化的服务，为分娩做好准备。完善档案资料，跟踪随访，评价分娩结局。

（6）提供实地参观，让孕妇熟悉分娩环境，与助产士结成伙伴关系，提高信任度，消除陌生感和恐惧、紧张情绪。

6. 心理护理　通过孕妇学校对孕妇进行相关知识的教育，减轻孕妇的焦虑与不良情绪；对产妇家属实施有关心理卫生宣教，使他们认识到家庭成员的支持对孕妇心理健康至关重要；加强母婴保健支持体系，如助产士门诊、健康教育热线、社区卫生服务等，给予适时的帮助和服务；建立孕期心理干预门诊，对有需要的孕妇及时进行有效的心理干预。

7. 危急情况处理

（1）妊娠早期：如出现以下异常情况应及时就诊。

1）妊娠剧吐：妊娠5～10周出现逐渐加重的频繁呕吐（每日≥3次），不能进食，体重较前减轻≥5%，精神萎靡、面色苍白、尿量减少等体液电解质失衡，应及时就诊。

2）妊娠早期阴道流血：①自然流产先兆，及时就诊。卧床休息，保持情绪稳定。②异位妊娠一般在早孕期40～60天多见，孕囊增大后易导致输卵管破裂出血，引起失血性休克，必须及时就诊。

（2）妊娠期中晚期：孕妇的生理负担加重，应警惕异常情况的发生：

1）于外伤、负重或同房后突然出现剧烈腹痛，多为胎盘早期剥离，应注意腹痛性质、阴道流血情况并立即就诊。

2）如突发无诱因、无痛性阴道流血多为前置胎盘，应注意阴道流血情况并立即就诊。

3）注意有无头痛、眼花、腹痛、血压升高和水肿，如出现异常，应及时就诊。

4）如突感有较多液体自阴道流出且不能自控多为胎膜早破，应立即卧床休息，抬高臀部以防脐带脱垂，立即就诊。

5）妊娠期糖尿病或糖尿病合并妊娠的孕妇一旦发生低血糖反应，应尽快给予糖分补充，了解低血糖发生的诱因，给予健康指导，避免再次发生。

6）12小时胎动少于10次或低于正常的50%提示缺氧或胎盘功能减退，应立即就诊。如胎动消失，一旦确诊死胎，尽快引产，原则以尽量经阴道分娩为主，配合医生做好引产准备和产后的咨询指导。

【健康指导】

1. 告知定期产科检查的目的、检查的频次、每次检查的内容和注意事项。

2. 孕妇学校分阶段对妊娠、分娩、产褥期及孕期营养、母乳喂养、新生儿护理等相关知识和技能进行教育和指导。

（1）孕期营养指导：①帮助孕妇制定合理的饮食计划，均衡膳食，保证足够热量、蛋白质、微量元素和维生素的摄入，满足自身和胎儿的双方需要，为分娩和哺乳做好准备。②教会孕妇体重自我管理，结合营养咨询提出的个性化指导方案，调整饮食结构、量及比例。

（2）妊娠期保健指导：①运动指导：坚持适量原则，妊娠早期避免过量运动；如有呼吸急促、头晕、心率快、发热等情况不宜锻炼；有合并症或并发症等应征求医师意见。②日常生活指导：改变不良生活方式；避免接触有毒有害物质；避免长时间站立或久坐；躺下尽量采取侧卧位；保持个人清洁、舒适；戴合适的胸罩；避免过频性生活；避免高强度工作、高噪音环境和家庭暴力。③自我监测：认识和预防阴道出血；指导正确数胎动；指导家属听胎心；学会识别异常情况。④告知胎教的方法。

（3）分娩及母婴护理相关知识和技能指导：①知识指导，包括分娩相关知识（如自然分娩的好处、分娩方式和经过、分娩镇痛、陪伴分娩、分娩准备等）产褥期指导、母乳喂养、新生儿免疫接种和护理。②技能辅导，包括产前运动、分娩应对技巧、母儿交流技巧（胎教）、母乳喂养技巧、新生儿护理技术。

【注意事项】

1. 孕中期是产前诊断和处理的最佳时期。应告知孕妇按计划做好产前检查，完成相关疾病筛查。

2. 首次产前检查测身高时对站姿、测量方法应严格要求，测量结果以"cm"为单位，精确到0.1，记录测得值。孕妇身高小于145cm常伴有骨盆狭窄，应高度关注。

3. 测体重时要求被测孕妇在测量之前排尽大小便，脱去外套和鞋帽，以"kg"为单位，精确到0.1，记录测得值。

4. 在医生指导下合理用药，严格孕产妇用药原则，避免使用对胚胎、胎儿有害或致畸形的药物。

5. 进行辅助检查时，应详细说明空腹、检查时间等相关要求。

6. 高危孕妇应专案管理，严密监测，积极治疗妊娠合并症及并发症，必要时转诊。

7. 告知临近预产期的孕妇，如出现阴道血性分泌物或规律宫缩（间歇5～6分钟，持续30秒）则为临产，应尽快就诊。

（朱　珠）

第二节　分娩期妇女的护理

【概述】

1. 定义　妊娠满28周（196日）及以上，胎儿及其附属物自临产开始到由母体娩出的全过程，称为分娩。

（1）先兆临产：出现预示不久将临产的症状，称为先兆临产。其表现有假临产、胎儿下降感、见红。

（2）临产：临产开始的标志为规律且逐渐增强的子宫收缩，持续约30秒，间歇5～6分钟，同时伴随进行性宫颈管消失、宫口扩张和胎先露部下降。用强镇静药物不能抑制宫缩。

（3）总产程及分期：总产程即分娩全过程，指从开始出现规律宫缩直到胎儿胎盘娩出的全过程。分为3个产程：第一产程又称宫颈扩张期。指临产开始直至宫口完全扩张为止。第二产程又称胎儿娩出期。从宫口开全到胎儿娩出。第三产程又称胎盘娩出期。从胎儿娩出后到胎盘胎膜娩出。

2. 分娩机制

（1）分娩动因：分娩动因包括炎症反应学说、内分泌控制理论、机械性理论、神经介质理论，然而分娩触发机制复杂，目前认为是多因素综合作用的结果：

1）分娩晚期的炎症细胞因子、机械性刺激等多因素综合作用的结果。

2）宫颈成熟是分娩发动的必备条件。

3）缩宫素与前列腺素是促进宫缩的最直接因素。

（2）枕先露的分娩机制：分娩机制指胎儿先露部随骨盆各平面的不同形态，被动进行的一连串适应性转动，以其最小经线通过产道的全过程。包括：衔接、下降、俯屈、内旋转、仰伸、复位及外旋转、胎肩及胎儿娩出。下降动作始终贯穿于分娩始终。临床上枕先露多见，占95.55% ~ 97.55%。

3. 助产原则　推崇自然分娩的理念，帮助妇女建立自然分娩的信心，践行科学循证的助产方法，重视产程中走动、体位、入量管理，减少医疗干预，保护分娩的正常性，促进母婴安全。

【护理评估】

1. 健康史　根据产前检查记录了解产妇的一般情况，重点了解年龄、身高、体重，询问预产期。对既往有不良孕产史者，如既往剖宫产、产钳或胎吸助产、产后出血、会阴三度裂伤等，要了解原因。询问本次妊娠经过有无高危因素。询问规律宫缩开始的时间、强度和频率；有无阴道流水，时间、颜色、气味和量；有无阴道流血，时间和量；有无胎动。

4

2. 生理状况　生命体征，体质指数，皮肤黏膜情况；宫缩的频率、持续时间及规律性，胎产式、胎方位、胎先露、胎儿数、胎心和胎动；外阴有无瘢痕、疣；会阴皱褶和会阴体；宫颈管、宫口扩张、先露部、胎膜、脐带等。

3. 辅助检查　常用多普勒、胎儿监护仪监测胎儿宫内情况（详见第一章第四节）。

4. 高危因素　子宫收缩过强或乏力，骨产道、软产道异常，胎儿异常包括胎位异常和胎儿相对过大。

5. 心理-社会因素

（1）评估孕妇接受分娩准备的影响因素，如受教育程度、既往孕产史、文化及宗教因素等。

（2）评估孕妇分娩相关知识的掌握程度及实际准备情况。

（3）评估其丈夫和主要家庭成员的支持等。

（4）评估孕妇的心理状态，产程中有无不良情绪，焦虑、恐惧心理，对疼痛的耐受程度，对正常分娩有无信心。尤其新生儿出生后，应关注产妇的情绪状态，新生儿性别、健康及外形是否满意，能否接受新生儿，有无进入母亲角色。

【护理措施】

1. 入院护理

（1）接诊：接待产妇，核对手腕带。询问末次月经，核对预产期，确定孕周。结合产前检查记录，采集病史，了解分娩计划，完成病历书写。

（2）安置病人：安排床位，介绍产房环境；对身高<145cm、或有难产史的产妇再次行骨盆外测量，异常者，联系医生，予以相应措施。

2. 住院护理

（1）晨、晚间护理：创造安静、舒适的环境；保持床单位整洁，及时为产妇擦汗、更衣。进行面部、口腔、会阴护理，督促及时排尿；指导选择适宜体位，协助产妇走动和站立，宫缩间隙期放松、休息。给予饮食指导。

（2）助产护理

1）第一产程

A. 了解临产开始的时间，有无阴道出血和胎膜破裂。

B. 生命体征：每隔 4 ~ 6 小时观察生命体征 1 次。若发现血压升高，或妊娠期高血压疾病，应酌情增加测量次数，并遵医嘱给予相应处理。

C. 观察产程进展

a. 听胎心：于宫缩间隙期听胎心。潜伏期每 1 ~ 2 小时听胎心 1 次，活跃期宫缩频繁时每 15 ~ 30 分钟听胎心 1 次，每次听诊 1 分钟。如胎心率超过 160 次/分或低于 110 次/分或不规律，提示胎儿窘迫，立即吸氧，并通知医生。必要时电子胎儿监护。

b. 子宫收缩：潜伏期每隔 1 ~ 2 小时观察 1 次，活跃期应每 15 ~ 30 分钟观察 1 次。观察宫缩持续时间、间隙时间及强度，掌握其规律。

c. 宫颈扩张和胎头下降：根据宫缩情况和产妇表现，适当增减阴道检查次数。临产初期每 4 小时检查 1 次，宫缩频繁或经产妇间隔时间应缩短。宫口开大 4cm 开始绘制产程图，及时了解宫口扩张和胎头下降情况，指导产程进展。如产程进展延缓或阻滞时应汇报医生，注意头盆不称或胎头位置异常。

d. 胎膜破裂及羊水观察：一旦胎膜破裂应立即听胎心，观察羊水颜色、性状及量，记录破膜时间，注意宫缩变化，防止脐带脱垂。

D. 及时告知并反馈产程进展情况和出现的问题，给予解释和指导。

E. 初产妇宫口开全，经产妇宫口开 4cm 且宫缩规律有力，按照第二产程处理。

2）第二产程

A. 专人护理，安慰、鼓励产妇，提供产程进展信息。

B. 进行会阴冲洗、消毒等接产准备，预热远红外辐

4

射台及新生儿用物。

C. 观察产程进展：勤听胎心，每 5~10 分钟听 1 次。若出现胎心减慢、胎先露下降延缓或停滞时应分析原因，汇报医生，积极处理。

D. 指导产妇屏气：帮助产妇选择合适体位，鼓励产妇宫缩时自发性用力，正确运用腹压，宫缩间歇期调整呼吸，放松休息。

E. 见胎头拨露使会阴后联合紧张时，开始保护会阴。

F. 按接产操作规程接产（详见第五章第三节）。

G. 准确评估母儿情况及母亲有无会阴撕裂的高危因素，做出正确判断，必要时行会阴切开术（详见第五章第三节）。

H. 胎儿娩出后产妇臀下垫积血盆，准确计算出血量。

3）第三产程

A. 新生儿处理：①新生儿娩出后应立即清除口鼻腔黏液和羊水；②进行 Apgar 评分，判断有无新生儿窒息及其严重程度；③新生儿评分 8~10 分者快速擦干后放于母亲胸腹部进行皮肤接触、早吸吮，注意保暖；如新生儿需要复苏，立即断脐，置于远红外辐射台复苏；④处理脐带，注意脐带断面有无渗血；⑤仔细体格检查，查看有无畸形，称体重、身长，系新生儿腕带，按新生儿足印和母亲手印；⑥完善新生儿相关记录。

B. 母亲处理：①胎儿出生后（双胎或多胎系指最后一个胎儿出生后）1 分钟内使用缩宫素；②每 5 分钟监测 1 次母亲子宫收缩、阴道出血情况及情绪；③观察胎盘娩出征象，协助胎盘娩出（详见第五章第三节）；④若胎儿已娩出 30 分钟胎盘未娩出，出血不多，先排空膀胱，再轻轻按压子宫及静脉注射缩宫素后仍不能娩出时，或胎盘未完全剥离而出血多时，可行手取胎盘术；⑤检查胎盘胎膜是否完整，若有不完整，无菌操作下行宫腔探查术或汇报医生处理；⑥检查软产道有无裂伤，如有裂伤，常规修复；如出现Ⅲ度裂伤，在麻醉下由上级医生修复或转诊；⑦收集、评估全产程过程中的失血量。

4）产后 2 小时

A. 每 30 分钟观察 1 次产妇血压、呼吸、脉搏、子宫收缩情况、宫底高度、阴道出血量、膀胱是否充盈、会阴及阴道有无血肿等；重视产妇主诉。每 15～30 分钟观察新生儿面色、呼吸、皮肤颜色、血氧饱和度、肢体是否温暖、脐带有无渗血等异常情况。

B. 帮助产妇擦净身体，穿上干净衣服，臀下铺干净会阴垫。提供清淡、易消化的流质食物。

C. 给予持续的皮肤接触、早吸吮。

D. 完善病历及新生儿出生登记。

E. 产后 2 小时无异常送回母婴同室休息。

（3）用药护理：缩宫素护理、卡前列腺素（详见第五章附录）。

（4）围术期护理（见第四章第一节）

（5）心理护理

1）向产妇及家属讲解分娩过程，并反馈产程进展情况，按照分娩计划提供相应的服务。

2）鼓励家属参与全程陪产，提供情感支持或导乐陪伴，适时鼓励、表扬产妇，增强产妇信心。

3）遇胎儿宫内窘迫或第二产程延长需产钳助娩或剖宫产结束分娩时，应将原因交代清楚，加强安慰，说明其配合的必要性。

4）新生儿娩出后协助产妇及家属进行早接触、早吸吮，建立情感。对不如意者或结局不良者，提供人文关怀。

（6）危急状况处理：分娩期危急状况有胎儿宫内窘迫、脐带脱垂、肩难产、产后出血、子痫、羊水栓塞、子宫破裂。

1）胎儿宫内窘迫（详见第三章第十六节）：①紧急呼叫产科、麻醉科医生立即到床旁。②停用催产素/停止屏气，减缓子宫收缩，减少脐带受压，改善子宫胎盘血供。③改变体位：首先排除脐带脱垂。采取左侧卧位、右侧卧位或膝胸卧位，缓解和纠正脐带受压，改善子宫和胎盘的血液灌注，使胎心率恢复。④面罩吸氧，氧流量维持在 10～15L/min，增加母体供氧，改善胎儿血氧饱和度。⑤如宫缩过强遵医嘱使用抑制宫缩剂。⑥开放静脉，首选林格液。通过增加母体血容量来改善子宫胎盘血供。⑦如宫口开全短时间内能经阴道分娩者，立即行阴道器械助产。如宫口未开全，经对症处理胎心未恢复，立即行剖宫产。⑧呼叫新生儿科医生，做好新生儿复苏的准备。

2）脐带脱垂（详见第三章第十五节）：①紧急呼叫产科、麻醉医生、新生儿科医生到床旁。②做好新生儿窒息复苏的准备。③紧急处理：一旦确诊脐带脱垂，胎心尚好或有脐带搏动，应争取尽快娩出胎儿。宫口开全，胎头已入盆，立即配合医生行阴道助产；宫口未开全或宫口开全不能经阴道分娩者，立即取头低臀高位，上推胎先露，将脐带远离胎头，避免脐带受压。在严密监测胎心的同时，立即启动即刻剖宫产。④若胎心消失，确诊胎儿已经死亡，应等待自然分娩。如有难产或胎位异常，可采用毁胎术，减少母体损伤。同时提供心理支持、人文关怀。

3）肩难产（详见第五章第三节）：①紧急呼叫产科、麻醉、新生儿科医生到床旁。②做好新生儿复苏的准备。③向孕妇和陪护者交代病情，取得配合。④采用肩难产操作程序酌情操作，并不一定按照 HELPERR 口诀依此进行。⑤每项操作耗时 30～60 秒为宜，在操作中应持续监测胎心情况。⑥以上操作如果不能成功，启动即刻剖宫产。⑦做好各项记录：胎头娩出到胎儿娩出的时间、抢救时间、步骤、结果。⑧新生儿按照高危儿处理，检查有无骨折等产伤。

4）产后出血（详见第三章第十七节）

5）子痫（详见第三章第八节）

6）羊水栓塞（详见第三章第十九节）

7）子宫破裂（具体详见第三章第十八节）

【健康指导】

1. 第一产程　向产妇和陪产的家属介绍环境及陪产注意事项。鼓励产妇按照自己的意愿吃喝，产程晚期，进食有营养的流质；指导产妇及时排尿，注意保持会阴部的清洁卫生；临产后若未破膜可鼓励产妇自由活动，卧位时可选择舒适体位；整个产程中注意保持精力和体力的充沛，教会产妇应对分娩不适的技巧；根据产妇情况，指导其使用分娩球，告知产妇若出现破水、疼痛加剧、心慌、气急等情况需立即告知助产士。

2. 第二产程　鼓励产妇，表扬进展，给予心理支持。指导产妇选取舒适体位，在宫缩期自发用力，宫缩间隙期全身放松；胎头娩出时，指导产妇用"哈气"运动来控制分娩速度，与接产人员密切配合。

3. 第三产程　安抚情绪，指导产妇放松休息，耐心等待胎盘剥离。指导陪伴者协助进行皮肤接触、早吸吮，并告知目的和意义。

4. 产后 2 小时　指导陪伴者继续完成持续皮肤接触、早吸吮。告知母乳喂养好处，指导产后休息、饮食、活动、膀胱和会阴护理、清洁卫生等相关知识。

5. 每次检查、用药、操作、治疗护理前，应及时告知，并解释其目的、意义和方法，取得产妇和家属的配合。

【注意事项】

1. 胎膜早破，先露高浮者，应抬高臀部，以防脐带脱垂；胎头已固定，不限制活动。

2. 注意保护产妇隐私。根据产妇意愿处理胎盘。

3. 使用自由体位接产，做好体位安全措施，防止跌倒或坠床。

4. 膀胱充盈者及时排空膀胱，必要时导尿，以免影响子宫收缩及先露下降，引起产后出血。

5. 严格掌握会阴切开的指征，不提倡常规侧切。

6. 掌握接产要领，控制胎头娩出的速度，避免造成会阴严重撕裂。

7. 当判断胎肩娩出困难时，保持镇静，立即寻求帮助，按肩难产处理。

8. 婴儿出生后无自主呼吸或喘息，应尽快断脐到辐射台进行复苏，注意保暖。

9. 娩出胎盘时，不要过分用力牵拉脐带和按压子宫。

10. 产后 2 小时是产后出血的高发时段，应密切监护，正确估算出血量。及早发现产后出血，快速查找原因，对症处理。

（朱　珠）

第三节　催产引产的观察与护理

【概述】

1. 定义

（1）催产：是指正式临产后因宫缩乏力需用人工及药物等方法，加强宫缩促进产程进展，以减少由于产程延长而导致母儿并发症。催产常用方法包括人工破膜、催产素应用、刺激乳头、自然催产法（如活动、变换体位、进食饮水、放松等）。

（2）引产：是指在自然临产之前通过药物等手段使产程发动，达到分娩的目的，是产科处理高危妊娠常用的手段之一。引产是否成功主要取决于子宫颈成熟程度。但如果应用不得当，将危害母儿健康，因此，应严格掌握引产的指征、规范操作，以减少并发症的发生。促子宫颈成熟的目的是促进宫颈变软、变薄并扩张，降低引产失败率、缩短从引产到分娩的时间。若引产指征明确但宫颈条件不成熟，应采取促宫颈成熟的方法。

2. 主要作用机制

（1）催产：通过输入人工合成催产素和（或）刺激

内源性催产素的分泌,增加催产素与体内催产素受体的结合,达到诱发和增强子宫收缩的目的。

(2) 引产:通过在子宫颈口放置前列腺素制剂,改变宫颈状态,宫颈变软、变薄并扩张;或通过人工破膜、机械性扩张等,刺激内源性前列腺素释放,诱发宫缩,从而促使产程发动,达到分娩的目的。

3. 原则　严格掌握催产引产的指征、规范操作,以减少并发症的发生。

【护理评估】

1. 健康史　既往病史、孕产史、分娩史、月经周期及末次月经、本次妊娠经过,查看历次产前检查记录,核对孕周。

2. 生理状况

(1) 评价宫颈成熟度:目前公认的评估成熟度常用的方法是 Bishop 评分法,包括宫口开大、宫颈管消退、先露位置、宫颈硬度、宫口位置五项指标,满分13 分,评分≥6 分提示宫颈成熟。评分越高,引产成功率越高。评分小于 6 分提示宫颈不成熟,需要促宫颈成熟。

(2) 产科检查:判断是否临产及产程进展(有规律宫缩及每小时 1cm 的宫口开大)、母儿头盆关系。

(3) 辅助检查:行胎心监护,了解胎儿宫内状况;行超声检查,了解胎盘功能及胎儿成熟度。

3. 适应证和禁忌证

(1) 引产的主要指征:①延期妊娠(妊娠已达 41 周仍未临产者)或过期妊娠。②妊娠期高血压疾病:达到一定孕周并具有阴道分娩条件者。③母体合并严重疾病需提前终止妊娠,如严重的糖尿病、高血压、肾病等。④足月妊娠胎膜早破,2 小时以上未临产者。⑤胎儿及其附属物因素,如严重胎儿生长受限(FGR)、死胎及胎儿严重畸形;附属物因素如羊水过少、生化或生物物理监测指标提示胎盘功能不良,但胎儿尚能耐受宫缩者。

(2) 引产绝对禁忌证:①孕妇严重合并症及并发

4

症，不能耐受阴道分娩者或不能阴道分娩者（如心功能衰竭、重型肝肾疾病、重度子痫前期并发器官功能损害者等）。②子宫手术史，主要是指古典式剖宫产术，未知子宫切口的剖宫产术，穿透子宫内膜的肌瘤剔除术，子宫破裂史等。③完全性及部分性前置胎盘和前置血管。④明显头盆不称，不能经阴道分娩者。⑤胎位异常，如横位，初产臀位估计经阴道分娩困难者。⑥宫颈浸润癌。⑦某些生殖道感染性疾病，如疱疹感染活动期。⑧未经治疗的获得性免疫缺陷病毒（HIV）感染者。⑨对引产药物过敏者。⑩其他，包括生殖道畸形或有手术史，软产道异常，产道阻塞，估计经阴道分娩困难者；严重胎盘功能不良，胎儿不能耐受阴道分娩；脐带先露或脐带隐性脱垂。

（3）引产相对禁忌证：①臀位（符合阴道分娩条件者）。②羊水过多。③双胎或多胎妊娠。④分娩次数≥5次者。

（4）催产主要适应证：①宫颈成熟的引产。②协调性子宫收缩乏力。③死胎，无明显头盆不称者。

（5）催产素应用禁忌证：①胎位异常或子宫张力过大如羊水过多、巨大儿或多胎时避免使用。②多次分娩史（6次以上）避免使用。③瘢痕子宫（既往有古典式剖宫产术史）且胎儿存活者禁用。

（6）前列腺素制剂应用禁忌证：①孕妇有下列疾病，包括哮喘、青光眼、严重肝肾功能不全；急性盆腔炎；前置胎盘或不明原因阴道流血等；②有急产史或有3次以上足月产史的经产妇；③瘢痕子宫妊娠；④有子宫颈手术史或子宫颈裂伤史；⑤已临产；⑥Bishop评分≥6分；⑦胎先露异常；⑧可疑胎儿窘迫；⑨正在使用缩宫素；⑩对地诺前列酮或任何赋形剂成分过敏者。

4. 心理-社会因素

（1）渴望完成分娩，难以忍受缓慢的产程进展，管理"不确定"有困难。

（2）担心孩子在子宫内的情况，又担心催产、引产方法及药物对孩子不好。

（3）害怕疼痛，自感无力应对，担心强烈的子宫收缩会导致子宫破裂。

（4）担心引产不成功，要做剖宫产。

【护理措施】

1. 引产的护理

（1）核对预产期，确定孕周。

（2）查看医生查房记录和辅助检查结果，了解宫颈成熟度、胎儿成熟度、头盆关系、妊娠合并症及并发症的防治方案。

（3）协助完成胎心监护和超声检查，了解胎儿宫内状况。

（4）若胎肺未成熟，遵医嘱，先完成促胎肺成熟治疗后引产。

（5）根据医嘱准备药物。

1）可控释地诺前列酮栓（普贝生）：是 1 种可控制释放的前列腺素 E_2（PGE_2）栓剂，含有 10mg 地诺前列酮，以 0.3mg/h 的速度缓慢释放，需低温保存。

2）米索前列醇：是 1 种人工合成的前列腺素 E_1（PGE_1）制剂，有 100μg 和 200μg 两种片剂。

（6）做好预防并发症的准备，包括阴道助产及剖宫产的人员和设备准备。

2. 用药护理 协助医师完成药物置入，并记录上药时间。

（1）可控释地诺前列酮栓（普贝生）促宫颈成熟

1）方法：外阴消毒后将可控释地诺前列酮栓置于阴道后穹隆深处，并旋转 90°，使栓剂横置于阴道后穹隆，在阴道口外保留 2～3cm 终止带以便于取出。

2）护理：置入普贝生后，嘱孕妇平卧 20～30 分钟以利栓剂吸水膨胀；2 小时后经复查，栓剂仍在原位，孕妇可下地活动。

（2）米索前列醇促宫颈成熟

1）方法：外阴消毒后将置米索前列醇于阴道后穹隆深处，每次阴道内放药剂量为 25μg，放药时不要将药物压成碎片。

2）护理：用药后，密切监测宫缩、胎心率及母儿状况。

（3）药物取出指征：出现下列情况，应通知医师评估后取出药物。①规律宫缩，Bishop 评分≥6 分；②自然破膜或行人工破膜术；③子宫收缩过频（每 10 分钟 5 次及以上的宫缩）；④置药 24 小时；⑤有胎儿出现不良状况的证据：胎动减少或消失、胎动过频、电子胎心监护结果分级为Ⅱ类或Ⅲ类；⑥出现不能用其他原因解释的母体不良反应，如恶心、呕吐、腹泻、发热、低血压、心动过速或者阴道流血增多。

3. 催产护理 根据产程评估情况，选择催产方法，并准备相应设备、用具和药品。

（1）选择人工破膜者，按人工破膜操作准备。

（2）选择自然催产法者，提供活动放松、变换体位、进食饮水的支持和指导。

（3）选择应用催产素者，则遵医嘱准备药物及溶酶、胎心监护仪，安排专人守护。

4. 用药护理 催产素应用。

（1）开放静脉通道。先接入乳酸钠林格液 500ml（不加催产素），行静脉穿刺，按 8 滴/分调节好滴速。

（2）遵医嘱，配置催产素。方法：将 2.5U 缩宫素加入 500ml 林格液或生理盐水中，充分摇匀，配成 0.5% 浓度的缩宫素溶液，相当于每毫升液体含 5mU 缩宫素，以每毫升 15 滴计算相当于每滴含催产素 0.33mU。从每分钟 8 滴开始。若使用输液泵，起始剂量为 0.5ml/min。

（3）根据宫缩、胎心情况调整滴速，一般每隔 20 分钟调整 1 次。应用等差法，即从每分钟 8 滴（2.7mU/min）调整至 16 滴（5.4mU/min），再增至 24 滴（8.4mU/min）；为安全起见也可从每分钟 8 滴开始，每次增加 4 滴，直至出现有效宫缩（10 分钟内出现 3 次宫缩，每次宫缩持续 30~60 秒）。最大滴速不得超过 40 滴/分即 13.2mU/min，如达到最大滴速仍不出现有效宫缩，可增加催产素的浓度，但缩宫素的应用量不变。增加浓度的方法是以乳酸钠林格注射液 500ml 中加 5U 缩宫素变成 1% 缩宫素浓度，先将滴速减半，再根据宫缩情况进行调整，增加浓度后，最大增至每分钟 40 滴（26.4mU），原则上不再增加滴数和缩宫素浓度。

（4）专人守护，密切监测宫缩情况、产程进展及胎心率变化，有条件者建议使用胎儿电子监护仪连续监护。

5. 心理护理

（1）关注孕妇焦虑、紧张程度并分析原因；营造安全舒适的环境，缓解紧张情绪，降低焦虑水平。

（2）向孕产妇及家人讲解催产引产相关知识，做到知情选择。

（3）专人守护，增加信任度和安全感，降低发生风险的可能。

（4）允许家人陪伴，可降低孕产妇焦虑水平。

6. 危急状况处理　若出现宫缩过强/过频（连续两个 10 分钟内都有 6 次或以上宫缩，或者宫缩持续时间超过 120 秒）、胎心率变化（＞160 次/分或＜110 次/分，宫缩过后不恢复）、子宫病理性缩复环、孕产妇呼吸困难等，应进行下述处理：

（1）立即停止使用催产引产药物。

（2）立即改变体位呈左侧或右侧卧位；面罩吸氧10L/min；静脉输液（不含缩宫素）。

（3）报告责任医师，遵医嘱静脉给子宫松弛剂，如羟苄羟麻黄碱或 25% 硫酸镁等。

（4）立即行阴道检查，了解产程进展，未破膜者给予人工破膜术，观察羊水有无胎粪污染及其程度。

（5）如果胎心率不能恢复正常，进行可能剖宫产的准备。

（6）如母儿情况、时间及条件允许，可考虑转诊。

【健康指导】

1. 向孕妇及家人讲解催产引产的目的、药物和方法选择，达到充分知情，理性选择。

2. 讲解催产引产的注意事项。

（1）不得自行调整催产素滴注速度。

（2）未征得守护医护人员的允许，不得自行改变体位及下床活动。

3. 随时告知临产、产程及母儿状况的信息，增强催产引产成功的信心。

4. 孕产妇在催产引产期间须经守护的医护人员判断，符合如下条件：①催产素剂量稳定；②孕产妇情况稳定，没有并发症；③胎儿情况稳定，没有窘迫的征象时，才被允许活动、改变体位。

5. 指导孕产妇利用呼吸的方法来放松及减轻宫缩痛。

【注意事项】

1. 严格掌握适应证及禁忌证，杜绝无指征的引产。

2. 催产引产前，一定要认真阅读病历资料，仔细核对预产期，尽量避免被动、单纯执行医嘱，防止人为的早产和不必要的引产。

3. 严格遵循操作规范，正确选择催产方法，尽量应用自然催产法。

4. 遵医嘱准备和使用药物时，认真核对药物名称、用量、给药途径及方法，确保操作准确无误，不能随意更改和追加药物剂量、浓度及速度。

5. 密切观察母儿情况，包括宫缩强度、频率、持续时间、产程进展及胎心率变化，有条件的医院，应常规进行胎心监护并随时分析监护结果，及时记录。

6. 对于促宫颈成熟引产者，如需加用缩宫素，应该在米索前列醇最后一次放置后4小时以上，并阴道检查证实药物已经吸收；普贝生取出至少30分钟后方可。

7. 应用米索前列醇者应在产房观察，监测宫缩和胎心率，如放置后 6 小时仍无宫缩，在重复使用米索前列醇前应行阴道检查，重新评估宫颈成熟度，了解原放置的药物是否溶化、吸收，如未溶化和吸收者则不宜再放。每天总量不得超过 50μg，以免药物吸收过多。一旦出现宫缩过频，应立即进行阴道检查，并取出残留药物。

8. 因缩宫素个体敏感度差异极大，应用时应特别注意：①要有专人观察宫缩强度、频率、持续时间及胎心率变化并及时记录，调好宫缩后行胎心监护。破膜后要观察羊水量及有无胎粪污染及其程度。②应从小剂量开始循序增量。③禁止肌内、皮下、穴位注射及鼻黏膜用药。④输液量不宜过大，以防止发生水中毒。⑤警惕过敏反应。⑥宫缩过强应及时停用缩宫素，必要时使用宫缩抑制剂。

9. 因催产素的应用可能会影响体内激素的平衡和产后子宫收缩，而愉悦的心情会增加内源性催产素的分泌，故应创造条件，改变分娩环境，允许产妇家人陪伴，让产妇愉快、舒适、充满自信，保持内源性催产素的分泌，尽量少用或不用催产素。

（熊永芳）

第四节　分娩期非药物镇痛的应用及护理

【概述】

1. 定义

（1）分娩痛：是分娩时子宫平滑肌生理性收缩的独具特征，分娩痛伴随着分娩的发动而出现，分娩的结束而消失，因有节律性，也称分娩阵痛。

（2）分娩期非药物镇痛：是帮助孕产妇应对分娩疼痛的有用的工具和方法，可用来替代类鸦片活性肽和硬膜外镇痛或作为其辅助手段而使母婴受益。常用方法有：①自然分娩法（于 20 世纪 30 年代由 Dick-

Read 创建）；②Lamaze 呼吸减痛分娩法（于 1951 年由法国产科医师 Lamaze 创建）；③陪伴分娩（于 20 世纪 80 年代提出，已作为现代助产服务模式的基本内容之一）；④自由体位；⑤水疗法（20 世纪 80 年代开始出现在产科文献上）；⑥针刺或经皮电刺激法（中国传统治疗方法之一）。

2. 主要镇痛机制

（1）自然分娩法：认为分娩痛源于社会诱导的期待，"恐惧- 紧张- 疼痛"综合征是大部分分娩痛的原因，通过产程教育，纠正关于分娩痛的错误期待，将呼吸技巧与放松技巧结合应用，并鼓励丈夫参与，共同面对，达到疼痛缓解。

（2）Lamaze 呼吸减痛分娩法：又称精神预防性无痛分娩法、心理助产法，是一种分娩预备和训练方法，将孕产妇的正条件反射和产程教育结合起来，通过训练放松来缓解肌肉的紧张，通过集中精力于呼吸的调整来建立新的注意中心，分散对产痛的注意，达到呼吸的频率与宫缩的节律相一致；呼吸的深度与宫缩的强度相协调，从而于宫缩时放松身体，增加子宫肌的供氧，达到缓解疼痛的效果。

（3）陪伴分娩：通过陪伴者持续的情感支持（陪伴、倾听、承诺、鼓励、分享信息等）来降低产妇的情绪紧张和焦虑，从而缓解疼痛。

（4）自由体位：产妇通过频繁变换身体姿势，找到相对舒适的体位，增加产妇的自我控制能力和自主的感受，达到减轻疼痛的效果。

（5）水疗法：通过浮力、流体静压及特殊的热量，达到镇静和放松的作用。

（6）针刺或经皮电刺激法：针刺疗法通过纠正"气"的不平衡来缓解分娩痛；经皮电刺激通过电刺激传入神经系统来阻断痛觉的传导，达到止痛的效果。

3. 原则　所有措施必须安全、无副作用。WHO 提倡非药物性镇痛。

【护理评估】

1. 健康史　既往病史、孕产史、分娩史、月经周期及末次月经、本次妊娠经过，查看历次产前检查记录，核对孕周。

2. 生理状况

（1）临床表现：①疼痛评估与分级：可选用 Mc Gill 疼痛调查表或简易疼痛评估量表（详见本节附一、附二）。②产程进展情况：评估宫颈变化及宫颈口扩张情况；宫缩持续时间、间隔时间、节律性、极性；胎先露下降程度及速度；胎方位及头盆关系等。③胎儿情况：大小、胎心率及胎儿宫内状况。

（2）适应证和禁忌证：非药物镇痛技术适用于所有孕产妇，没有禁忌证。

（3）辅助检查：行胎心监护，了解胎儿宫内状况；行超声检查，了解胎盘功能及胎儿成熟度；实验室检查，血尿常规及出凝血时间。

3. 心理-社会因素

（1）孕产妇对自然分娩是否充满信心及对产痛的恐惧程度。

（2）孕产妇及家人对分娩期非药物镇痛技术的了解及接受程度。

（3）家人的支持以及孕产妇配合程度。

（4）医院能否提供单间产房、分娩陪伴及责任制助产服务等。

【护理措施】

1. 一般护理　同分娩期妇女的护理。

2. 分娩期非药物镇痛的护理。

（1）自然分娩法的应用：①做好正常分娩产程教育，纠正错误的分娩观念；②进行肌肉放松和呼吸技巧的训练；③提供条件让丈夫参与训练，并教其在产妇分娩中紧紧围绕。

（2）Lamaze 呼吸减痛分娩法的应用：

1）廓清式呼吸的训练：①目标：身体真正放松。②应用时间：每项运动开始和结束前。③训练方法：坐、躺皆可，眼睛注视一个焦点，身体完全放松，用鼻慢慢吸气至腹部，用口唇像吹蜡烛一样慢慢呼气。④检查判断放松的程度：将检查的部位（一般选择上肢和下肢）慢慢抬起时会感觉肢体的重量，放开时，被抬起的部位会因重力作用而重重下垂，则表示完全松弛；否则应继续练习，直到孕妇完全放松。

2）神经肌肉控制运动：①目标：通过缩紧身体的某一部位，模拟子宫收缩，同时训练身体其他部位的放松，直到形成条件反射，一旦宫缩真正来临，即可在子宫收缩时，达到身体放松；②应用时间：妊娠期间，≥1 次/天，15～20 分/次；③训练方法：廓清式呼吸-缩紧身体的某一部位（右臂、左臂、右腿、左腿、右手右腿、左手左腿、右手左腿、左手右腿，每次一个部位）-放松-廓清式呼吸。

3）呼吸运动：①目标：用意志控制呼吸，建立新的注意中心。②应用时间：妊娠满 7 个月后至分娩时。将产程分为 4 个阶段，即初步阶段（生产早期，收缩波不太规则，宫口开大约 3cm）、加速阶段（收缩波高且持久，宫口约开 4～8cm）、转变阶段（收缩波起伏而尖锐，宫口约开 8～10cm）、胎儿娩出阶段。不同阶段采用不同呼吸模式，呼吸时间与宫缩时间一致。③训练方法：初步阶段胸式呼吸，由鼻孔吸气口吐气，腹部保持放松，一次吸气吐气过程约 8～10 秒；加速阶段浅而慢加速胸式呼吸，随子宫收缩增强而加速呼吸，随子宫收缩减缓而减慢呼吸，每次缩短 2～4 秒，至宫缩峰位时快速吸吐，宫缩减弱时每次增加 2～4 秒，直到平常状态呼吸；转变阶段浅的胸部高位呼吸，微张嘴快速吸吐，气流在喉头处打转发出"嘻嘻"音，又称"嘻嘻轻浅式呼吸"，完全用口呼吸，吸气与呼气相等量，避免换气过度；胎儿娩出阶段，学会聆听身体的感受，直到有不由自主用力的冲动，大口吸气，憋气（下巴往前缩，眼睛看肚脐），往下用力（像解大便一样），吐气（预产期前 3

周开始练习，只可模拟不要真的用力）；哈气运动，嘴巴张开，像喘息式急促呼吸，同时全身放松，直至想用力地冲动过去。训练时偶尔下口令："不要用力"，及时哈气，达到快速的本能反应。

4）体操运动：①运动种类：腿部运动、盘腿坐式、脊柱伸展运动、产道肌肉收缩运动、腰部运动、膝胸卧式。②训练方法：在日常起居中有意识进行，随时可做。③目标：锻炼腹肌、臀肌、肛提肌、会阴肌群等分娩中使用的组织和器官，增加其韧性与支撑力，有利于分娩正常进行。

（3）陪伴分娩的应用：分娩过程中有一个支持伙伴是帮助孕产妇处理疼痛的最成功方式之一。详见本章第六节"责任制助产与陪产的实施与管理"。

（4）自由体位的应用：分娩时常用体位有立位、行走、跪立、双手双膝位、蹲坐位、仰卧及侧卧位。①完成孕期自然分娩教育，教会使用各种分娩支持工具（分娩球、助行车等）；②分娩时，为产妇提供各种分娩支持工具，供选择分娩体位时使用；③按常规监测孕产妇及胎儿情况，并做好记录。

（5）水疗法的应用：①提供水疗环境和设备；②调节好水温；③保持水的清洁，防止交叉感染。

（6）针刺或经皮电刺激法的应用：针刺法因效果缺乏实证资料且操作有创而要求高，临床几乎不用；经皮电刺激法伴随技术的改进与革新，有一定的应用空间，详见相关设备及技术说明或相应的培训。

3. 心理护理

（1）鼓励产妇表达自己的感受与需求，加强与医护人员的沟通，消除紧张恐惧情绪。

（2）提供陪伴支持，充分发挥陪伴的作用，应用各种非药物镇痛技术，增加分娩信心。

4. 危急状况处理　详见本章第一节、第二节。

【健康指导】

1. 讲解分娩的生理过程。

2. 解读分娩痛，让孕妇认识分娩痛的性质，了解分娩痛的影响因素及分娩痛对母儿健康的意义和影响。

3. 详细介绍分娩期非药物镇痛的原理、方法、效果、适用性和局限性、分娩的帮助、相关要求及注意事项，取得孕产妇及家人的认同。

4. 指导并示范 Lamaze 呼吸减痛分娩法，鼓励陪伴者共同参与，以便更有效地帮助孕产妇。

5. 在孕妇学校就教会使用各种分娩支持工具。

【注意事项】

1. 客观评价孕产妇疼痛的程度及耐受水平，做好记录。

2. 根据孕产妇对分娩痛知识的了解、孕期教育训练程度、镇痛的愿望及可提供的镇痛技术选择镇痛方法。

3. 非药物镇痛，目的不是消除分娩痛，而是通过心理暗示、转移注意力、放松技巧、呼吸运动等将疼痛降低到可以忍受的程度，因此，应预先告知，非药物镇痛不能达到绝对无痛。

4. Lamaze 呼吸减痛分娩法的原理是条件反射，强调充分的教育和训练，其效果与技巧的掌握和训练程度密切相关，因此特别强调孕期训练。

5. 分娩期非药物镇痛方法彼此不相冲突，应结合产程不同阶段，产妇的信念、意愿和偏好，综合应用各种方法，并提供帮助。

6. 分娩易受精神心理因素的影响，家属的支持及工作人员良好的态度是一剂好的镇痛剂，因此应努力改善分娩环境、允许家属陪产。

7. 产房环境安全、舒适、洁净，可满足分娩活动的需要。

附1　视觉模拟评分法

疼痛强度（视觉模拟评分法）：

0———1———2———3———4———5———6———7———8———9———10

0无痛
1~3轻度疼痛（睡眠不受影响）
4~6中度疼痛（睡眠受影响）
7~10重度疼痛（严重影响睡眠）

0　2　4　6　8　10

无痛　轻微疼痛　轻度疼痛　中度疼痛　重度疼痛　剧痛

疼痛性质	□刀割痛 □电击痛	□酸胀痛 □切割痛	□闷胀痛 □暴裂痛	□撕扯痛 □绞痛	□压榨痛 □其他	□牵拉痛	□烧灼痛	□针刺痛
伴随症状	□恶心 □抑郁	□呕吐 □焦虑	□便秘	□腹泻 □发热	□瘙痒 □其他	□口干	□眩晕	□麻木

4

附2 麦吉尔疼痛问卷表（Mc Gill pain questionnaire，MPQ）

麦吉尔疼痛问卷表含有 4 类 20 组疼痛描述词，每组词按程度递增的顺序排列，其中 1~10 组为感觉类（sensory），11~15 组为情感类（affective），16 组为评价类（evaluation），17~20 组为其他相关类（miscellaneous）。被测者在每一组词中选一个与自己痛觉程度相同的词（没有合适的可以不选）。

1. 由 MPQ 可以得到 3 种测定方法

（1）疼痛评估指数（pain rating index，PRI）：根据被测者所选出词在组中的位置可以得出一个数字（序号数），所有这些选出词的数值之和即疼痛评估指数。PRI 可以求四类的总和，也可以分类计算。

（2）选出词的数值（number of words chosen，NWC）。

（3）现时疼痛强度（present pain intensity，PPI）：用 6 分 NRS 评定当时病人全身总的疼痛强度。即 0~5 的疼痛强度：①无痛（0 分）；②轻微的疼痛（1 分）；③引起不适感的疼痛（2 分）；④具有窘迫感的疼痛（3 分）；⑤严重的疼痛（4 分）；⑥不可忍受的疼痛（5 分）。所以现时疼痛强度评估实际上是 6 点口述分级评分法。

2. 简化的 McGill 疼痛问卷（short-form of McGill pain questionnaire，SF-MPQ）　由于 MPQ 包括内容多，检测费时，较繁琐，Melzack 又提出内容简洁、耗时短的 SF-MPQ（附表 4-1）。SF-MPQ 仅由 11 个感觉类和 4 个情感类对疼痛的描述词以及 PPI 和 VAS 组成。所有描述词均用 0~3 分别表示"无"、"轻"、"中"和"重"的不同程度。由此可以分类求出 PRI 或总的 PRI。PPI 仍用 6 分法评定。SF-MPQ 适用于检测时间有限同时又要获得其他疼痛强度信息如 VAS 评分结果时。同典型的 MPQ 一样，SF-MPQ 也同样是一种敏感、可靠的疼痛评价方法，其评价结果与 MPQ 具有很高的相关性。SF-MPQ 也能对不同的疼痛综合征进行鉴别。

附表 4-1 SF-McGill 疼痛问卷表

	无	轻微	中度	重度
跳痛	0）_____	1）_____	2）_____	3）_____
放射痛	0）_____	1）_____	2）_____	3）_____
戳痛	0）_____	1）_____	2）_____	3）_____
锐痛	0）_____	1）_____	2）_____	3）_____
夹痛	0）_____	1）_____	2）_____	3）_____
咬痛	0）_____	1）_____	2）_____	3）_____
烧灼痛	0）_____	1）_____	2）_____	3）_____
创伤	0）_____	1）_____	2）_____	3）_____
猛烈痛	0）_____	1）_____	2）_____	3）_____
触痛	0）_____	1）_____	2）_____	3）_____
割裂痛	0）_____	1）_____	2）_____	3）_____
疲劳衰竭	0）_____	1）_____	2）_____	3）_____
不适感	0）_____	1）_____	2）_____	3）_____
恐惧	0）_____	1）_____	2）_____	3）_____
折磨人的	0）_____	1）_____	2）_____	3）_____

附注：

VAS 无痛————————————最痛

PP1 0 无痛

1 轻微的

2 不适的

3 痛苦的

4 恐惧的

5 剧痛

注：使用注意事项：原来假定 MPQ 和每亚小组中疼痛形容词的词汇在次序衡量方面是等距离的，但在目前的研究中已明确，描绘疼痛所用词汇之间的差别是不等同的。有些词汇虽然不在同一组内，但它们的意义极为接近，故难以区别。例如第 10 小组的"绷紧"和第 18 亚小组的"箍紧"难以辨别；三大组所包含的亚小组数目不同，每亚小组所列出的描绘字数目也不相等，多者有 6 个词汇，少者 2 个词汇，所以以"疼痛评估指数"的算法不合理，合理的算法应是总体评级、每组的评分相加后，再算出其平均数，详细算法见附表4-2。

附表4-2A 麦吉尔疼痛调查表的总体评级法举例

感觉	情绪	评估
1. 时隐时现 1	11. 疲劳*1	16. 烦恼的*1
时轻时重 2	精疲力竭 2	悲惨的 2
搏动性痛*3		严重的 3
跳痛 4		难忍的 4
抽击样痛 5		忧虑的 5
重击样痛 6		

附表 4-2B 麦吉尔疼痛调查表表的总体评级法举例

	感觉	情绪	评估
亚小组评级：	3/6＝0.5	1/2＝0.5	1/5＝0.2
	4. 锐利性 1 切割性 2 撕裂性 *3	14. 惩罚性的 *1 虐待性的 *2 残暴的 3 恶毒的 4 致死的 5	
亚小组评级：	3/3＝1.0		2/5＝0.4
	7. 热痛 *1 烧灼样痛 2 滚烫样痛 3 烧烙样痛 4		

4

续表

	感觉	情绪	评估
亚小组评级:	$1/4 = 0.25$		
亚小组总分:	1.75^*	0.9	0.2
小组 PRI	$\dfrac{1.75}{10} = 0.175$	$\dfrac{0.9}{5} = 0.18$	$\dfrac{0.2}{1} = 0.2$
总评级	$\dfrac{0.175 + 0.18 + 0.2}{3} = 0.185$		

注:* 选中的词；PRI 为疼痛分级指数

（熊永芳）

第五节　硬膜外麻醉分娩镇痛的观察及护理

【概述】

1. 定义　硬膜外麻醉分娩镇痛是指通过向硬膜外腔隙置管后，选择注入局麻药、阿片类药和（或）肾上腺素及一些新药，以达到阻滞分娩过程中痛觉神经的传导，解除由于子宫收缩引起的疼痛，用于阴道分娩及剖宫产分娩。常用方法包括：①连续硬膜外麻醉镇痛；②产妇自控硬膜外麻醉镇痛；③腰麻-硬膜外联合阻滞等。

2. 主要机制

（1）分娩致痛机制：造成疼痛的原因尚不明确。一般认为，分娩痛有如下几种可能的原因：①收缩致子宫肌缺氧；②交锁的肌束压迫宫颈和下段神经节；③宫颈扩张中的牵拉；④宫底覆盖腹膜的牵拉。

（2）分娩痛的神经传导机制：分娩痛的主要感觉神经传导至胸11～骶4脊神经后，经脊髓上传至大脑痛觉中枢，因此，阴道分娩麻醉镇痛需将神经阻滞范围控制在胸11～骶4之间。

（3）分娩镇痛机制：通过药物的应用，阻断特定神经纤维的传导作用，抑制痛觉向中枢的传递，达到解除疼痛的作用。

3. 原则　理想的分娩镇痛技术的应用，应对维护母婴健康有意义。基本原则是：①简便；②安全；③对胎循环无影响。

【护理评估】

1. 健康史　既往病史、孕产史、分娩史、月经周期及末次月经、本次妊娠经过，查看历次产前检查记录，核对孕周。

2. 生理状况

（1）临床表现：①疼痛评估与分级；②宫缩情况、宫口开大、产程阶段及进展情况；③胎儿大小、胎方位、胎心率及胎儿宫内状况。

（2）适应证和禁忌证：

1）适应证：①无剖宫产适应证；②无硬膜外麻醉禁忌证；③产妇自愿。

2）禁忌证：①产妇拒绝；②凝血功能障碍、接受抗凝治疗期间；③局部皮肤感染和全身感染未控制；④产妇难治性低血压及低血容量、显性或隐性大出血；⑤原发性或继发性宫缩乏力和产程进展缓慢；⑥对所使用的药物过敏；⑦已经过度镇静；⑧合并严重的基础疾病，包括神经系统严重病变引起的颅内压增高、严重主动脉瓣狭窄和肺动脉高压、上呼吸道水肿等。

（3）辅助检查：行胎心监护，了解胎儿宫内状况；行超声检查，了解胎盘功能及胎儿成熟度；实验室检查，血尿常规及出凝血时间。

3. 高危因素

（1）孕产妇基础疾病、妊娠分娩合并症及并发症。

（2）麻醉的问题：包括体位性低血压、胃食管反流、药物过敏、麻醉意外。

（3）知情不够充分。

4. 心理-社会因素

（1）孕产妇的身心状态、对产痛的恐惧程度及对镇痛技术的渴求。

（2）孕产妇及家人对分娩镇痛观念的认同、技术的了解及接受程度。

（3）家人的支持以及孕产妇配合程度。

【护理措施】

1. 一般护理　同分娩期妇女的护理。

2. 硬膜外麻醉镇痛的护理

（1）评估孕产妇疼痛的程度、耐受性、镇痛愿望及身心状态等，做好记录。

（2）详细介绍硬膜外麻醉镇痛的适应证、禁忌证、镇痛效果及利弊，同时介绍可以提供的其他分娩镇痛的方法（包括药物镇痛和非药物镇痛），让孕产妇知情选择。

（3）备麻醉穿刺间，配齐麻醉穿刺及急救所有物品和设备，包括多普勒听诊仪、胎心监护仪、正压通气复苏囊、给氧面罩、喉镜（母儿各 1 套）、气管导管（多种型号）、吸氧装置及氧源、吸痰装置、自控式给药泵、分娩支持工具、紧急呼叫系统。

（4）若孕产妇选择硬膜外麻醉分娩镇痛，则由专业麻醉师完成术前谈话，签署知情同意书。作好下列准备：①常规建立输液通道；②留取血标本，进行血常规及出凝血时间检查，并进行交叉配血备用；③监护孕产妇生命体征及胎儿情况；④协助孕产妇摆好麻醉体位。

（5）麻醉术后配合麻醉师，严密监测生命体征，防止并发症发生。

（6）密切观察产程进展及母儿情况变化，完善各项记录。

（7）做好接产、可能剖宫产及新生儿复苏的准备。

3. 心理护理

（1）鼓励产妇表达自己的感受、意愿与需求，加强与医护人员的沟通，消除紧张恐惧情绪。

（2）提供陪伴支持，增加分娩信心。

4. 危急状况处理　主要是麻醉相关并发症的处理与预防。

（1）麻醉相关并发症：低血压（心血管虚脱）；局麻药毒性反应；高位阻滞；麻醉意外。

（2）处理：①配合麻醉医师进行相应急救处理（麻醉医师应在产妇身边守护）；②团队协作，包括助产士、产科医师、麻醉师、新生儿医师。

（3）预防：①要避免与麻醉相关的并发症和产妇死亡，需要对麻醉医师进行良好的培训、选择恰当的麻醉药物、仔细谨慎地用药；②倡导非药物镇痛。

【健康指导】

1. 讲解分娩的生理过程。

2. 告诉孕产妇及其家属一般情况下，分娩痛属生理性的，可以承受且不构成伤害，然而，分娩时剧烈的疼痛也可以导致体内一系列神经内分泌反应，对产妇及胎儿产生相应的影响。

3. 逐项介绍分娩镇痛的方法、效果、适用性和局限性、对母儿健康的影响、相关要求及注意事项，包括非药物镇痛、药物镇痛和麻醉镇痛等镇痛技术的利与弊，达到充分知情，理性选择。

【注意事项】

1. 客观评价孕产妇疼痛的程度及耐受水平，做好记录。

2. 掌握疼痛评估技术，并能正确评价、解读分娩痛。

3. 客观解读硬膜外麻醉分娩镇痛技术的效果及注意事项，不可夸大宣传和刻意引导，孕妇及家属在知情基础上理性选择。

4. 熟悉理想的分娩镇痛的标准，能合理选择分娩镇痛技术并有效实施。理想的分娩镇痛的标准是：

（1）对产妇及胎儿副作用小。

（2）药物起效快，作用可靠，便于给药。

（3）避免运动阻滞，不影响子宫收缩和产妇活动。

（4）产妇清醒，能配合分娩过程。

（5）能满足整个产程镇痛要求。

5. 严格执行操作规程，不可小视风险的存在，作好充分应对风险的准备。

6. 尽量让产妇避免持续仰卧位。

7. 实施麻醉分娩镇痛时，麻醉医师必须坚守在产妇身边，不时地检查并与产妇交谈，对药物滴注速度或局麻药的浓度进行必要的调整，及时识别任何导管进入血管或蛛网膜下腔的迹象，并与产科医师、助产士密切合作，共同监测，注意药物的不良反应。

8. 注意产程进展，不严格控制第二产程，经产妇分娩镇痛者允许达 3 小时，初产妇分娩镇痛者允许达 4 小时。

9. 做好可能剖宫产、新生儿复苏及产妇抢救准备。

(熊永芳)

第六节 责任制助产与陪产的实施与管理

【概述】

1. 定义

（1）责任制助产：是指由一名助产士专门负责一名产妇分娩，包括从进入分娩室至离开分娩室的全过程助产服务。本概念适合目前我国大多数医院对助产士执业范围的界定，随着助产服务模式的变化和助产士专业的发展，助产服务会向两端延伸，责任制助产的概念也将不断扩展，形成"我的孕产妇、我的助产士"的责任制助产模式。

（2）陪产：广义的概念是指孕产妇分娩时有人陪伴，包括助产士陪伴、家人陪伴的专职"导乐"陪伴；狭义的概念特指"导乐"陪产。

（3）导乐：是来源于希腊语"Doula"的译音，意为"女性照顾者"，即一个有生育经验的妇女陪伴另一个妇女完成生产，在产前、产时及产后给予孕产妇持续的生理上的支持、生活上的照顾和心理上的安慰，陪伴孕产妇完成分娩。导乐的身份是"一个受过训练的非医护人员"（*Mothering the mothers* Dr. M. Klaus）。20 世纪 80 年代初，伴随国内住院分娩率的不断提高，医疗干预技术的不断应用，分娩产妇被置于与家人隔离的"大产房"流水线上，生产的过程也逐步医疗化，剖宫产率开始出现惊人的上升。导乐被引入国内后，即被作为新的产科服务模式变革的主要措施加以应用，鉴于我国医疗服务市场化不完善，导乐的职业化也不成熟，于是，产科医师、助产士、产科护士陪伴孕产妇的"天赋"职能被异化成了"导乐"。

2. 主要机制 通过营造一个充满信任、亲情、理解和支持的人际环境和安全、舒适、私密的分娩空间，使分娩更顺利。提供陪伴支持的理论基础如下：

（1）分娩过程的正常性：分娩是一个自然、正常、健康的过程，健康的产妇和智力发育正常的胎儿有天生的潜能完成分娩。分娩可在医院、保健中心安全地进行。自然分娩对大多数产妇是最合适的助产士服务模式，要重视、支持和保护分娩的正常性。

（2）支持的重要性：产妇对分娩的信心和能力受环境和周围人的影响很大。母婴在妊娠、分娩及产后虽然是两个独立的个体，却又密切相连，母婴间的联系非常重要，必须受到尊重。分娩的经历对母亲、婴儿、父亲以及整个家庭都有重要而持久的影响。

（3）维护产妇的自主权：产妇应有权得到关于妊娠和分娩的科学知识，应有权经历愉快而健康的分娩过程，应有权选择她认为安全满意的分娩场所，应有权得到产时各种干预措施及用药利弊的最新信息，并有选择采用或者拒用的权利。

（4）无损伤性：不宜常规采用干预措施，许多干预措施会对母婴造成影响，必须有指征时才能使用。

（5）医务人员的职责：医务人员应根据产妇的需求提供服务。

3. 原则　帮助孕产妇树立自然分娩的信心，减轻分娩时的焦虑与恐惧，提供心理、生理、精神、技术、情感全方位的支持，达到保护、促进和支持自然分娩，提高产时服务质量，保障母婴健康。

【护理评估】

1. 健康史　既往病史、孕产史（包括计划生育手术和人工生殖）、分娩史、月经周期及末次月经、本次妊娠经过，查看历次产前检查记录，核对孕周。

2. 生理状况

（1）临床表现：①是否临产；②产程阶段及进展情况；③头盆关系；④产妇一般情况；⑤胎儿宫内状况。

（2）适应证与禁忌证：

1）适应证：①有阴道分娩意愿的正常产产妇；②虽有某种并发症但有条件试产的产妇；③产妇自愿选择。

2）禁忌证：①产妇拒绝；②生命体征不稳定，随时需要抢救的产妇；③有阴道分娩禁忌证的产妇。

（3）辅助检查：行胎心监护，了解胎儿宫内状况；行超声检查，了解胎盘功能及胎儿成熟度；实验室检查，血尿常规及出凝血时间。

3. 心理-社会因素

（1）孕产妇对自然分娩是否充满信心及对产痛的恐惧程度。

（2）孕产妇及家人对陪伴者的信任及接受程度。

（3）家人的参与性与支持程度。

（4）医院能否提供单间产房、专业陪伴者及责任制助产服务等。

【护理措施】

1. 一般护理　同分娩期妇女的护理。

2. 责任制助产的实施与管理

（1）责任制助产的职能：①密切观察产程进展；②随时告知分娩进程及母儿健康状况的信息；③回答待产分娩过程中的问题并提供帮助；④采取措施，缓解分娩疼痛；⑤完成自然分娩接产及新生儿即时处理；⑥指导母乳喂养，产后观察，分享分娩体验。

（2）责任制助产的实施条件：①硬件改造，提供"小产房"（一间产房只供一位孕产妇使用）服务。②更新观念，提供围产母儿一体化护理。③人员配置必须满足"一对一"责任制助产的需要，实施弹性排班。④人员培训：责任助产士必须有较强的独立处理助产专业问题能力；具有发现分娩过程中异常情况的能力及应急能力。

（3）责任制助产实施的管理：①完善各项规章制度：包括岗位管理制度、助产工作制度、排班制度、绩效考核制度；②加强运行质量控制：包括督导、访谈、满意度调查及质量指标核定；③建立与完善激励机制，实行绩效分配能体现工作量、工作时间、技术难度等，多劳多得，优劳优酬。

3. 陪产的实施与管理

（1）陪产者的选择：

1）丈夫陪伴：现代产科服务模式鼓励男性参与分娩活动，认为丈夫参与分娩不是问题，而是解决问题的方法之一。男性参与分娩活动，也改变了"分娩是女人的事"的传统观念，因此，丈夫陪产是孕产妇的首选。

2）亲友陪伴：家族血源浓郁的亲情，闺中密友相同的价值观，使陪伴支持变得强有力，也是部分孕产妇的选择。

3）导乐陪伴：目前国内导乐的职业化尚不成熟，多由产科医护人员异化而来，成为一种特需服务项目，随着医疗服务市场的完善和导乐的职业化，这一人群会逐步成为现代产科服务模式中一项人性化措施的具体表现，通过同伴支持、经验分享和桥梁作用，赋予孕产妇分娩的信心和力量。

（2）陪产者的培训：

1）理论培训：分娩基本知识；医院的常规医疗程序（针对专职导乐）；妇女孕期、产时、分娩及产后早期的生理、心理和感情变化特征、需求把握与支持；产程的概念、分期、进展、表现特点及守护；分娩痛的应对等。

2）实践培训：包括交流技巧、移情训练、支持技巧。专职导乐要认识到每个产妇的生活经历不同、性格不同，需要也不同，克服困难的技巧也不同。要学会适宜地、机智地、积极地去发现和满足产妇及其家属的需要。并保证不干扰正常的医疗程序。

（3）陪产者的职能：

1）丈夫或亲友陪伴：①精神上的鼓励、支持与安慰；②生活上的照护，包括进食、饮水、如厕、沐浴、休息、睡眠、活动等。

2）专职导乐陪伴：①分享经验与观念，输注力量；②提供生理上的帮助，包括进食、饮水、排尿及活动；③通过按摩、指导呼吸、调整体位等方法协助应对分娩疼痛；④桥梁作用，促进产妇、丈夫与医务人员的联系沟通。

3）陪伴分娩支持技术：分娩体位应用（舒适分娩）；分娩辅助工具使用；拉玛泽分娩法（呼吸减痛分娩法），神经肌肉运动训练；按摩等。

（4）陪产者的管理：

1）注册与登记：专职导乐必须经过职业培训，获得相应资格；孕产妇家属（包括丈夫和亲友）须经过医院父母学校培训，懂得陪产的一般知识和要求。

2）考核与监管：专职导乐进入医疗机构从事陪产工作，必须出示职业资格证书及相关培训证书，并有相应的职业评价证明。如支持分娩的实践活动中服务对象、医务人员对导乐陪产工作的评价及反馈意见。

3）专职导乐的职业素养要求：有生育经验；富有爱心、同情心和责任心；具有良好的人际交流、沟通及适应能力；有使用分娩支持工具的能力；能为产妇提供生活上的照顾和帮助；动作轻柔、态度和蔼，给人以信赖感；经过正规职业培训，熟悉工作范围，获得执业资格；有良好的执业服务记录。

4. 心理护理

（1）了解孕产妇分娩时的特殊心理变化，给予适度的关注。

（2）通过沟通，了解孕产妇的文化背景、分娩观念和行为习惯，尽量满足其合理需求。

（3）掌握一定的心理干预技术，包括倾听技术、提问技术、鼓励技术、内容反应技术、情感反应技术、面质技术、解释技术、非语言沟通技巧等，适时应用。

（4）关注分娩体验，保持正向激励。

5. 危急症处理　同分娩期妇女的护理。

【健康指导】

1. 向孕产妇及其家人说明陪伴分娩的意义 在孕妇分娩的全过程中引入包括专业的导乐、产妇家属（丈夫、其他亲属或朋友）、助产士陪伴，不仅是产时服务的一项适宜技术，亦是一种以产妇为中心的全新服务模式，可以降低手术产率，减少对分娩的干预，有利促进正常分娩。

2. 若选择家属陪产，应提醒准备陪产的家属完成产前健康教育课堂的相关课程学习，了解分娩基本过程和陪产过程中帮助孕产妇的实用技术，如按摩、搀扶、擦汗、进食饮水、如厕等生活照顾，鼓励、赞扬、感谢、亲密行为等情感支持。

3. 若为专职导乐陪产，应向导乐介绍医院的环境与制度，强调其不可以参加医疗活动，如调输液速度等；也不可以替代医护人员向孕产妇发出各种影响产程的行为指令，如屏气用力等。

4. 陪产人员在陪产过程中，保持与助产士的良好沟通，充当桥梁的作用，表达和传递孕产妇的需求。

【注意事项】

1. 陪伴分娩是针对住院分娩的普及、产时服务中医疗干预的增多而造成的难产率上升提出的一项适宜技术，也是一种以产妇为中心的服务模式。

2. 助产士即"陪伴孕产妇的人"，她们陪伴在孕产妇身边并帮助她们完美、自主地完成生产，守护孕产妇是助产士的天赋使命，也是责任制助产模式的实践，因此，不能将助产士的陪产作为医院的特殊服务项目，也不能将助产士等同或异化为"导乐"。

（熊永芳）

第五章

妇产科护理技术操作规范及考核标准

第一节　妇科一般护理技术操作规范及考核标准

一、坐浴

【操作目的】

药液直接作用于会阴部，改善局部血液循环，起到清洁、消炎、消肿、止痛作用，利于组织修复。

【操作评估】

1. 适应证　外阴阴道炎症患者；外阴阴道手术患者的术前准备；产后会阴部水肿或会阴切口红肿。

2. 禁忌证　月经期、妊娠、阴道流血、盆腔急性炎症、外阴或臀部手术非感染性伤口未愈合的患者。

【操作准备】

1. 用物准备　坐浴椅 1 把、消毒坐浴盆 1 个、热水瓶 1 把、水温计 1 只、遵医嘱选取坐浴药液、清洁毛巾 1 条、无菌纱布若干块、干净衣裤 1 套；必要时备屏风、换药用物。

2. 环境准备　关门窗，调节室温 24~28℃；注意隐私，必要时围帘或屏风遮挡。

3. 人员准备　操作者着工作服、修剪指甲、洗手、戴口罩；患者配合，能起床活动。

【操作步骤】

1. 核对患者姓名、住院号，评估患者病情、自理能力及合作程度，有无禁忌证，询问药物过敏史，排空大、小便；携用物至病人床旁。

2. 按比例正确配制药液于浴盆内 1/2 满，调节水温41~43℃，浴盆置于坐浴椅。

3. 围帘或屏风遮挡，保护患者隐私，暴露患处。

4. 坐浴

（1）协助患者脱裤至膝盖部。

（2）协助患者取坐姿。

（3）嘱患者用纱布蘸取药液清洗外阴部皮肤。

（4）待适应水温后，坐入浴盆中，使臀部和外阴完全浸入水中，持续 15~20 分钟。

5. 坐浴过程中观察患者反应，若出现面色苍白、脉搏加快、眩晕、软弱无力，应停止坐浴。

6. 坐浴毕协助患者用毛巾擦干外阴和臀部，协助穿好衣裤，卧床休息。

7. 整理用物并分类处置。

8. 洗手、记录。

【健康指导】

1. 操作前　讲解操作的目的和方法，充分取得患者的理解与配合。嘱排空大、小便，先用温水清洗外阴及肛门周围。

2. 操作中　告知患者坐浴时臀部和外阴要全部浸没水中，坐浴时间为 15~20 分钟，嘱放松心情。如水温过高或变凉，感头晕、心慌、胸闷等不适及时告知。

3. 操作后　嘱坐浴后卧床休息，注意个人卫生，保持局部清洁，每天更换宽松透气的棉质内裤，若局部有疼痛、皮疹、渗液、出血或阴道流血等异常情况应及时联系医护人员。

【注意事项】

1. 坐浴前先排尿、排便，因热水可刺激肛门、会阴易引起排尿、排便反射。

2. 坐浴部位若有伤口，坐浴盆、溶液及用物必须无菌；坐浴后应用无菌技术处理伤口。

3. 坐浴药液水温适当，随时调节；防止过高引起局部烫伤。

4. 坐浴药液不超过浴盆内 1/2 满，避免坐浴时溢出，保持臀部和外阴完全浸入水中。

5. 坐浴过程中，注意观察患者面色、脉搏、呼吸，倾听患者主诉，有异常应停止坐浴，卧床休息。

6. 坐浴结束检查患者衣裤是否干燥，必要时更换。

【考核标准】　　　　　　　　　　　　（总分 100 分）

项目	考核标准
操作准备10分	1. 用物准备　坐浴椅 1 把、消毒坐浴盆 1 只、热水瓶 1 把、水温计 1 只、遵医嘱选取坐浴药液、清洁毛巾 1 块、无菌纱布若干、干净衣裤 1 套。(4 分) 2. 环境准备　关门窗，调节室温 24～28℃；遮挡患者。(3 分) 3. 人员准备　操作者着工作服、修剪指甲、洗手、戴口罩；患者能起床活动。(3 分)
操作评估10分	1. 评估患者病情、把握适应证和禁忌证。(5 分) 2. 解释操作目的，取得配合，排空膀胱。(5 分)
操作步骤70分	1. 用两种方式核对患者身份　询问姓名，查看腕带住院号及姓名。(10 分) 2. 保护隐私。(5 分) 3. 配制药液于浴盆内 1/2 满，按比例配制，水温计测试水温 41～43℃。(6 分) 4. 协助患者脱裤至膝盖部，取坐姿。(4 分) 5. 注意保暖。(5 分) 6. 嘱患者用纱布蘸取药液清洗外阴。(4 分)

5

续表

项目	考核标准
操作步骤 70 分	7. 适应水温后坐入浴盆中,臀部和外阴完全浸入水中,持续 15~20 分钟。(6 分) 8. 观察患者反应,并随时调节水温。(10 分) 9. 坐浴毕协助患者用毛巾擦干并穿好衣裤,取舒适体位。(4 分) 10. 给予相关健康指导。(6 分) 11. 整理用物并分类处置。(4 分) 12. 洗手、记录。(6 分)
综合评价 10 分	1. 原则把握 遵守消毒隔离原则;操作步骤连贯。(4 分) 2. 健康指导 操作中能与患者沟通,健康指导到位,患者理解并接受。(3 分) 3. 注意事项 能在操作中体现;相关知识回答正确。(3 分)

二、阴道冲洗

【操作目的】

减少阴道分泌物,缓解局部充血,达到控制和治疗炎症的目的。术前彻底清洁阴道,降低感染机会。

【操作前评估】

1. 适应证 子宫切除术前或阴道手术前的常规阴道准备;阴道炎的辅助治疗。

2. 禁忌证 月经期、产后或人工流产术后子宫颈口未闭、有阴道流血的患者、宫颈癌患者有活动性出血者、存在不宜冲洗的宫颈因素、阴道镜检查前 24 小时、无性生活史。

【操作准备】

1. 用物准备 一次性窥阴器 1 只、大棉签、一次性阴道冲洗器 1 副、一次性垫巾、橡皮手套一双、阴道冲洗液(PVP-I 或遵医嘱)、干净衣裤 1 套。

2. 环境准备　温度适宜，调节室温 24～28℃；遮挡患者（一般在治疗室操作）。

3. 人员准备　操作者着装规范、修剪指甲、洗手、戴口罩；患者意识清醒能配合。

【操作步骤】

1. 核对患者姓名、住院号，评估患者的病情、意识状态、自理能力、合作程度，询问药物过敏史、性生活史，排空大、小便；患者至治疗室。

2. 协助患者取膀胱截石位，臀下置一次性垫巾，脱左侧裤腿，保护患者隐私，注意保暖。

3. 根据医嘱配制冲洗液（0.1%～0.2% PVP-I 1000ml），试温度 39～41℃，将冲洗器置患者左侧上方距检查床的 60～70cm 高支架上，检查冲洗头有无破裂。

4. 操作者戴手套，左手取窥阴器（窥阴器保持闭合状态），轻轻放入阴道（注意放置时窥阴器的角度）暴露宫颈并在阴道内固定，右手取冲洗头，打开冲洗器开关，手腕内侧测试水温后，冲洗宫颈、阴道穹隆及阴道壁，边冲洗边转动窥阴器（一次性冲洗量约 500～800ml），确保阴道壁各个侧面均冲洗干净，最后冲洗外阴（约 100ml 液体）。冲洗完毕，轻轻下压窥阴器，使阴道内残留液体完全流出，用干棉签擦干阴道内余液，用 PVP-I 棉签涂擦宫颈、阴道穹隆及阴道壁 2 遍。闭合窥阴器，轻轻退出阴道，用干棉签擦干外阴部。

5. 患者臀下更换另一张清洁的一次性垫巾，检查患者衣服背部有无水迹，协助患者穿好（更换）衣裤，回病房。

6. 妥善安置患者，协助取舒适卧位，给予相关健康指导。

7. 整理用物并分类处置。

8. 洗手、记录。

【健康指导】

1. 操作前　讲解此项操作的目的和方法，充分取得患者的理解与配合，嘱咐患者排空大、小便。

2. 操作中　告知患者上下检查床的注意事项，脱左

5

侧裤腿、取膀胱截石位对操作的重要性，避免患者情绪紧张。转动窥阴器时指导患者深呼吸放松或引导患者分散注意力来应对操作时的不适感，以利操作的正常进行，切勿屏气或使用腹压导致窥阴器滑脱阴道。

3. 操作后 讲解操作后需注意个人卫生，保持局部清洁，宜每天更换棉质内裤，若有灼热、皮疹、阴道流血等异常情况应及时联系医护人员。

【注意事项】

1. 操作前做好沟通，充分取得患者的配合。

2. 操作过程中注意保护患者隐私。

3. 冲洗前要注意有无药物过敏史、有无性生活史、有无阴道流血。

4. 冲洗液根据病种而异；冲洗液一般配制 1000ml，温度以 39~41℃为宜；冲洗筒与检查床的距离不应超过 70cm；冲洗头避免对准宫颈。

5. 冲洗过程中，动作宜轻柔，边冲洗边转动窥阴器，使阴道四壁皱褶处都能冲净。转动窥阴器时，应放松窥阴器柄，在进入及退出时，应保持窥阴器处于闭合状态，以免损伤阴道壁及宫颈组织。

6. 各种阴道炎冲洗后应更换清洁内裤。

7. 按治疗要求固定冲洗床，每人调换一次性垫巾，以防交叉感染。

【考核标准】 （总分100分）

项目	考核标准
用物准备 10分	1. 用物准备 一次性窥阴器1只、大棉签、一次性冲洗器1副、一次性垫巾、橡皮手套一双、阴道冲洗液（PVP-I 或根据医嘱）、干净衣裤1套。(4分) 2. 环境准备 温度适宜，调节室温24~28℃；遮挡患者。(3分) 3. 人员准备 患者意识清醒能配合；操作者着工作服、修剪指甲、洗手、戴口罩。(3分)

续表

项目	考核标准
操作评估 10 分	1. 评估患者病情、把握适应证和禁忌证。（5 分） 2. 解释操作目的，取得配合，排空膀胱。（5 分）
操作步骤 70 分	1. 用两种方式核对患者身份　询问姓名，查看腕带住院号及姓名。（10 分） 2. 保护患者隐私。（5 分） 3. 操作者戴手套，协助患者取膀胱截石位，暴露外阴，臀下垫一次性垫巾，注意患者安全。（4 分） 4. 注意保暖。（2 分） 5. 冲洗液配制浓度符合、温度适宜。（4 分） 6. 冲洗器与检查床距离 60~70cm。（4 分） 7. 擦洗阴道手法正确。（8 分） 8. 检查冲洗头、窥阴器。（4 分） 9. 窥阴器放置符合要求，宫颈暴露完全。（5 分） 10. 试水温，冲洗时转动窥阴器，冲洗量符合要求。（10 分） 11. 擦干外阴，脱手套。（4 分） 12. 协助患者回病房；给予健康指导。（4 分） 13. 整理用物、分类处置。（2 分） 14. 洗手、记录。（4 分）
综合评价 10 分	1. 原则把握　遵守消毒隔离原则；操作步骤连贯。（4 分） 2. 健康指导　操作中能与患者沟通，健康指导到位，患者理解并接受。（3 分） 3. 注意事项　能在操作中体现；相关知识回答正确。（3 分）

5

三、会阴擦洗/冲洗

（一）会阴擦洗

【操作目的】

保持患者会阴及肛门部清洁，促进会阴伤口的愈合和舒适，防止生殖系统、泌尿系统的逆行感染。

【操作前评估】

1. 适应证　留置导尿管者；会阴有伤口者；外阴炎症、外阴血肿者；生活不能自理的阴道流血、流液者；妇科部分阴式手术术后会阴部保洁（阴式子宫全切术）。

2. 禁忌证　对碘过敏者、外阴皮肤病患者、可疑或确诊外阴癌患者；婴幼儿；严重糖尿病至外阴皮肤破溃者。

【操作准备】

1. 用物准备　大棉签、一次性垫巾（会阴垫）、一次性手套、聚维酮碘液或其他消毒液、干净裤子、便盆、面巾纸。

2. 环境准备　关门窗，调节室温 24 ~ 28℃；注意隐私，拉开床帘遮挡患者。

3. 人员准备　操作者着工作服、修剪指甲、洗手、戴口罩；患者意识清醒能配合。

【操作步骤】

1. 携用物至患者床旁，核对患者身份，询问过敏史，解释会阴擦洗的目的，取得配合，排空大、小便。

2. 操作者站在患者右侧，戴手套，注意保暖与隐私，协助患者脱对侧裤腿，盖在近侧腿部，取屈膝仰卧位，臀下垫一次性垫巾、便盆。

3. 取大棉签蘸适量消毒液（聚维酮碘液）进行会阴擦洗。擦洗顺序由上至下，由内至外。具体为：尿道、阴道口、对侧小阴唇、大阴唇、近侧小阴唇、大阴唇、伤口、大腿内侧上 1/3、肛门部；第二遍方法同前。最后，更换棉签后再次擦洗伤口。

4. 必要时，可根据患者的情况增加擦洗次数，直至擦净；最后用干棉签擦干。

5. 取出便盆，为患者换上干净的垫巾，脱手套。

6. 协助患者穿好衣裤，取舒适体位。

7. 整理床单位。

8. 给予相关健康指导。

9. 整理用物并分类处置。

10. 洗手、记录。

【健康指导】

1. 操作前　讲解操作的目的，充分取得患者的理解与配合。

2. 操作中　嘱有不适症状及时告知；如会阴有伤口者，告知擦洗液可能导致伤口刺痛等。

3. 操作后　告知患者需注意个人卫生，保持局部清洁，及时更换会阴垫，若有灼热、皮疹等异常情况应及时联系医护人员。

【注意事项】

1. 操作前做好沟通，充分取得患者的配合。

2. 操作过程中注意保暖和保护隐私。

3. 预防交叉感染，便盆一人一用。

4. 注意观察会阴部及会阴伤口周围组织有无红肿、分泌物及其性质和伤口愈合情况。发现异常及时记录并向医师报告。

5. 对有留置导尿管者，应注意导尿管是否通畅，避免脱落或打结。

5

【考核标准】　　　　　　　　　　　　　　（总分 100 分）

项目	考核标准
操作准备 10 分	1. 用物准备　大棉签、一次性垫巾（会阴垫）、一次性手套、聚维酮碘液或其他消毒液、干净衣裤、便盆、面巾纸。（4 分） 2. 环境准备　调节室温 24 ~ 28℃；拉开床帘遮挡患者。（3 分） 3. 人员准备　操作者着工作服、修剪指甲、洗手、戴口罩；患者能配合。（3 分）

续表

项目	考核标准
操作 评估 10分	1. 评估患者病情、把握适应证和禁忌证。（5分） 2. 解释操作目的，取得配合，排空膀胱。（5分）
操作 步骤 70分	1. 用两种方式核对患者身份 询问姓名，查看腕带姓名及住院号。（10分） 2. 保护隐私。（5分） 3. 操作者戴手套，协助患者舒适卧位，彻底暴露外阴，臀下垫一次性垫巾、便盆。（5分） 5. 操作者站在患者右侧，脱去患者对侧裤腿，注意保暖。（5分） 6. 擦洗顺序和范围正确，初步擦净会阴部污垢、分泌物和血迹等。（10分） 7. 擦洗顺序为由上至下，由内至外，或以伤口为中心向外擦洗。（10分） 8. 擦洗完毕后外阴无血迹或分泌物。（5分） 9. 取出便盆，更换干净垫巾，脱手套。（4分） 10. 协助患者穿好衣裤，取舒适体位。（4分） 11. 给予相关健康指导。（4分） 12. 整理床单位，用物分类处置。（4分） 13. 洗手、记录。（4分）
综合 评价 10分	1. 原则把握 遵守消毒隔离原则；操作步骤连贯。（4分） 2. 健康指导 操作中能与患者沟通，健康指导到位，患者理解并接受。（3分） 3. 注意事项 能在操作中体现；相关知识回答正确。（3分）

5

（二）会阴冲洗

【操作目的】

保持患者会阴及肛门部清洁，促进患者会阴伤口的愈合和舒适，防止生殖系统、泌尿系统的逆行感染。

【操作前评估】

1. 适应证　留置导尿管者；会阴有伤口者；外阴炎症者；会阴部手术术后患者；生活不能自理者。

2. 禁忌证　对碘过敏者、外阴皮肤病者、可疑或确诊外阴癌患者；严重糖尿病致外阴皮肤破溃者。

【操作准备】

1. 用物准备　冲洗壶、大棉签、一次性垫巾（会阴垫）、一次性手套、冲洗液（40～42℃的0.1%～0.2%聚维酮碘液1000ml）、干净衣裤、便盆、面巾纸。

2. 环境准备　关门窗，调节室温24～28℃；注意隐私，拉开床帘遮挡患者。

3. 人员准备　操作者着工作服、修剪指甲、洗手、戴口罩；患者意识清醒能配合。

【操作步骤】

1. 携用物至患者床旁，核对患者身份，解释会阴冲洗的目的，取得患者配合。

2. 注意保暖与保护隐私；操作者站在患者右侧，协助患者脱对侧裤腿，取屈膝仰卧位，臀下垫一次性垫巾、便盆。

3. 戴手套，右手持大棉签，擦拭外阴血迹或分泌物，左手持冲洗壶缓慢连续地倾倒冲洗液配合擦拭，冲净血迹。冲洗顺序由上至下，由外至内，包括股内侧上1/3。若有伤口应先伤口再周围，最后肛门部。

4. 用干棉签擦干外阴，顺序由上至下，由内至外：尿道阴道口、对侧小阴唇、大阴唇、近侧小阴唇、大阴唇、伤口、大腿内侧上1/3、肛门部。最后，更换棉签后再次冲洗伤口。

5. 取出便盆，为患者更换干净垫巾，脱手套。

6. 协助患者穿好衣裤，取舒适体位。

7. 整理床单位。

8. 给予相关健康指导。

9. 整理用物并分类处置。

10. 洗手、记录。

【健康指导】

1. 操作前　讲解操作目的，充分取得患者的理解与配合；嘱咐排空大、小便。

2. 操作中　嘱有不适症状及时告知；如会阴有伤口者，告知冲洗液可能导致伤口刺痛。

3. 操作后　讲解操作后需注意个人卫生，保持局部清洁，及时更换会阴垫，若有灼热、皮疹等异常情况应及时联系医护人员。

【注意事项】

1. 操作前做好沟通，充分取得患者的配合。

2. 操作过程中注意保暖和保护隐私。

3. 冲洗液现配现用；水温为 40～42℃。

4. 对有留置导尿管者，应注意导尿管是否通畅，避免脱落或打结。

5. 必要时先用肥皂浆擦洗外阴。

6. 冲洗过程中要注意观察会阴皮肤、伤口等情况，发现异常及时汇报医师，遵医嘱给予处理。

7. 冲洗结束，如患者衣裤、床单位污染，需及时更换。

【考核标准】　　　　　　　　　　　　　　　（总分 100 分）

项目	考核标准
操作准备 10 分	1. 用物准备　冲洗壶，冲洗液（0.1～0.2% 聚维酮碘液 40～42℃）、大棉签、一次性垫巾（会阴垫）、一次性手套、干净衣裤、便盆、面巾纸。（4 分） 2. 环境准备　调节室温 24～28℃；拉开床帘遮挡患者。（3 分） 3. 人员准备　操作者着工作服、修剪指甲、洗手、戴口罩；患者能配合。（3 分）

续表

项目	考核标准
操作 评估 10 分	1. 评估患者病情、把握适应证和禁忌证。 （5分） 2. 解释操作目的，取得配合，排空膀胱。 （5分）
操作 步骤 70 分	1. 用两种方式核对患者身份　询问姓名，查看腕带姓名及住院号。（10分） 2. 解释操作目的，取得配合。（4分） 3. 保护隐私。（5分） 4. 操作者戴手套，协助患者舒适卧位，暴露外阴，臀下垫一次性垫巾、便盆。（4分） 5. 操作者站在患者右侧，脱去患者对侧裤腿，注意保暖。（2分） 6. 右手持大棉签，擦拭外阴血迹或分泌物，左手持冲洗壶倾倒少许冲洗液至阴阜，由外至内冲洗，水温符合要求。（5分） 7. 用干棉签由内至外擦干，外阴无血迹或分泌物。（10分） 8. 冲洗和擦干顺序及范围符合要求。（10分） 9. 取出便盆，更换干净垫巾，脱手套。（4分） 10. 协助患者穿好衣裤，取舒适体位。（4分） 11. 给予相关健康指导。（4分） 12. 整理床单位，用物分类处置。（4分） 13. 洗手、记录。（4分）
综合 评价 10 分	1. 原则把握　遵守消毒隔离原则；操作步骤连贯。（4分） 2. 健康指导　操作中能与患者沟通，健康指导到位，患者理解并接受。（3分） 3. 注意事项　能在操作中体现；相关知识回答正确。（3分）

5

四、会阴湿热敷、冷敷

(一) 会阴湿热敷

【操作目的】

促进会阴局部血液循环，有利于炎症局限、水肿消退、血肿吸收及组织修复，达到增进舒适、缓解疼痛和减轻感染的目的。

【操作评估】

1. 适应证　会阴部水肿、会阴血肿的吸收期、会阴伤口硬结及早期感染等患者。

2. 禁忌证　外阴血肿发生 24 小时内或外阴局部有活动性出血者；外阴皮肤病患者；可疑或确诊外阴癌患者；严重糖尿病至外阴皮肤破溃者。婴幼儿、意识不清、感觉丧失或迟钝者应慎用，以免发生烫伤。

【操作准备】

1. 用物准备　棉垫 1 块、一次性垫巾 2 块、热敷药品、消毒弯盘 2 个（内有镊子 2 把、纱布数块、医用凡士林）、热源袋（如热水袋或电热宝等）、红外线灯。

2. 环境准备　关门窗，调节室温 24～28℃；注意隐私，拉开床帘遮挡患者。

3. 人员准备　操作者着工作服、修剪指甲、洗手、戴口罩；患者排空大、小便，意识清醒能配合。

【操作步骤】

1. 携用物至患者床旁，核对患者身份，解释会阴湿热敷的目的和方法，取得患者配合。

2. 患者排空大、小便后，协助患者脱对侧裤腿，取屈膝仰卧位，腿分开，臀下垫一次性垫巾。注意保暖。

3. 热敷部位先涂一薄层凡士林，盖上纱布，再轻轻敷上浸有热敷溶液的温纱布，外面盖上棉布垫保温。

4. 一般每 3～5 分钟更换热敷垫 1 次，也可用热源袋放在棉垫外或用红外线灯照射，延长更换敷料的时间，每次热敷约 15～30 分钟。

5. 热敷完毕，移去敷布，观察热敷部位皮肤，用纱布拭净皮肤上的凡士林，协助患者穿好衣裤，并整理好床单位。

6. 给予相关健康指导。

7. 整理用物，分类处理。

8. 洗手，记录。

【健康指导】

1. 操作前　讲解此项操作的目的和方法，充分取得患者的理解与配合，嘱咐患者排空大、小便。

2. 操作中　嘱患者脱对侧裤腿，取屈膝仰卧位，两腿分开；注意敷料的温度，以有烫感但能耐受为宜，热敷时间约 15～30 分钟。

3. 操作后　讲解操作后需注意个人卫生，保持局部清洁，观察热敷部位皮肤，若有灼热、皮疹等异常情况应及时联系医护人员。

【注意事项】

1. 操作前做好沟通，充分取得患者的配合。

2. 操作过程中注意保护患者隐私。

3. 会阴湿热敷应在会阴擦洗、清洁会阴局部伤口的污垢后进行。

4. 湿热敷的温度一般为 41～48℃，避免温度过高引起烫伤或温度过低达不到效果。

5. 湿热敷的面积应是病损范围的 2 倍。

6. 在热敷的过程中，护理人员应随时评价热敷的效果，并为患者提供一切的生活护理。

7. 定期检查热源袋的完好性，防止烫伤。

【考核标准】　　　　　　　　　　　　（总分 100 分）

项目	考核标准
操作准备 10 分	1. 用物准备　棉垫 1 块、一次性垫巾 2 块、热敷药品（50% 硫酸镁、95% 酒精）、消毒弯盘 2 个（内有镊子 2 把、纱布数块、医用凡士林）、热源袋（如热水袋或电热宝等）、红外线灯。（4 分）

5

续表

项目	考核标准
操作准备10分	2. 环境准备　关门窗，调节室温 24～28℃；注意隐私，遮挡患者。(3分) 3. 人员准备　患者意识清醒能配合；操作者着工作服、修剪指甲、洗手、戴口罩。(3分)
操作评估10分	1. 评估患者病情、把握适应证和禁忌证。(5分) 2. 解释操作目的，取得配合，排空膀胱。(5分)
操作步骤70分	1. 用两种方式核对患者身份　询问姓名，查看腕带姓名及住院号。(10分) 2. 保护隐私。(5分) 3. 保暖。(5分) 4. 协助患者脱对侧裤腿，取屈膝仰卧位，两腿分开，臀下垫一次性垫巾。(5分) 5. 热敷部位先涂一薄层凡士林，盖上纱布，再轻轻敷上浸有热敷溶液的温纱布，外面盖上棉垫保温。(10分) 6. 一般每3～5分钟更换热敷垫1次，也可用热源袋放在棉垫外或用红外线灯照射，延长更换敷料的时间，热敷时间约15～30分钟。(10分) 7. 热敷完毕，移去敷布，观察热敷部位皮肤，用纱布拭净皮肤上的凡士林，协助患者穿好衣裤。(5分) 8. 给予相关健康指导。(10分) 9. 整理床单位，用物分类处置。(4分) 10. 洗手、记录。(6分)
综合评价10分	1. 原则把握　遵守消毒隔离原则；操作步骤连贯。(4分) 2. 健康指导　操作中能与患者沟通，健康指导到位，患者理解并接受。(3分) 3. 注意事项　能在操作中体现；相关知识回答正确。(3分)

5

（二）会阴冷敷

【操作目的】

减轻局部出血，减轻组织的肿胀和疼痛，控制炎症扩散（适用于炎症早期）。

【操作评估】

1. 适应证　会阴血肿的活动期、会阴炎症早期。

2. 禁忌证　会阴慢性炎症或深部化脓病灶、大范围组织损伤、全身血液循环障碍。

【操作准备】

1. 用物准备　冰块（或冰袋）、橡胶手套、消毒巾（或纱布）、丁字带、一次性垫巾。

2. 环境准备　关门窗，调节室温 24～28℃；注意隐私，拉开床帘遮挡患者。

3. 人员准备　操作者着工作服、修剪指甲、洗手、戴口罩；患者意识清醒能配合。

【操作步骤】

1. 携用物至患者床旁，核对患者身份，解释会阴冷敷的目的和方法，取得患者配合。

2. 嘱患者排空膀胱，协助患者脱对侧裤腿，注意保暖，取屈膝仰卧位，两腿分开，臀下垫一次性垫巾。

3. 将冰块放入水中，冲去棱角，用消毒手套或用冰袋装盛。

4. 用消毒巾或纱布包裹后敷于患处，用丁字带固定，每 1～2 小时调换一次。

5. 协助患者穿好衣裤，取舒适体位。

6. 整理床单位。

7. 给予相关健康指导。

8. 整理用物，分类处理。

9. 洗手，记录。

【健康指导】

1. 操作前　讲解此项操作的目的和方法，充分取得患者的理解与配合，嘱咐患者排空大、小便。

2. 操作中　嘱患者脱对侧裤腿，取屈膝仰卧位，两

5

腿分开；冰袋有漏水、布套潮湿、冰块融化或患者感皮肤发麻等及时告知护士，一般每 1～2 小时调换一次冰袋。

3. 操作后　讲解操作后需注意个人卫生，保持局部清洁，若有冻伤等异常情况应及时联系医护人员。

【注意事项】

1. 操作前做好沟通，充分取得患者的配合。

2. 操作过程中注意保护患者隐私。

3. 冰块冲去棱角以防患者不适或损坏冰袋。

4. 冰袋不能直接接触血肿，必须外裹消毒巾或纱布，以防冻伤及污染血肿，保持冰袋清洁。

5. 丁字带固定松紧合适，避免过紧影响局部血液循环或过松导致冰袋滑脱。

【考核标准】　　　　　　　　　　　　　　（总分 100 分）

项目	考核标准
操作准备 10 分	1. 用物准备　冰块（或冰袋）、橡胶手套、消毒巾（或纱布）、丁字带、一次性垫巾。(4 分) 2. 环境准备　关门窗，调节室温 24～28℃；注意隐私，遮挡患者。(3 分) 3. 人员准备　患者意识清醒能配合；操作者着工作服、修剪指甲、洗手、戴口罩。(3 分)
操作评估 10 分	1. 评估患者病情、把握适应证和禁忌证。(5 分) 2. 解释操作目的，取得配合，排空膀胱。(5 分)
操作步骤 70 分	1. 用两种方式核对患者身份　询问姓名，查看腕带姓名及住院号。(10 分) 2. 保护隐私。(5 分) 3. 协助患者脱下侧裤腿，注意保暖，取屈膝仰卧位，两腿分开，臀下垫一次性垫巾。(10 分) 4. 将冰块放入水中，冲去棱角，用消毒手套或用冰袋装盛。(10 分)

续表

项目	考核标准
操作步骤70分	5. 用消毒巾或纱布包裹后敷于患处，用丁字带固定，每 1~2 小时调换一次。（15 分） 6. 协助患者穿好衣裤，取舒适体位。（5 分） 7. 给予相关健康指导。（10 分） 8. 整理床单位，用物分类处置。（3 分） 9. 洗手、记录。（2 分）
综合评价10分	1. 原则把握　遵守消毒隔离原则；操作步骤连贯。（4 分） 2. 健康指导　操作中能与患者沟通，健康指导到位，患者理解并接受。（3 分） 3. 注意事项　能在操作中体现；相关知识回答正确。（3 分）

五、宫颈、阴道上药

【操作目的】

治疗各种阴道炎、急慢性子宫颈炎、术后阴道残端炎；完善各种手术需求。

【操作评估】

1. 适应证　各种阴道炎、急慢性子宫颈炎、术后阴道残端炎；宫颈、阴道手术前后。

2. 禁忌证　月经期、妊娠期及产后 14 天内；阴道不规则出血处于出血期；明确宫颈及阴道晚期恶性肿瘤。

【操作准备】

1. 用物准备　治疗车、一次性窥阴器、一次性垫巾、手套、消毒干棉签、所需药物。

2. 环境准备　调节温度至 24~28℃；遮挡患者。

3. 人员准备　操作者着工作服、修剪指甲、洗手、戴口罩；患者意识清醒能配合。

5

【操作步骤】

1. 核对患者姓名、住院号，评估患者的病情、合作程度，解释操作目的、询问药物过敏史、性生活史及婚育情况，评估阴道有无流血、流液。患者排空大、小便，到治疗室。

2. 注意保暖，保护患者隐私；患者取膀胱截石位，置一次性垫巾于臀下，脱左侧裤腿。

3. 操作者戴手套，左手取窥阴器（窥阴器保持闭合状态），轻轻放置入阴道（注意放置时窥阴器的角度）暴露宫颈并在阴道内固定，用干棉签拭去宫颈黏液及炎性分泌物。

4. 观察阴道及宫颈炎症，根据医嘱放置药物片剂或栓剂、喷洒药物粉剂或涂抹药物软膏。

5. 操作完成，闭合窥阴器，轻轻退出阴道；协助患者穿好衣裤，回病房。

6. 妥善安置患者，给予相关健康指导。

7. 整理用物并分类处置。

8. 洗手、记录。

【健康指导】

1. 操作前　讲解操作目的，充分取得患者的理解与配合，嘱排空大、小便。

2. 操作中　告知患者上下检查床的注意事项；避免情绪紧张，如有不适可配合深呼吸。

3. 操作后　①嘱患者保持会阴清洁、干燥，穿棉质内裤并每天更换。②上药后宜平卧位休息，避免药物流出，若有会阴灼热、皮疹、阴道流血等异常情况应及时联系医护人员。③用药期间禁止性生活；经期停止用药。④如为滴虫性阴道炎，应夫妻同治，内裤每天消毒。

【注意事项】

1. 操作前做好沟通，充分取得患者的配合，注意有无药物过敏史、有无性生活史，有无阴道出血等情况。

2. 操作过程中注意保护患者隐私。

3. 上药后，取出窥阴器时注意勿把药物带出。

4. 未婚女性上药时不可使用窥阴器，可用细长棉签，但应注意将棉签上的棉捻紧，涂药时顺着一个方向转动，避免棉花脱落遗留于阴道内。

5. 老年患者阴道萎缩，可选小号窥阴器，动作轻柔，避免损伤阴道黏膜。

【考核标准】　　　　　　　　（总分100分）

项目	考核标准
操作准备 10分	1. 物品准备　治疗车、一次性窥阴器、一次性垫巾、手套、消毒干棉签、所需药物。(4分) 2. 环境准备　调节室温 24～28℃；注意保护患者隐私。(3分) 3. 人员准备　操作者着工作服、修剪指甲、洗手、戴口罩；患者能配合。(3分)
操作评估 10分	1. 评估患者病情、把握适应证和禁忌证。(5分) 2. 解释操作目的，取得配合，排空膀胱。(5分)
操作步骤 70分	1. 用两种方式核对患者身份　询问姓名，查看腕带姓名及住院号。(10分) 2. 询问性生活史。(5分) 3. 关注患者上下治疗床时安全。(5分) 4. 操作中保护患者隐私。(5分) 5. 取膀胱截石位，置一次性垫巾于臀下，脱左侧裤腿，注意保暖。(5分) 6. 操作者戴手套，检查窥阴器。(4分) 7. 窥阴器放置符合要求，宫颈暴露充分。(10分) 8. 擦净宫颈、阴道分泌物。(4分) 9. 上药方法符合医嘱。(10分) 10. 协助患者穿好衣裤，安全回到病房。(4分) 11. 整理用物并分类处置。(4分) 12. 洗手、记录。(4分)

5

续表

项目	考核标准
综合 评价 10 分	1. 原则把握 遵守消毒隔离原则；操作步骤连贯。(4 分) 2. 健康指导 操作中能与患者沟通，健康指导到位，患者理解并接受。(3 分) 3. 注意事项 能在操作中体现；相关知识回答正确。(3 分)

（冯素文）

第二节 产科一般护理技术操作规范及考核标准

一、子宫底高度和腹围的测量

【操作目的】

评估子宫大小是否与妊娠周数相符以了解胎儿宫内发育情况，及时发现异常妊娠，如巨大儿、胎儿生长受限、羊水过多等；妊娠晚期尚可通过测量子宫底高度和腹围大小间接估计胎儿体重、指导分娩方式的选择。

【操作评估】

1. 适应证 妊娠 ≥20 周孕妇，意识清醒，合作良好。

2. 禁忌证 各种原因不宜平卧孕妇；意识不清不能合作者。

【操作准备】

1. 用物准备 检查床、皮尺，必要时准备屏风和便盆。

2. 环境准备 关闭门窗，调节室温 24~28℃；注意隐私，拉开床帘（或使用屏风）遮挡孕妇。

3. 人员准备 操作者着工作服、修剪指甲、洗手、戴口罩；孕妇意识清醒能配合，排空膀胱。

【操作步骤】

1. 携用物至孕妇床旁，核对孕妇身份；评估孕妇的孕周、意识状态和合作程度、病情、自理能力；解释子宫底高度和腹围测量的目的和方法，取得配合；排空大、小便。

2. 关闭门窗，调节室温至 24～28℃；拉开床帘或放置屏风遮挡孕妇。

3. 洗手，操作者站于孕妇右侧。

4. 协助孕妇取伸腿仰卧位，头部稍垫高，双腿略分开，暴露腹部。

5. 操作者右手持皮尺置于耻骨联合上缘中点，左手将皮尺另一端沿腹壁正中线到达子宫底最高点，记录宫高。

6. 以脐孔为中心，将皮尺以脐水平绕腹部一周，记录腹围。

7. 协助孕妇起床、整理衣裤。

8. 妥善安置，给予相关健康指导。

9. 整理床单位和用物，分类处置。

10. 洗手、记录。

【健康指导】

1. 操作前　讲解此项操作的目的和方法，告知孕妇测量宫高和腹围是为了了解子宫大小，间接判断胎儿宫内发育是否与妊娠周数相符，是评估胎儿宫内健康状况的方法之一，充分取得理解与配合；嘱咐测量前排空大、小便。

2. 操作中　指导上下床防止跌倒和坠床，告知测量时正确的体位，如有胸闷、气促、发冷等不适及时诉说。

3. 操作后　将测量结果告知孕妇并说明是否与妊娠周数相符，相符者告知复诊时间；不符者需进一步检查，根据检查结果给予相应的饮食、运动、治疗等指导，并交代下次复诊时间。

5

【注意事项】

1. 孕妇上下床行动不便，应移除床旁障碍物，必要时扶助，以预防跌倒和坠床。

2. 妊娠晚期孕妇如较长时间取仰卧位，易并发仰卧位低血压综合征，一旦发生应立即指导孕妇左侧卧位，解除子宫压迫，改善血液回流，恢复血压。

3. 皮尺刻度清晰，测量时零点应置于孕妇耻骨联合上缘中点处，紧贴腹部皮肤到达宫底最高处，不能过紧或过松，保证测量值准确。

4. 操作中同时应注意观察腹形大小，如腹部过大或过小、子宫底高度过高或过低、子宫横轴较纵轴长、子宫底高未随妊娠周数增加或增加过快等，均有异常妊娠的可能，需进一步检查。

5. 操作中应注意保暖和遮挡孕妇。

【考核标准】　　　　　　　　　　　　（总分100分）

项目	考核标准
操作准备 10分	1. 用物准备　检查床、皮尺、屏风、便盆。（3分）
	2. 环境准备　安全、整洁、舒适；室温适宜；注意隐私保护。（3分）
	3. 人员准备　操作者着工作服、修剪指甲、洗手、戴口罩；孕妇排空大、小便，合作良好。（4分）
操作评估 10分	1. 评估孕妇病情、把握适应证和禁忌证。（5分）
	2. 解释操作目的，取得配合，排空膀胱。（5分）
操作步骤 70分	1. 用两种方式核对孕妇身份　询问姓名，查看腕带姓名、住院号。（10分）
	2. 保护隐私。（5分）
	3. 操作者站立位置正确。（4分）
	4. 孕妇卧位正确。（5分）

项目	考核标准
操作步骤70分	5. 操作者右手持皮尺置于耻骨联合上缘中点。（10分） 6. 左手将皮尺沿腹壁中线到达子宫底最高点，读数值。（10分） 7. 以脐孔为中心，将皮尺以脐水平绕孕妇腹部一周，读数值。（10分） 8. 协助孕妇起床，整理衣裤，妥善安置。（4分） 9. 整理床单位和用物，分类处置。（3分） 10. 洗手、记录。（4分） 11. 健康指导。（5分）
综合评价10分	1. 操作步骤连贯。（4分） 2. 健康指导　操作中能与孕妇沟通，健康指导到位，孕妇理解并接受。（3分） 3. 注意事项　能在操作中体现；相关知识回答正确。（3分）

二、四步触诊

【操作目的】

评估子宫大小、宫底高度、胎产式、胎先露、胎方位及先露部是否衔接。

【操作评估】

1. 适应证　妊娠 24 周以后。

2. 禁忌证　先兆早产；疑胎盘早剥及子宫破裂者。

【操作准备】

1. 用物准备　检查床。

2. 环境准备　关门窗，调节室温 24～28℃；注意隐私，必要时围帘或屏风遮挡。

3. 人员准备　操作者着装规范、修剪指甲、洗手；

孕妇意识清醒能配合，排空大、小便。

【操作步骤】

1. 核对孕妇姓名、住院号，解释四步触诊的目的，评估孕妇情况、自理能力及合作程度，排空大、小便。

2. 协助孕妇仰卧于检查床，头部稍抬高，双膝屈曲、暴露腹部，注意保暖。

3. 进行四步触诊　前三步检查者面向孕妇脸部，第四步面向孕妇足端。

（1）第一步手法：检查者两手置于宫底部，手测宫底高度，评估胎儿大小与孕周是否相符，两手指腹轻推，判断在宫底部的胎儿部分。

（2）第二步手法：检查者双手分别置于腹部左右侧，两手轻轻深按交替检查，确定胎背方向。

（3）第三步手法：检查者右手拇指与其余 4 指分开，置于耻骨联合上方握住胎先露部，进一步查清先露是胎头或胎臀，左右推动，判断先露部是否衔接。

（4）第四步手法：检查者面向孕妇的足端，左右手分别置于胎先露部的两侧，沿骨盆入口向下深按，进一步核对胎先露部的诊断是否正确，并确定胎先露部入盆的程度。

4. 协助孕妇穿好衣裤，取舒适体位。

5. 给予相关健康指导。

6. 整理床单位及用物。

7. 洗手、记录。

【健康指导】

1. 操作前　讲解此项操作的目的，取得孕妇的理解与配合；嘱孕妇排空大、小便。

2. 操作中　注意与孕妇的沟通，指导配合方法。

3. 操作后　告知四步触诊的结果；告知孕妇如有腹痛、阴道流血等异常情况及时联系医护人员。

【注意事项】

1. 操作前做好沟通，取得孕妇的配合，操作者操作前预热双手。

2. 操作中注意保暖和隐私保护；动作轻柔；指导孕妇深呼吸放松。

3. 操作后关注孕妇有无腹痛等不适。

【考核标准】　　　　　　　　　　　　（总分100分）

项目	考核标准
操作准备 10分	1. 用物准备　检查床。（2分） 2. 环境准备　关门窗，调节室温 24～28℃；注意隐私，必要时围帘或屏风遮挡。（4分） 3. 人员准备　操作者着装规范、修剪指甲、洗手、孕妇意识清醒能配合，排空大、小便。（4分）。
操作评估 10分	1. 评估孕妇病情、把握适应证和禁忌证。（5分） 2. 解释操作目的，取得配合，排空膀胱。（5分）
操作步骤 70分	1. 用两种方式核对孕妇身份　询问姓名，查看腕带姓名及住院号。（10分） 2. 注意保暖和隐私保护。（5分） 3. 协助孕妇呈仰卧位，双膝屈曲、暴露腹部。（5分） 4. 四步触诊　前三步检查者面向孕妇脸部，第四步面向孕妇足端。 第一步手法：检查者两手置于宫底部，手测宫底高度，评估胎儿大小与孕周是否相符，两手指腹轻推，判断在宫底部的胎儿部分。（10分） 第二步手法：检查者双手分别置于腹部左右侧，两手轻轻深按交替检查，确定胎背方向。（10分） 第三步手法：检查者右手拇指与其余4指分开，置于耻骨联合上方握住胎先露部，进一步查清先露是胎头或胎臀，左右推动，判断先露部是否衔接。（10分）

5

续表

项目	考核标准
操作步骤 70 分	第四步手法：检查者面向孕妇的足端，左右手分别置于胎先露部的两侧，沿骨盆入口向下深按，进一步核对胎先露部的诊断是否正确，并确定胎先露部入盆的程度。（10 分） 5. 协助孕妇穿好衣裤，取舒适体位。（2 分） 6. 给予相关健康指导。（3 分） 7. 整理床单位及用物。（2 分） 8. 洗手、记录。（3 分）
综合评价 10 分	1. 原则把握　遵守消毒隔离原则；操作步骤连贯。（4 分） 2. 健康指导　操作中能与孕妇沟通，健康指导到位，孕妇理解并接受。（3 分） 3. 注意事项　能在操作中体现；相关知识回答正确。（3 分）

三、骨盆外测量

【操作目的】

了解骨盆入口与出口的主要径线，以判断胎儿能否经阴道分娩。但已有证据表明，骨盆外测量并不能预测产时头盆不称，但作为产科检查的基本技能，应了解各径线的测量方法。

【操作评估】

适应证：初次产前检查或妊娠 20 周后。

【操作准备】

1. 用物准备　检查床、骨盆外测量尺。

2. 环境准备　关门窗，调节室温 24～28℃；注意隐私，必要时围帘或屏风遮挡。

3. 人员准备　操作者着装规范、修剪指甲、洗手；孕妇意识清醒能配合，排空大、小便。

【操作步骤】

1. 核对孕妇床号、姓名，解释操作目的，评估孕妇情况、自理能力及合作程度，排空大、小便。

2. 协助孕妇仰卧于检查床，头部稍抬高，注意保暖。

3. 操作者位于孕妇右侧，嘱孕妇取伸腿仰卧位，测量髂棘间径：即两髂前上棘外缘的距离。

4. 体位同上，测量髂嵴间径，即两髂嵴外缘最宽的距离。

5. 协助孕妇取左侧卧位，右腿伸直，左腿屈曲，测量骶耻外径，即第5腰椎棘突下至耻骨联合上缘中点的距离。

6. 协助孕妇取仰卧位，两腿弯曲，双手抱双膝，测量坐骨结节间径（出口横径），即两坐骨结节内侧缘的距离。若此径值<8cm，应加测出口后矢状径。

7. 体位同上，测量耻骨弓角度，用两手拇指指尖斜着对拢放置在耻骨联合下缘，左右两拇指平放在耻骨降支上，测量两拇指间角度。

8. 协助孕妇穿好衣裤，取舒适体位。

9. 给予相关健康指导。

10. 整理床单位及用物。

11. 洗手、记录。

【健康指导】

1. 操作前　讲解此项操作的目的，取得孕妇的理解与配合；嘱孕妇排空大、小便。

2. 操作中　注意与孕妇的沟通，指导配合方法。

3. 操作后　告知孕妇测量结果；告知孕妇如有腹痛、阴道流血等异常情况及时联系医护人员。

【注意事项】

1. 操作前做好沟通，取得孕妇的配合。

2. 操作中注意保暖和隐私保护；动作轻柔；指导孕妇深呼吸放松。

3. 操作方法、测量方法正确，数值准确。

4. 操作者掌握各径线正常值　髂棘间径正常值为 23 ~ 26cm；髂嵴间径正常值为 25 ~ 28cm；骶耻外径正常值为 18 ~ 20cm；坐骨结节间径正常值为 8.5 ~ 9.5cm；耻骨弓角度正常值为 90°，小于 80° 为不正常，此角度反映骨盆出口横径的宽度。

【考核标准】　　　　　　　　　　　（总分 100 分）

项目	考核标准
操作 准备 10 分	1. 用物准备　检查床、骨盆外测量尺。(3 分) 2. 环境准备　关门窗，调节室温 24 ~ 28℃；注意隐私，必要时围帘或屏风遮挡。(3 分) 3. 人员准备　操作者着装规范、修剪指甲、洗手。孕妇意识清醒能配合，排空大、小便。(4 分)
操作 评估 10 分	1. 评估孕妇病情、把握适应证。(5 分) 2. 解释操作目的，取得配合，排空膀胱。(5 分)
操作 步骤 70 分	1. 用两种方式核对孕妇身份　询问姓名，查看腕带姓名及住院号。(10 分) 2. 保暖和隐私保护。(3 分) 3. 操作者位于孕妇右侧，嘱孕妇取伸腿仰卧位。(5 分) 4. 测量髂棘间径，方法正确，查看数据并记录，测值误差 1cm 之内。(8 分) 5. 测量髂嵴间径，方法正确，查看数据并记录，测值误差 1cm 之内。(8 分) 6. 测量骶耻外径，方法正确，查看数据并记录，实测值误差 1cm 之内。(8 分) 7. 测量坐骨结节间径（出口横径），方法正确，查看数据并记录，实测值误差 1cm 之内。<8cm 者应加测出口后矢状径。(8 分)

5

续表

项目	考核标准
操作步骤 70 分	8. 测量耻骨弓角度，方法正确，查看数据并记录。(8 分) 9. 协助孕妇穿好衣裤，取舒适体位。(3 分) 10. 给予相关健康指导。(3 分) 11. 整理床单位及用物。(3 分) 12. 洗手、记录。(3 分)
综合评价 10 分	1. 原则把握　遵守消毒隔离原则；操作步骤连贯。(4 分) 2. 健康指导　操作中能与孕妇沟通，健康指导到位，孕妇理解并接受。(3 分) 3. 注意事项　能在操作中体现；相关知识回答正确。(3 分)

四、阴道检查

【操作目的】

了解宫颈成熟度、宫颈扩张度、是否破膜、骨盆腔大小、确定胎方位及胎头下降程度及先露周围有否异常组织。

【操作评估】

1. 适应证　先兆临产者：未足月胎膜早破有临产迹象者、不规则宫缩较久拟进一步处理者、胎心有变化者、疑有脐带先露或脐带脱垂者；临产者：出现规律宫缩了解产程进展。

2. 禁忌证　前置胎盘，产前有异常出血，未足月无临产征兆。

【操作准备】

1. 用物准备　大棉签、聚维酮碘液、无菌手套、一次性垫巾、清洁衣裤。

2. 环境准备　关门窗，调节室温 24 ~ 28℃；注意隐

5

私，必要时围帘或屏风遮挡。

3. 人员准备　操作者着装规范、修剪指甲、洗手、戴口罩；孕妇意识清醒能配合。

【操作步骤】

1. 核对孕妇床号、姓名，解释操作目的，评估孕妇情况、自理能力及合作程度。

2. 操作者位于孕妇右侧，协助仰卧，双腿屈曲，脱对侧裤腿，注意保暖及隐私保护，臀部垫一次性消毒垫巾。

3. 操作者戴手套，用聚维酮碘液由内向外、由上到下消毒会阴。

4. 右手戴无菌手套，将示指、中指轻轻放入阴道进行检查。

5. 评估软产道情况　宫颈成熟度、宫颈扩张度、是否破膜及羊水性状等。

6. 评估骨产道情况　骨盆腔大小、耻骨弓角度、尾骨活动度、坐骨棘是否突出。

7. 检查确定胎方位、胎头下降程度及先露周围有无脐带等异常组织。

8. 脱去手套，协助孕妇穿好衣裤，取舒适体位。

9. 整理床单位。

10. 给予相关健康指导。

11. 整理用物并分类处置。

12. 洗手、记录。

【健康指导】

1. 操作前　讲解此项操作的目的，取得孕妇的理解与配合。

2. 操作中　注意与孕妇的沟通，指导配合方法，保持放松状态。

3. 操作后　告知孕妇检查结果；讲解分娩相关知识及指导非药物镇痛方法等。

【注意事项】

1. 操作前评估孕妇情况，有无禁忌证。

2. 做好沟通，充分取得孕妇的配合。

3. 操作中注意保暖和隐私保护；动作轻柔；指导孕妇深呼吸放松。

4. 操作时应遵循消毒原则，产程中尽可能减少检查次数，避免不必要的检查，以免增加感染机会。经产妇或产程进展快者应适当缩短间隔时间。

5. 检查时需全面评估骨产道、软产道及有无脐带先露或脐带脱垂等异常情况。

6. 检查时须关注宫缩与间歇时的宫口及胎先露变化。

【考核标准】　　　　　　　　　　　（总分100分）

项目	考核标准
操作准备 10分	1. 用物准备　大棉签、聚维酮碘液、无菌手套、一次性垫巾、清洁衣裤。（3分） 2. 环境准备　关门窗，调节室温 24～28℃；注意隐私，必要时围帘或屏风遮挡。（3分） 3. 人员准备　操作者着装规范、修剪指甲、洗手、戴口罩；孕妇意识清醒能配合。（4分）
操作评估 10分	1. 评估孕妇病情、把握适应证和禁忌证。（5分） 2. 解释操作目的，取得配合，排空膀胱。（5分）
操作步骤 70分	1. 用两种方式核对孕妇身份　询问姓名，查看腕带姓名及住院号。（5分） 2. 注意保暖和隐私保护。（5分） 3. 操作者位于孕妇右侧，协助仰卧，双腿屈曲，脱对侧裤腿，臀部垫一次性消毒垫巾。（3分） 4. 操作者戴手套，用聚维酮碘液由内向外、由上到下消毒会阴。（10分） 5. 右手戴无菌手套，将示指、中指轻轻放入阴道进行检查。（5分）

5

续表

项目	考核标准
操作步骤70分	6. 评估软产道情况　宫颈成熟度、宫颈扩张度、是否破膜及羊水性状等。(10分) 7. 评估骨产道情况　骨盆腔大小、耻骨弓角度、尾骨活动度、坐骨棘是否突出。(10分) 8. 检查确定胎方位、胎头下降程度及先露周围有无脐带等异常组织。(10分) 9. 脱去手套,协助孕妇穿好衣裤,取舒适体位。(2分) 10. 整理床单位。(2分) 11. 给予相关健康指导。(3分) 12. 整理用物并分类处置。(2分) 13. 洗手、记录。(3分)
综合评价10分	1. 原则把握　遵守消毒隔离原则;操作步骤连贯。(4分) 2. 健康指导　操作中能与孕妇沟通,健康指导到位,孕妇理解并接受。(3分) 3. 注意事项　能在操作中体现;相关知识回答正确。(3分)

五、胎心音听诊

【操作目的】

评估胎儿宫内情况,及时发现胎儿宫内窘迫等异常情况。

【操作评估】

适应证:妊娠12周后。

【操作准备】

1. 用物准备　多普勒、秒表、耦合剂、纸巾。
2. 环境准备　关门窗,室温24~28℃;注意隐私,必要时围帘或屏风遮挡。
3. 人员准备　操作者着装规范、修剪指甲、洗手;了解孕妇意识状态。

【操作步骤】

1. 核对孕妇姓名、住院号，解释操作目的，评估孕妇情况、自理能力及合作程度。

2. 操作者位于孕妇右侧，协助孕妇取伸腿仰卧位，暴露腹部，注意保暖和隐私保护。

3. 四步触诊确定胎方位。

4. 靠近胎背上方的孕妇腹壁处听诊，时间 1 分钟，注意节律和速率。

5. 听诊完毕，告知孕妇听诊结果。

6. 协助孕妇穿好衣裤，取舒适体位。

7. 整理床单位。

8. 给予相关健康指导。

9. 整理用物并分类处置。

10. 洗手、记录。

【健康指导】

1. 操作前　讲解此项操作的目的，取得孕妇的理解与配合。

2. 操作中　注意与孕妇的沟通，指导配合方法，保持放松状态。

3. 操作后　告知孕妇听诊结果；指导自数胎动，做好自我监护。

【注意事项】

1. 操作前做好沟通，取得孕妇的配合。

2. 操作中保持环境安静，注意保暖和隐私保护；动作轻柔。

3. 听胎心须及时准确，正常 110 ~ 160 次/分。有异常及时报告医师并做应急处理。

4. 听诊时注意胎心音的节律及速率，并与子宫杂音、腹主动脉音及脐带杂音相鉴别。

5. 选择宫缩间歇时听胎心，宫缩时暂停。

6. 双胎妊娠应鉴别听诊胎心音　在不同部位可听到两个胎心，其间有"无音区"或同时听诊 1 分钟，两个胎心率相差 10 次以上。

5

【考核标准】　　　　　　　　（总分100分）

项目	考核标准
操作准备 10分	1. 用物准备　多普勒、秒表、耦合剂、纸巾。（3分） 2. 环境准备　关门窗，调节室温24~28℃；注意隐私，必要时围帘或屏风遮挡。（3分） 3. 人员准备　操作者着装规范、修剪指甲、洗手；孕妇意识清醒能配合。（4分）
操作评估 10分	1. 评估孕妇病情、把握适应证。（5分） 2. 解释操作目的，取得配合，排空膀胱。（5分）
操作步骤 70分	1. 用两种方式核对孕妇身份　询问姓名，查看腕带姓名及住院号。（10分） 2. 注意保暖和隐私保护。（5分） 3. 操作者位于孕妇右侧，协助孕妇取伸腿仰卧位，暴露腹部。（5分） 4. 四步触诊确定胎方位。（10分） 5. 靠近胎背上方的孕妇腹壁处听诊，时间1分钟，注意节律和速率。（20分） 6. 听诊完毕，告知孕妇听诊结果。（5分） 7. 协助孕妇穿好衣裤，取舒适体位。（4分） 8. 整理床单位。（2分） 9. 给予相关健康指导。（4分） 10. 整理用物并分类处置。（2分） 11. 洗手、记录。（3分）
综合评价 10分	1. 原则把握　遵守消毒隔离原则；操作步骤连贯。（4分） 2. 健康指导　操作中能与孕妇沟通，健康指导到位，孕妇理解并接受。（3分） 3. 注意事项　能在操作中体现；相关知识回答正确。（3分）

5

六、胎儿电子监护

【操作目的】

通过胎心基线率水平、胎心基线变异、周期性胎心改变来综合判断胎儿储备能力，评估胎儿宫内安危情况。

【操作评估】

适应证：孕 28 周后孕妇。

【操作准备】

1. 用物准备　胎儿监护仪、弹力带、耦合剂、纸巾。

2. 环境准备　关门窗，调节室温 24～28℃；注意隐私，必要时围帘或屏风遮挡。

3. 人员准备　操作者着装规范、修剪指甲、洗手；了解孕妇意识状态，排空膀胱。

【操作步骤】

1. 核对孕妇姓名、住院号，解释操作目的，评估孕妇情况、自理能力及合作程度。

2. 接通电源，打开监护仪开关。

3. 协助孕妇取合适体位：半卧位、低半卧位或侧卧位。暴露腹部，注意保暖和隐私保护。

4. 四步触诊确定胎方位。

5. 涂耦合剂，用胎心探头找到胎心最强处，用弹力带固定。

6. 如为无应激反应，将胎动机钮交予孕妇，嘱其自觉胎动时按动机钮；如为宫缩应激反应，同时将宫缩探头置于子宫底部并固定。

7. 在无宫缩时将宫缩压力调整到基线起始状态。

8. 打开描记开关，观察胎心显示及胎心、宫缩曲线描记情况。

9. 监测 20 分钟，视胎心、胎动及监测情况决定是否延长监测时间。

10. 监测完毕，取下监护探头，擦净腹部，协助孕

5

妇穿好衣裤，取舒适卧位。

11. 取下监护记录纸，关闭监护仪开关，拔去电源，擦净探头，胎心监护仪归位放置。

12. 分析监护情况，有异常时及时联系主管医师并处理。

13. 告知孕妇监护结果。

14. 整理床单位。

15. 给予相关健康指导。

16. 整理用物并分类处置。

17. 洗手、记录。

【健康指导】

1. 操作前　讲解此项操作的目的，取得孕妇的理解与配合。

2. 操作中　注意与孕妇的沟通，指导配合方法，保持放松状态。

3. 操作后　告知孕妇监护结果；指导自数胎动，做好自我监护。

【注意事项】

1. 操作前做好沟通，取得孕妇的配合。

2. 监测前检查监护仪运行是否正常，时间显示是否准确。

3. 操作中保持环境安静，注意保暖和隐私保护；动作轻柔。

4. 监护时注意仪器走纸是否正常，图纸描记线是否连续以及监护过程中，注意孕妇有无不适。

5. 监护时注意观察图形变化，分析走行，如有异常及时与主管医师联系并处理。

6. 注意宫缩探头保护　不能涂超生耦合剂，注意防潮。

7. 监护结束注意保存监护资料后关闭电源。

【考核标准】 （总分100分）

项目	考核标准
操作 准备 10分	1. 用物准备 胎儿监护仪、弹力带、耦合剂、纸巾。（4分） 2. 环境准备 关门窗，调节室温24～28℃；注意隐私，必要时围帘或屏风遮挡。（3分） 3. 人员准备 操作者着装规范、修剪指甲、洗手；孕妇意识清醒能配合，排空膀胱。（3分）
评估 10分	1. 评估孕妇病情、把握适应证。（5分） 2. 解释操作目的，取得配合，排空膀胱。（5分）
操作 步骤 70分	1. 用两种方式核对孕妇身份 询问姓名，查看腕带姓名及住院号。（10分） 2. 保暖和隐私保护。（3分） 3. 协助孕妇取合适体位 半卧位、低半卧位或侧卧位，暴露腹部。（3分） 4. 四步触诊法确定胎方位。（5分） 5. 涂耦合剂，用探头找到胎心最强处，用弹力带固定。（5分） 6. 如为无应激反应，将胎动机钮交予孕妇，嘱其自觉胎动时按动机钮；如为宫缩应激反应，同时将宫缩探头置于子宫底部并固定。（3分） 7. 在无宫缩时将宫缩压力调整到基线起始状态。（3分） 8. 打开描记开关，观察胎心显示及胎心、宫缩曲线描记情况。（5分） 9. 监测20分钟，视胎心、胎动及监测情况决定是否延长监测时间。（5分） 10. 监测完毕，取下监护探头，擦净腹部，协助孕妇穿好衣裤，取舒适卧位。（3分）

5

续表

项目	考核标准
操作步骤 70分	11. 取下监护记录纸，关闭监护仪开关，拔去电源，擦净探头，胎心监护仪归位放置。(5分) 12. 分析监护情况，有异常时及时联系主管医师并处理。(7分) 13. 告知孕妇监护结果。(3分) 14. 整理床单位。(2分) 15. 给予相关健康指导。(3分) 16. 整理用物并分类处置。(2分) 17. 洗手、记录。(3分)
综合评价 10分	1. 原则把握　遵守消毒隔离原则；操作步骤连贯。(4分) 2. 健康指导　操作中能与孕妇沟通，健康指导到位，孕妇理解并接受。(3分) 3. 注意事项　能在操作中体现；相关知识回答正确。(3分)

七、徒手按摩子宫

【操作目的】

促进产后子宫收缩，预防和减少产后出血。

【操作评估】

适应证：产后评估子宫收缩与阴道流血情况；产后子宫收缩不良。

【操作准备】

1. 用物准备　一次性护理垫（必要时备聚维酮碘液、储血器、无菌手套）。

2. 环境准备　关门窗，调节室温24～28℃；注意隐私，必要时围帘或屏风遮挡。

3. 人员准备　操作者着装规范、修剪指甲、洗手、戴口罩；了解产妇意识状态及膀胱充盈情况。

【操作步骤】

1. 核对产妇姓名、住院号，解释操作目的，评估产妇情况、自理能力及合作程度，是否排空膀胱。

2. 协助产妇取仰卧位，双腿屈曲，脱对侧裤腿，注意保暖及隐私保护，臀部垫一次性消毒垫巾或储血器。

3. 按摩子宫

（1）腹壁按摩方法：胎盘娩出后，操作者一只手拇指在子宫前壁，其余四指在后壁，进行均匀而有节律的按摩并压迫宫底，挤出宫腔积血。

（2）腹部-阴道双手按摩子宫法：行外阴消毒后，操作者外科洗手，戴无菌手套，一手轻轻深入阴道，握拳置于阴道前穹隆，顶住子宫前壁。另一手在腹部按压子宫后壁，使宫体前屈，两手紧压并均匀有节律地按摩子宫。

4. 评估子宫底高度和强度，有异常及时通知医师。

5. 正确评估阴道流血量、颜色及性状。

6. 协助产妇穿好衣裤，取舒适体位。

7. 整理床单位。

8. 给予相关健康指导。

9. 整理用物并分类处置。

10. 洗手、记录。

【健康指导】

1. 操作前　解释此项操作的目的，取得产妇的理解与配合，嘱产妇排空膀胱。

2. 操作中　注意与产妇沟通，指导配合方法，保持放松状态。

3. 操作后　告知产妇子宫收缩和产后出血情况；嘱产妇安静休息，避免疲劳，及时排空膀胱，出血多或有不适主诉及时告知医护人员。

【注意事项】

1. 操作前做好沟通，取得产妇的配合；是否排空膀胱，必要时行导尿术。

2. 操作中注意保暖和隐私保护；按摩子宫手法正

5

确，用力均匀。

3. 按摩子宫时，关注宫底高度和子宫的硬度，正确评估阴道流血量及形状；同时观察产妇的面色、表情，重视产妇主诉，必要时监测生命体征。

4. 按摩同时，积极寻找子宫收缩不良及产后出血的原因，必要时汇报医师及时处理。

5. 行腹部-阴道双手操作时，应严格无菌操作。

【考核标准】　　　　　　　　　　　　　　（总分100分）

项目	考核标准
操作 准备 10分	1. 用物准备　无菌手套、一次性护理垫（必要时备聚维酮碘液、储血器）。（3分） 2. 环境准备　关门窗，调节室温 24～28℃；注意隐私，必要时围帘或屏风遮挡。（3分） 3. 人员准备　操作者着装规范、修剪指甲、洗手、戴口罩；孕妇意识清醒能配合。（4分）
操作 评估 10分	1. 评估孕妇病情、把握适应证。（5分） 2. 解释操作目的，取得配合，排空膀胱。（5分）
操作 步骤 70分	1. 用两种方式核对产妇身份　询问姓名，查看腕带姓名及住院号。（10分） 2. 注意保暖和隐私保护。（5分） 3. 协助产妇取仰卧位，双腿屈曲，脱对侧裤腿，注意保暖及隐私保护，臀部垫一次性消毒垫巾或储血器。（5分） 4. 按摩子宫 （1）腹壁按摩方法：胎盘娩出后，操作者一只手拇指在子宫前壁，其余四指在后壁，进行均匀而有节律的按摩并压迫宫底，挤出宫腔积血。（10分） （2）腹部-阴道双手按摩子宫法：行外阴消毒后，操作者外科洗手，戴无菌手套，一手轻轻

5

续表

项目	考核标准
操作 步骤 70 分	深入阴道，握拳置于阴道前穹隆，顶住子宫前壁。另一手在腹部按压子宫后壁，使宫体前屈，两手紧压并均匀有节律地按摩子宫。（10 分） 5. 评估子宫底高度和强度，有异常及时通知医师。（5 分） 6. 正确评估阴道流血量、颜色及性状。（8 分） 7. 协助产妇穿好衣裤，取舒适体位。（3 分） 8. 整理床单位。（3 分） 9. 给予相关健康指导。（5 分） 10. 整理用物并分类处置。（3 分） 11. 洗手、记录。（3 分）
综合 评价 10 分	1. 原则把握　遵守消毒隔离原则；操作步骤连贯。（4 分） 2. 健康指导　操作中能与产妇沟通，健康指导到位，产妇理解并接受。（3 分） 3. 注意事项　能在操作中体现；相关知识回答正确。（3 分）

5

八、手法挤奶

【操作目的】

帮助母乳喂养的产妇保持泌乳通畅，排空乳房，减轻乳胀和乳汁瘀积，预防乳腺管堵塞。

【操作评估】

1. 适应证　去除乳汁瘀积或乳管堵塞；母婴分离时保持泌乳；早产儿、低体重儿和其他没有吸吮能力时。

2. 禁忌证　因各种原因无法母乳喂养者。

【操作准备】

1. 用物准备　清洁容器、干毛巾。

2. 环境准备　关门窗，调节室温 24~28℃；注意隐私，必要时围帘或屏风遮挡。

3. 人员准备　操作者着装规范、修剪指甲、洗手；孕妇意识清醒能配合。

【操作步骤】

1. 核对产妇姓名、住院号，解释操作目的，评估产妇情况、自理能力及合作程度。

2. 母亲取舒适的体位，身体略前倾，注意保暖和隐私保护。

3. 评估乳房充盈情况，乳头有无皲裂。

4. 热毛巾热敷乳房，用手按摩和轻拍乳房，刺激射乳反射。

5. 按摩乳房　取适量乳房按摩凝胶均匀涂于指端，轻轻涂抹于乳房四周，用双手或单手大鱼肌或小鱼肌，从乳房的根部向乳头的方向旋转按摩，不断更换位置，按摩整个乳房。若乳房上有硬块的地方反复轻轻按摩数次，直至肿块柔软。

6. 挤奶方法　将容器靠近乳房，拇指及示指放在距乳头根部 2cm 处，两指相对，其他手指托住乳房；拇指及示指向胸壁方向轻轻下压，反复一压一放。

7. 一侧乳房至少挤压 3~5 分钟，待乳汁减少，即挤另一侧乳房，如此反复数次，每次持续时间 20~30 分钟为宜。

8. 协助产妇穿好衣服，取舒适体位。

9. 整理床单位。

10. 给予相关健康指导。

11. 整理用物并正确储存母乳。

12. 洗手、记录。

【健康指导】

1. 操作前　评估乳房情况，解释此项操作的目的，取得产妇的理解与配合。

2. 操作中　注意与产妇沟通，保持放松状态，并指导产妇乳房按摩及挤奶手法。

3. 操作后　告知产妇保持乳房有效泌乳及母乳储存方法，保持良好心态，有不适主诉及时告知医护人员。

【注意事项】

1. 操作前做好沟通，取得产妇的配合。

2. 操作中注意保暖和隐私保护。

3. 操作前产妇和操作者均应洗净双手；帮助产妇建立射乳反射：树立信心、进适量热饮、按摩后背。

4. 挤奶时压乳晕的手指不应有滑动或摩擦式动作，依各个方向按照同样方法压乳晕，避免挤压乳头。

5. 母婴分离时产妇产后 6 小时内开始挤奶。

6. 母乳的储存　室温下 25 ~ 37℃ 可保存 4 小时；15 ~ 25℃ 可保存 8 小时；冰箱冷藏 2 ~ 4℃ 可保存 24 小时；冷冻（ -18℃）以下可保存 6 个月。

【考核标准】　　　　　　　　　　　　　（总分100 分）

项目	考核标准
操作准备 10 分	1. 用物准备　清洁容器、干毛巾。(4 分) 2. 环境准备　关门窗，调节室温 24 ~ 28℃；注意隐私，必要时围帘或屏风遮挡。(3 分) 3. 人员准备　操作者着装规范、修剪指甲、洗手；孕妇意识清醒能配合。(3 分)
操作评估 10 分	1. 评估孕妇病情、把握适应证和禁忌证。(5 分) 2. 解释操作目的，取得配合，排空膀胱。(5 分)
操作步骤 70 分	1. 用两种方式核对产妇身份　询问姓名，查看腕带姓名及住院号。(10 分) 2. 注意保暖和隐私保护。(5 分) 3. 协助产妇取舒适体位，身体略前倾，评估乳房充盈情况及乳头情况。(5 分) 4. 热毛巾热敷乳房，用手按摩和轻拍乳房，刺激射乳反射。(8 分) 5. 按摩乳房手法正确，能有效缓解症状。(10 分)

5

续表

项目	考核标准
操作步骤 70分	6. 手法挤奶方法正确，刺激乳汁分泌。(10分) 7. 挤奶时间正确。(5分) 8. 协助产妇穿好衣服，取舒适体位。(3分) 9. 整理床单位。(3分) 10. 给予相关健康指导。(3分) 11. 整理用物并正确储存母乳。(4分) 12. 洗手、记录。(4分)
综合评价 10分	1. 原则把握　遵守消毒隔离原则；操作步骤连贯。(4分) 2. 健康指导　操作中能与产妇沟通，健康指导到位，产妇理解并接受。(3分) 3. 注意事项　能在操作中体现；相关知识回答正确。(3分)

（徐鑫芬）

第三节　助产技术操作规范及考核标准

一、正常分娩接产术

【操作目的】

规范操作流程，按分娩机转娩出胎儿，适时保护会阴，保障母婴安全。

【操作评估】

1. 适应证　评估能自然分娩的孕妇。

2. 禁忌证　头盆不称；异常胎位，如臀位、面先露或胎位不清；无阴道分娩条件如骨盆狭窄、产道梗阻；宫口未开全。

【操作准备】

1. 用物准备　接生台、无菌器械包、一次性产包、消毒棉球、脐带夹（气门芯）、20ml 针筒、长针头、2%利多卡因、生理盐水、可吸收缝线、无影灯。

2. 环境准备　关门窗，调节室温 24～28℃；注意隐私。

3. 人员准备　操作者着装规范、修剪指甲、外科洗手、戴口罩；孕妇意识清醒能配合，排空膀胱。

【操作步骤】

1. 向孕妇解释操作目的、签署阴道分娩知情同意书。

2. 评估孕妇的精神状况、合作程度、产程进展情况及胎儿情况，做好沟通，取得配合。

3. 孕妇取舒适的自由体位，会阴消毒，铺无菌操作台。

4. 接产

（1）操作者外科洗手，穿无菌手术衣，戴无菌手套，两人清点器械纱布，摆放好物品。

（2）阴道检查：评估会阴条件、胎方位及骨盆情况等。

（3）正确把握接生时机，正确指导产妇配合用力，一手适度控制胎儿娩出速度，一手适度保护会阴，尽可能在宫缩间歇期娩出胎头。

（4）胎头娩出后，以左手至鼻根向下颏挤压，挤出口鼻内的黏液和羊水。协助复位和外旋转，操作者左手下压胎儿颈部，协助前肩自耻骨弓下娩出，再托胎颈向上使后肩缓缓娩出（或左右手分别放置颈部上下，先左手向下轻压胎儿颈部娩前肩，再右手托胎颈向上娩出后肩）。

（5）将储血器置产妇臀下以准确计量出血量。

5. 新生儿护理　如新生儿有窒息，立即按新生儿复苏流程。

（1）初步复苏：擦干保暖、摆正体位、清理呼吸

5

道、刺激。

（2）脐部护理：用气门芯或脐带夹断脐。WHO 建议晚扎脐带。

（3）分娩后 1 小时内做好新生儿早吸吮。

（4）进行新生儿常规体检及护理。

6. 协助胎盘娩出

（1）确认胎盘剥离。

（2）正确手法协助胎盘娩出：宫缩时左手轻压宫底，右手牵拉脐带，当胎盘娩出至阴道口时，用双手捧住胎盘，向同一个方向边旋转边向外牵拉，直至胎盘完全娩出。

（3）检查胎盘，胎膜是否完整，脐带有无异常及有无副胎盘，测量胎盘大小及脐带长度。

7. 检查软产道，如有裂伤或会阴切开，按解剖进行缝合修复（见会阴切开缝合术和会阴裂伤缝合术）。

8. 准确评估出血量。

9. 整理用物，再次双人清点纱布。

10. 协助产妇取舒适体位，整理床单位，注意保暖。

11. 给予相关健康教育指导并协助早吸吮。

12. 分类处置用物。

13. 洗手、记录。

【健康指导】

1. 操作前　解释此项操作的目的，取得孕妇的理解与配合，排空膀胱。

2. 操作中　注意与孕产妇沟通，指导配合方法，保持放松状态。

3. 操作后　做好饮食、活动、排尿及母乳喂养指导；告知保持会阴部清洁。注意阴道流血，若流血多、肛门有坠胀感或切口疼痛剧烈，应及时告诉医护人员。

【注意事项】

1. 操作前做好沟通，取得孕妇的配合；排空膀胱，必要时行导尿术。

2. 操作中注意保暖和隐私保护，注意人文关怀。

3. 操作者应遵循自然分娩理念，不亦过早、过多地干预产程。

4. 接产过程中应严密观察宫缩和胎心，及时评估母儿状况，适时接产。

5. 协助胎盘娩出时，不应在胎盘未完全剥离前用力按压子宫和用力牵拉脐带，以免发生拉断脐带甚至造成子宫内翻。

6. 接产过程严格无菌操作规程。

【考核标准】　　　　　　　　　　　　（总分100分）

项目	考核标准
操作准备 10分	1. 用物准备　接生台、无菌器械包、一次性产包、消毒棉球、脐带夹（气门芯）、20ml 针筒、长针头、2% 利多卡因、生理盐水、可吸收缝线、无影灯。(3分) 2. 环境准备　关门窗，调节室温 24～28℃；注意隐私保护。(3分) 3. 人员准备　操作者着装规范、修剪指甲、戴口罩、外科洗手；孕妇意识清醒能配合。(4分)
操作评估 10分	1. 评估孕妇病情、把握适应证和禁忌证、签署阴道分娩知情同意书。(6分) 2. 解释操作目的，取得配合，排空膀胱。(4分)
操作步骤 70分	1. 保暖和隐私保护。(3分) 2. 评估孕妇的精神状况、合作程度、产程进展情况及胎儿情况，做好沟通。(4分) 3. 孕妇取舒适的分娩体位，会阴消毒，铺无菌操作台。(5分) 4. 操作者外科洗手，穿无菌手术衣，戴无菌手套，两人清点器械纱布，摆放好物品。(3分) 5. 阴道检查　评估会阴条件、胎方位及骨盆情况等。(4分)

5

续表

项目	考核标准
操作步骤 70分	6. 正确手法接生，胎儿娩出。控制胎头、胎肩的时机、力度和方向把握好，清理新生儿呼吸道手法、力度正确。(15分) 7. 将储血器置于产妇臀下计量出血量。(3分) 8. 新生儿护理、分娩1小时内早吸吮。(7分) 9. 协助胎盘娩出，检查胎盘胎膜完整性。(10分) 10. 检查软产道。(2分) 11. 准确评估出血量。(3分) 12. 整理用物，再次双人清点纱布。(2分) 13. 协助产妇取舒适体位，整理床单位。(2分) 14. 给予相关健康教育指导并协助早吸吮。(3分) 15. 用物分类处置。(2分) 16. 洗手、记录。(2分)
综合评价 10分	1. 原则把握　遵守消毒隔离原则；操作步骤连贯。(4分) 2. 健康指导　操作中能与孕产妇沟通，健康指导到位，孕产妇理解并接受。(3分) 3. 注意事项　能在操作中体现；相关知识回答正确。(3分)

5

二、胎头吸引器助产术

【操作目的】

利用负压原理，通过外力按分娩机转进行牵引，配合产力，达到协助胎儿娩出的目的。

【操作评估】

1. 适应证　第二产程延长，包括持续性枕横位，硬膜外麻醉导致孕妇用力差；需要缩短第二产程时间，如产妇心脏病、高血压等内科疾病，胎儿宫内窘迫等；瘢痕子宫，有子宫手术史，不宜过分使用腹压者；轻度头盆不称，胎头内旋转受阻者。

2. 禁忌证　头盆不称；异常胎位，如臀位、面先露或胎位不清；无阴道分娩条件如骨盆狭窄、产道梗阻；子宫脱垂或尿瘘修补术后；孕周较小的早产（小于34周）；怀疑胎儿凝血功能异常；产钳助产失败后；胎头未衔接；宫口未开全或胎膜未破者。

【操作准备】

1. 用物准备　胎头吸引器、导尿管、无菌器械包（同会阴侧切术）、聚维酮碘棉球、20ml针筒、长针头、麻醉药、生理盐水。

2. 环境准备　关闭门窗，调节室温24～28℃，注意隐私，必要时围帘或屏风遮挡。

3. 人员准备　操作者着装规范、修剪指甲、戴口罩、外科洗手；孕妇意识清醒能配合，排空膀胱。

【操作步骤】

1. 向产妇解释操作目的，做好沟通，取得配合。签署知情同意书。

2. 评估孕妇的精神状况、产程进展及胎儿情况，排除禁忌证。

3. 注意保暖和隐私保护。

4. 协助孕妇取膀胱截石位，会阴消毒，铺无菌操作台。

5. 操作者外科洗手，穿无菌手术衣，戴无菌手套，检查胎头吸引器有无损坏、漏气、器械组装是否严密。

6. 阴道检查　评估会阴条件、胎方位及骨盆情况等。

7. 检查是否排空膀胱，必要时导尿。

8. 放置胎头吸引器　吸引杯头端消毒，涂无菌液状石蜡，左手分开两侧小阴唇，暴露阴道外口，以左手中、示指掌侧向下撑开阴道后壁，右手持吸引器将吸引杯头端向下压入阴道后壁前方，然后左手中、示指掌面向上，

5

分开阴道壁右侧，使吸引杯右侧缘滑入阴道内，继而手指转向上，提拉阴道前壁，使吸引杯上缘滑入阴道内，最后拉开左侧阴道壁，使吸引杯完全滑入阴道内与胎头顶部紧贴。

9. 抽吸负压　①电动吸引器抽气法：胎头位置低可用300mmHg负压，胎头位置高或胎儿偏大可用450mmHg负压，一般情况用380mmHg负压；②注射器抽吸法：一般由助手用50ml空针缓慢抽气，一般抽出空气150ml左右；③一次性整体负压胎吸装置，反复按压抽吸至负压标尺达绿色区域（450~600mmHg范围）。

10. 牵引　右手握持牵引柄，左手中指。示指顶住胎头枕部，缓慢牵引。牵引方向根据胎先露平面，循产轴方向在宫缩时进行，先向下向外牵引协助胎头俯屈，当胎头枕部抵达耻骨联合下方时，逐渐向上向外牵引，使胎头仰伸直至双顶径娩出。宫缩间歇期停止牵引，但保持牵引器不随胎头回缩。胎位不正时，牵引同时应顺势旋转胎头，每次宫缩旋转45°为宜，必要时辅助腹部外倒转进行。

11. 取下吸引器　看到胎儿颌骨时，可拔开橡皮管或放开气管夹，或按压泄气阀，消除吸引器内负压，取出吸引器。

12. 按分娩机转娩出胎儿，处理同正常分娩接产术。

13. 协助产妇穿好衣裤，取舒适体位。

14. 胎盘娩出和新生儿处理同正常分娩接产术。

15. 准确评估出血量。

16. 整理用物，再次双人清点纱布。

17. 协助产妇取舒适体位，整理床单位，注意保暖。

18. 给予相关健康教育指导并协助早吸吮。

19. 分类处置用物。

20. 洗手、记录。

【健康指导】

1. 操作前　解释此项操作的目的，取得产妇的理解与配合，嘱产妇排空膀胱，并签署知情同意书。

2. 操作中　注意与产妇沟通，指导配合方法，保持放松状态。

3. 操作后　做好饮食、活动、排尿及母乳喂养指导；关注新生儿情况，如有异常及时医护人员。

【注意事项】

1. 操作前做好沟通，取得产妇的配合，签署知情同意书；排空膀胱，必要时行导尿术。

2. 操作前评估全面，排除禁忌证。

3. 操作中注意保暖和隐私保护；注意人文关怀，指导配合。

4. 放置胎头吸引器位置正确　①吸引杯中心应位于胎头"俯屈点"，即矢状缝上，后囟前方二横指（约3cm）处；②吸引器纵轴应与胎头矢状缝一致，并可作为旋转的标志（整体吸引装置除外）；③牵引前应再次检查吸引杯附着位置，右手中、示指伸入阴道，沿吸引杯与胎头衔接处触摸1周，检查是否紧密连接，避免阴道壁及宫颈组织夹入。

5. 把握吸引持续时间和次数　大多数文献报道胎吸助产的牵引次数应不超过3次，持续时间不超过20分钟。

6. 仔细检查新生儿有无头皮气肿、头皮血肿等产伤。

【考核标准】　　　　　　　　　　　　（总分100分）

项目	考核标准
操作准备 10分	1. 用物准备　胎头吸引器、导尿管、无菌器械包（同会阴侧切术）、聚维酮碘棉球、20ml针筒、长针头、麻醉药、生理盐水。（4分） 2. 环境准备　关门窗，调节室温24～28℃；注意隐私，必要时围帘或屏风遮挡。（3分） 3. 人员准备　操作者着装规范、修剪指甲、戴口罩、外科洗手；孕妇意识清醒能配合，排空膀胱。（3分）

5

续表

项目	考核标准
操作 评估 10 分	1. 评估孕妇病情、把握适应证和禁忌证、签署知情同意书。(6 分) 2. 解释操作目的,取得配合,排空膀胱。(4 分)
操作 步骤 70 分	1. 保暖和隐私保护。(5 分) 2. 协助孕妇取膀胱截石位,会阴消毒,铺无菌操作台。(5 分) 3. 操作者外科洗手,穿无菌手术衣,戴无菌手套,检查胎头吸引器有无损坏、漏气、器械组装是否严密。(6 分) 4. 阴道检查　评估会阴条件、胎方位及骨盆情况等。(5 分) 5. 正确放置胎头吸引器,方法同上。(5 分) 6. 吸引负压范围符合要求。(3 分) 7. 循产轴方向正确牵引,注意方法、方向及力度,严格吸引持续时间及牵引次数。(10 分) 8. 把握取下胎头吸引器的时机和取下方法。(5 分) 9. 按分娩机转娩出胎儿,处理同正常分娩接产术。(5 分) 10. 胎盘娩出和新生儿处理同正常分娩接产术。(5 分) 11. 准确评估出血量。(3 分) 12. 整理用物,再次双人清点纱布。(3 分) 13. 协助产妇取舒适体位,整理床单位。(3 分) 14. 相关健康教育指导并协助早吸吮。(3 分) 15. 分类处置用物。(2 分) 16. 洗手、记录。(2 分)

5

续表

项目	考核标准
综合 评价 10 分	1. 原则把握　遵守消毒隔离原则；操作步骤连贯。（4 分） 2. 健康指导　操作中能与孕产妇沟通；孕产妇理解并接受。（3 分） 3. 注意事项　能在操作中体现；相关知识回答正确。（3 分）

三、肩难产接产术

【操作目的】

规范操作手法，掌握肩难产处理技术，保障母婴安全。

【操作评估】

适应证：阴道分娩过程中发生的肩难产。

【操作准备】

1. 用物准备　接生台、无菌器械包、一次性产包、消毒棉球、脐带夹（气门芯）、20ml 针筒、长针头、2% 利多卡因、生理盐水、可吸收缝线、无影灯、新生儿复苏用物。

2. 环境准备　关门窗，调节室温 24～28℃；注意隐私。

3. 人员准备　增加 3 名操作人员，操作者着装规范、外科洗手、戴口罩；孕妇意识清醒能配合，排空膀胱。

【操作步骤】

（操作前评估同正常接产术）

1. 胎头娩出后，发生娩肩困难，快速判断肩难产征兆。

2. 立即启动肩难产处理流程（HELPERR 操作法）

（1）H- 寻求支援：呼叫上级医师、新生儿医师、助

5

产士等到位。

（2）E-评估会阴：是否行会阴切开或扩大会阴切口。

（3）L-屈大腿：协助孕妇大腿向腹壁屈曲。

（4）P-耻骨上加压配合接生者牵引胎头。

（5）E-阴道内操作：①Rubin 手法：助产者的示、中指放在前肩的背侧将肩膀向胸椎方向推动，使胎儿前肩内收压缩肩围；②Woods 手法：助产者的示、中指紧贴胎儿后肩的前侧，将后肩向侧上旋转，至前肩位置娩出；③Runbin + Woods 联合旋转、反向旋转：当正常旋转方向不能实施时，可以尝试反向旋转。

（6）R-先娩后肩：沿后肩探及肘关节，进而探及前臂，牵引前臂使肘关节屈曲于胸前，以洗脸的方式从胸前娩出后臂，再常规牵引胎头娩出前肩。注意牵引时不能牵引腕关节。

（7）R-翻转孕妇：协助孕妇翻转呈四肢着地位，使双手双膝关节着地。常规牵引胎头，依靠重力作用，先娩出胎儿后肩。

（8）最后方法：不建议采用，仅在上述方法无效时试行，需充分病情告知。方法有：胎儿锁骨切断法；耻骨联合切开术；经腹子宫切开术；Zavanelli（胎头复位剖宫产）。

3. 胎儿娩出后处理同正常分娩接产术，如新生儿有窒息，立即按新生儿复苏流程。

4. 检查新生儿有无骨折等产伤发生。

（后续处理同正常分娩接产术）

【健康指导】

1. 操作前　解释此项操作的目的，取得产妇的理解。

2. 操作中　注意与产妇沟通，协助产妇变换体位，指导其与助产人员主动配合。

3. 操作后　告知新生儿情况，做好饮食、活动、排尿及心理指导。

【注意事项】

1. 操作前评估孕妇情况，识别肩难产高危因素：既往有肩难产史、妊娠期糖尿病、过期妊娠、巨大儿、孕妇身材矮小或骨盆解剖异常、产程缓慢、行胎头吸引术或产钳助产术。

2. 正确判断肩难产征兆　胎头娩出后在会阴部伸缩（乌龟征），按常规助产方法不能娩出胎肩（建议 60 秒为宜）。一旦发生，立即呼叫救援人员，启动 HELPERR 流程。

3. 操作中要不断评估胎心情况，避免先剪断脐带的操作。

4. 耻骨联合加压时注意，手放在胎儿前肩的后部，手掌向下，向侧方用力，使前肩内收。建议压力先持续，后间断，禁忌宫底加压。

5. 每项操作耗时建议以 30 ~ 60 秒为宜，做好抢救时间、步骤与结果的记录。

6. 做好新生儿复苏抢救准备。

7. 操作前后告知病情，做好沟通，取得产妇的配合。

【考核标准】　　　　　　　　　　　（总分 100 分）

项目	考核标准
操作准备 10 分	1. 用物准备　接生台、无菌器械包、一次性产包、消毒棉球、脐带夹（气门芯）、20ml 针筒、长针头、2% 利多卡因、生理盐水、可吸收缝线、无影灯。（3 分） 2. 环境准备　关门窗，调节室温 24 ~ 28℃；注意隐私保护。（3 分） 3. 人员准备　增加 3 名操作人员，操作者着装规范、戴口罩、外科洗手；产妇意识清醒能配合。（4 分）
操作评估 10 分	1. 评估产妇病情、把握适应证。（5 分） 2. 解释操作目的，取得配合，排空膀胱。（5 分）

5

续表

项目	考核标准
操作 步骤 70分	（操作前评估同正常接产术） 1. 胎头娩出后，识别肩难产征兆。（10分） 2. 立即启动肩难产处理流程（HELPERR操作法）。（40分） （1）H-寻求支援。（5分） （2）E-评估会阴。（5分） （3）L-屈大腿。（5分） （4）P-耻骨上加压。（5分） （5）E-阴道内操作。（5分） （6）R-先娩后肩。（5分） （7）R-翻转孕妇。（5分） （8）最后方法：仅在上述方法无效时试行，需充分病情告知。方法有：胎儿锁骨切断法；耻骨联合切开术；经腹子宫切开术；Zavanelli（胎头复位剖宫产）。（5分） 3. 胎儿娩出后处理同正常分娩接产术，判断新生儿有无窒息，如有窒息立即启动新生儿复苏流程。（10分） 4. 检查新生儿有无骨折等产伤发生。（10分） （后续处理同正常分娩接产术）
综合 评价 10分	1. 原则把握 呼叫及时，操作流程顺序正确。（4分） 2. 健康指导 健康指导到位，产妇理解并配合。（3分） 3. 注意事项 把握每项操作的时间、力度及方向，关注胎心。（3分）

四、软产道检查

【操作目的】

阴道分娩后常规检查，及时发现宫颈裂伤、阴道裂伤及有无血肿等，及时处理，预防和减少产后出血的发生。

【操作评估】

适应证：阴道分娩后常规检查。

【操作准备】

1. 用物准备　聚维酮碘液、无菌纱布、无菌垫巾、无菌手套、无影灯，无齿卵圆钳、阴道拉钩、导尿管。

2. 环境准备　关门窗，调节室温 24～28℃；注意隐私，必要时围帘或屏风遮挡。

3. 人员准备　操作者着装规范、修剪指甲、戴口罩、外科洗手；产妇意识清醒能配合。

【操作步骤】

1. 核对产妇姓名、住院号，向产妇解释操作目的，评估产妇情况、自理能力及合作程度。

2. 注意保暖和隐私保护。

3. 协助取仰卧膀胱截石位，外阴常规消毒，铺无菌巾，必要时导尿排空膀胱。

4. 操作者戴好无菌手套，左手分开阴道，暴露阴道壁，右手持纱布擦干阴道壁血迹，查看阴道壁有无损伤程度。若裂伤严重需用阴道拉钩充分暴露宫颈和阴道。

5. 宫颈检查　持宫颈钳钳夹住宫颈前唇、固定，再持三把无齿卵圆钳顺时针方向依次查看整个宫颈有无裂伤及损伤程度。

6. 宫颈探查后，助手再用拉钩暴露宫颈的前后穹隆和两侧穹隆以及阴道伤口的顶端和阴道的四周。

7. 如有裂伤，按解剖组织逐层缝合。

8. 缝合后常规肛查，肠线有无穿过直肠黏膜及血肿，发现异常，及时处理。

9. 准确评估出血量。

10. 协助产妇穿好衣裤，取舒适体位。

11. 整理床单位，注意保暖。

12. 给予相关健康指导。

13. 整理用物并分类处置。

5

14. 洗手、记录。

【健康指导】

1. 操作前　解释此项操作的目的，取得产妇的理解与配合，嘱产妇排空膀胱。

2. 操作中　注意与产妇沟通，指导配合方法，保持放松状态。

3. 操作后　做好饮食、活动、排尿指导；告知保持会阴部清洁；注意阴道流血，若流血多、肛门有坠胀感或切口疼痛剧烈，应及时告诉医护人员。

【注意事项】

1. 操作前做好沟通，取得产妇的配合；是否排空膀胱，必要时行导尿术。

2. 操作中注意保暖和隐私保护。

3. 严格无菌操作规程，暴露充分。

4. 操作中注意人文关怀，动作轻柔，对裂伤严重者，必要时行麻醉镇痛。

【考核标准】　　　　　　　　　　　　　　（总分100分）

项目	考核标准
操作准备 10分	1. 用物准备　聚维酮碘液、无菌纱布、无菌垫巾、无菌手套、无影灯、无齿卵圆钳、阴道拉钩、导尿管。(3分) 2. 环境准备　关门窗，调节室温24~28℃；注意隐私，必要时围帘或屏风遮挡。(3分) 3. 人员准备　操作者着装规范、修剪指甲、洗手、戴口罩；产妇意识清醒能配合。(4分)
操作评估 10分	1. 评估产妇病情，把握适应证。(5分) 2. 解释操作目的，取得配合，排空膀胱。(5分)
操作步骤 70分	1. 用两种方式核对产妇身份　询问姓名，查看腕带姓名及住院号。(5分) 2. 保暖和隐私保护。(4分)

344

续表

项目	考核标准
操作步骤 70分	3. 协助取仰卧膀胱截石位，外阴常规消毒，铺无菌巾，必要时导尿排空膀胱。(5分) 4. 操作者戴好无菌手套，左手分开阴道，暴露阴道壁，右手持纱布擦干阴道壁血迹，查看阴道壁有无损伤程度。若裂伤严重需用阴道拉钩充分暴露宫颈和阴道。(8分) 5. 宫颈检查　持宫颈钳夹住宫颈前唇、固定，再持三把无齿卵圆钳顺时针方向依次查看整个宫颈有无裂伤及损伤程度。(8分) 6. 宫颈探查后，助手再用拉钩暴露宫颈的前后穹隆和两侧穹隆以及阴道伤口的顶端和阴道的四周。(8分) 7. 如有裂伤，按解剖组织逐层缝合。(6分) 8. 缝合后常规肛查，肠线有无穿过直肠黏膜及血肿，发现异常，及时处理。(5分) 9. 准确评估出血量。(3分) 10. 协助产妇穿好衣裤，取舒适体位。(4分) 11. 整理床单位。(3分) 12. 给予相关健康指导。(4分) 13. 整理用物并分类处置。(3分) 14. 洗手、记录。(4分)
综合评价 10分	1. 原则把握　遵守消毒隔离原则；操作步骤连贯。(4分) 2. 健康指导　操作中能与产妇沟通，健康指导到位，产妇理解并接受。(3分) 3. 注意事项　能在操作中体现；相关知识回答正确。(3分)

5

五、会阴切开术

【操作目的】

阴道分娩时，为了避免会阴严重裂伤，减少会阴阻力，以利于胎儿娩出，缩短第二产程，保护盆底功能，减少母婴并发症等。

【操作评估】

适应证：初产头位会阴紧、会阴部坚韧或发育不良、炎症、水肿，估计有严重撕裂者；需产钳助产、胎头吸引器助产或初产臀位经阴道分娩者；巨大儿、早产、胎儿生长受限或胎儿窘迫需减轻胎头受压并及早娩出者；产妇患心脏病或高血压等疾病需缩短第二产程者。

【操作准备】

1. 用物准备　聚维酮碘液、无菌棉球和纱布、麻醉药物（1%利多卡因）、20ml注射器、长穿刺针、器械产包（侧切剪、线剪、持针器、有齿镊、血管钳、小量杯）、无菌纱布、有尾纱布、可吸收肠线等。

2. 环境准备　关门窗，调节室温 24~28℃；注意隐私，必要时围帘或屏风遮挡。

3. 人员准备　操作者着装规范、修剪指甲、戴口罩、外科洗手；产妇意识清醒能配合。

【操作步骤】

1. 向产妇解释操作目的，评估产妇情况、自理能力及合作程度。

2. 产妇取膀胱截石位，注意保暖和隐私保护。

3. 操作者外科洗手、穿无菌衣、戴无菌手套，双人清点纱布。

4. 再次评估产妇产程进展情况、会阴条件及胎儿情况，掌握会阴切开指征，签署知情同意书。

5. 未实施硬膜外镇痛者，采用阴部神经阻滞麻醉。

6. 麻醉起效后，适时行会阴切开。左手中、示指伸入胎先露和阴道侧后壁间，右手持剪刀在会阴后联合正中偏左 0.5cm 处，与正中线呈 45°，于宫缩时剪开皮肤和黏膜3～4cm（正中切开时沿会阴正中线向下切开2～3cm）。用纱布压迫止血，必要时结扎小动脉止血。

7. 胎儿胎盘娩出后，会阴切口缝合。检查软产道有无裂伤，阴道内置有尾纱条。

8. 按解剖结构逐层缝合

（1）缝合阴道黏膜：暴露阴道黏膜切口顶端，用2/0可吸收缝线自顶端上方0.5cm处开始，间断或连续缝合阴道黏膜及黏膜下组织，至处女膜环对合打结。

（2）缝合肌层：用2/0可吸收缝线间断或连续缝合会阴部肌层、皮下组织。

（3）缝合皮肤：用3/0或4/0可吸收缝线连续皮内缝合。

9. 取出有尾纱布，检查缝合处有无出血或血肿。

10. 肛诊检查肠线是否穿过直肠黏膜及有无阴道后壁血肿。

11. 准确评估出血量。

12. 整理用物，再次双人清点纱布。

13. 协助产妇取舒适体位，整理床单位，注意保暖。

14. 给予相关健康教育指导。

15. 分类处置用物。

16. 洗手、记录。

【健康指导】

1. 操作前　解释此项操作的目的，取得产妇的理解与配合，嘱产妇排空膀胱。

2. 操作中　注意与产妇沟通，指导配合方法，保持放松状态。

3. 操作后　做好饮食、活动及排尿指导；告知保持会阴部清洁；注意阴道流血，若流血多、肛门有坠胀感或切口疼痛剧烈，应及时告诉医护人员。

【注意事项】

1. 操作前做好沟通，取得产妇的配合；排空膀胱，必要时行导尿术。

2. 操作中注意保暖和隐私保护。

3. 严格掌握会阴切开术的适应证和切开时机，切开不宜过早，一般预计在 2~3 次宫缩胎儿可娩出。

4. 切开时剪刀应与皮肤垂直，会阴皮肤与黏膜切口整齐、内外一致；宫缩时，侧切角度宜在 60°左右。

5. 正中切开的切口易向下延伸，伤及肛门括约肌。故手术助产、胎儿较大或接产技术不够熟练者不宜采用。

6. 缝合时按解剖结构逐层缝合，注意止血，不留死腔；从切口顶端上 0.5cm 缝合第一针。缝合时缝针不宜过密过紧，一般针距为 1cm。

7. 缝合后仔细检查有无渗血和血肿，肠线有无穿过直肠黏膜，发现异常，及时处理。

【考核标准】　　　　　　　　　　　　　（总分 100 分）

项目	考核标准
操作准备 10 分	1. 用物准备　聚维酮碘液、无菌棉球和纱布、麻醉药物（1% 利多卡因）、20ml 注射器、长穿刺针、器械产包（侧切剪、线剪、持针器、有齿镊、血管钳、小量杯）、无菌纱布、有尾纱布、可吸收肠线等。（3 分）
	2. 环境准备　关门窗，调节室温 24~28℃；注意隐私，必要时围帘或屏风遮挡。（3 分）
	3. 人员准备　操作者着装规范、修剪指甲、洗手、戴口罩；产妇意识清醒能配合。（4 分）
操作评估 10 分	1. 评估产妇病情、把握适应证、签署知情同意书。（6 分）
	2. 解释操作目的，取得配合，排空膀胱。（4 分）
操作步骤 70 分	1. 保暖和隐私保护。（5 分）
	2. 操作者按要求实施正确的麻醉方法。（5 分）
	3. 掌握会阴切开的时机，注意角度和手法。（5 分）
	4. 会阴切开后切口压迫止血到位。（5 分）
	5. 缝合第一针时距离顶端上方 0.5cm。（5 分）

续表

项目	考核标准
操作 步骤 70分	6. 逐层按解剖结构缝合。(5分) 7. 缝合时内外缘对合整齐。(5分) 8. 针对缝合部位进行有效止血。(5分) 9. 缝合后常规阴道检查，及时发现出血、血肿等异常情况。(5分) 10. 肛门检查有无缝线穿过直肠黏膜。(5分) 11. 两人核对清点纱布。(5分) 12. 协助产妇穿好衣裤，取舒适体位。(3分) 13. 整理床单位。(3分) 14. 给予相关健康指导。(3分) 15. 整理用物并分类处置。(3分) 16. 洗手、记录。(3分)
综合 评价 10分	1. 原则把握　遵守消毒隔离原则；操作步骤连贯。(4分) 2. 健康指导　操作中能与产妇沟通，健康指导到位，产妇理解并接受。(3分) 3. 注意事项　能在操作中体现；相关知识回答正确。(3分)

5

六、会阴裂伤修复术（Ⅰ、Ⅱ度）

【操作目的】

按解剖结构修复损伤的会阴组织，达到止血、防止伤口感染的目的。

【操作评估】

1. 适应证　不同程度的会阴裂伤。

2. 禁忌证　伤口急性感染期。

【操作准备】

1. 用物准备　阴道纱条、聚维酮液、无菌手套、2-0可吸收线、3-0可吸收线、持针器、线剪、血管钳、麻醉药物。

2. 环境准备　关门窗，调节室温 24～28℃；注意隐私，必要时围帘或屏风遮挡。

3. 人员准备　操作者着装规范、修剪指甲、戴口罩、外科洗手；产妇意识清醒能配合。

【操作步骤】

1. 核对产妇姓名、住院号，向产妇解释操作目的，评估产妇情况、自理能力及合作程度。

2. 注意保暖和隐私保护。

3. 协助产妇取仰卧膀胱截石位，外阴常规消毒，铺无菌巾，必要时导尿排空膀胱。

4. 操作者外科洗手、穿无菌衣、戴无菌手套，双人清点纱布。

5. 未实施硬膜外镇痛者，采用阴部神经阻滞麻醉或局部麻醉。

6. 操作者左手分开阴道，暴露阴道壁，右手持纱布擦干阴道壁血迹，查看阴道壁损伤程度，置有尾纱条。

7. Ⅰ度裂伤修复　用 2/0 可吸收缝线间断或连续缝合阴道黏膜；3/0 或 4/0 可吸收缝线连续皮内缝合或4号丝线间断缝合皮肤。

8. Ⅱ度裂伤修复　暴露阴道黏膜切口顶端，自顶端上方 0.5cm 处开始，用 2/0 可吸收缝线间断或连续缝合阴道黏膜和黏膜下组织，裂伤较深者建议间断缝合；用 2/0 可吸收缝线间断缝合会阴部肌层；3/0 或 4/0 可吸收缝线连续皮内缝合或 4 号丝线间断缝合皮肤。

9. 取出有尾纱布，检查缝合处有无出血或血肿。

10. 肛诊检查肠线是否穿过直肠黏膜及有无阴道后壁血肿。

11. 准确评估出血量。

12. 整理用物，再次双人清点纱布。

13. 协助产妇穿好衣裤，取舒适体位。

14. 整理床单位。

15. 给予相关健康指导。

16. 整理用物并分类处置。

17. 洗手、记录。

【健康指导】

1. 操作前　解释此项操作的目的，取得产妇的理解与配合，嘱产妇排空膀胱。

2. 操作中　注意与产妇沟通，指导配合方法，保持放松状态。

3. 操作后　强调饮食指导，无渣半流或流质3天，后根据伤口愈合情况修改饮食；做好活动及排尿指导；告知保持会阴部清洁；注意阴道流血，若流血多、肛门有坠胀感或切口疼痛剧烈，应及时告诉医护人员。

【注意事项】

1. 操作前做好沟通，取得产妇的配合；排空膀胱，必要时行导尿术。

2. 操作中注意保暖和隐私保护。

3. 正确评估裂伤程度，按解剖结构对合整齐，逐层修复。

4. 选择正确的麻醉方式，对充分暴露、修复组织及镇痛有着重要作用。

5. 缝合后仔细检查有无渗血和血肿，肠线有无穿过直肠黏膜，发现异常，及时处理。

6. 缝合时从伤口顶端上0.5cm缝合第一针，缝合时缝针不宜过密过紧，一般针距为1cm，注意止血，不留死腔。

7. 完善术后谈话和病历书写完整，加强饮食指导。

【考核标准】　　　　　　　　　　　　（总分100分）

项目	考核标准
操作准备（10分）	1. 用物准备　聚维酮碘液、无菌棉球和纱布、麻醉药物（1%利多卡因）、20ml注射器、长穿刺针、器械产包（侧切剪、线剪、持针器、有齿镊、血管钳、鼠齿钳、小量杯）、无菌纱布、有尾纱布、可吸收肠线等。（3分）

续表

项目	考核标准
操作 准备 （10分）	2. 环境准备 关门窗，调节室温 24~28℃；注意隐私，必要时围帘或屏风遮挡。（3分） 3. 人员准备 操作者着装规范、修剪指甲、戴口罩、外科洗手；产妇意识清醒能配合。（4分）
操作 评估 （10分）	1. 评估产妇病情、把握适应证和禁忌证。（5分） 2. 解释操作目的，取得配合，排空膀胱。（5分）
操作 步骤 （70分）	1. 用两种方式核对产妇身份 询问姓名，查看腕带姓名及住院号。（5分） 2. 保暖和隐私保护。（3分） 3. 操作者按裂伤程度实施正确的麻醉方法。（8分） 4. 操作者充分暴露裂伤口，根据裂伤程度逐层按解剖结构缝合。（10分） 5. 缝合第一针时距离顶端上方 0.5cm，缝合时对合整齐。（7分） 6. 针对缝合部位进行有效止血。（5分） 7. 缝合后取出有尾纱布，检查缝合处有无出血或血肿等异常情况。（5分） 8. 肛门检查有无缝线穿过直肠黏膜。（5分） 9. 两人核对清点纱布，准确评估出血量。（5分） 10. 协助产妇穿好衣裤，取舒适体位。（3分） 11. 整理床单位。（2分） 12. 给予相关健康指导。（5分） 13. 整理用物并分类处置。（3分） 14. 洗手、记录。（4分）

5

项目	考核标准
综合评价(10分)	1. 原则把握 遵守消毒隔离原则；操作步骤连贯。(4分) 2. 健康指导 操作中能与产妇沟通，健康指导到位，产妇理解并接受。(3分) 3. 注意事项 能在操作中体现；相关知识回答正确。(3分)

（徐鑫芬）

第四节 母婴同室新生儿护理技术操作规范及考核标准

一、新生儿体格测量

【操作目的】

通过标准的测量工具对新生儿的身高、体重、头围、胸围进行测量，达到对儿童进行定期纵向生长发育监测的目的。

【操作评估】

1. 适应证 所有新生儿。

2. 禁忌证 无特殊禁忌证。

【操作准备】

1. 用物准备 电子秤、一次性床单、测量床、皮尺；测量工具清洁、安全；校验测量精度准确。

2. 环境准备 室内空气新鲜，环境清洁舒适，室温22~26℃。

3. 人员准备 测评者着装整齐，态度温和，有亲和力，操作前洗手。新生儿测量应在喂奶后1小时进行。

【操作步骤】

1. 测量体重 将清洁布垫垫于电子秤上，将电子秤置零，脱去新生儿衣服、鞋帽、尿裤，将新生儿轻放于电子秤中，确认读数并记录。

2. 测量身长　新生儿脱去帽、鞋、袜，穿单衣仰卧于测量床底板中线上，助手将头扶正，头顶量板，新生儿面向上，两耳在同一水平；测量者位于新生儿右侧，左手握住新生儿两膝，使腿伸直，头颈躯干成一直线，右手移动量板使其接触两侧足跟；再次确认头颈躯干成一直线，注意测量床两侧读数一致，读数精确到 0.1cm，确认读数并记录。

3. 测量头围　扶新生儿取坐位或立位，测量者位于新生儿右侧或前方；用左手拇指将皮尺零点固定于头部右侧眉弓上缘末，皮尺经枕骨粗隆及左侧眉弓上缘回至零点，使皮尺紧贴头皮；确认皮尺的位置，读数精确到 0.1cm，确认读数并记录。

【健康指导】

1. 操作前　讲解此项操作的目的，告知家属定期体格测量的意义，取得家属的理解与配合，喂奶后 1 小时进行测量。

2. 操作中　做好与家属的有效沟通，指导配合方法，保护新生儿安全，防止坠床。

3. 操作后　告知家属新生儿体格测量结果，指导家属定期为新生儿进行体格测量。

【注意事项】

1. 操作前检查操作台和测量工具是否稳固、安全、有效。操作过程中注意观察新生儿的生命体征。

2. 每次体重测量前需校正零点；读数前要再次确认无其他物品影响读数。

3. 身长的测量以厘米为单位，精确到 0.1cm；测量前应用标准钢尺校正，使用前应检查测量床有无裂缝，头板是否与底板成直角，足板是否倾斜。同时检查量床是否水平放置；足板与头部接触时，松紧要适度。

4. 头围的测量以厘米为单位，精确到 0.1cm；测试人员应严格掌握皮尺的松紧度，并做到测试全过程一致性，以减少误差。

5. 每次测量时应用同一工具，在同一时间进行。

6. 注意保暖、防止着凉。

【考核标准】　　　　　　　　　　　　　（总分100分）

项目	考核标准	
操作准备 10分	1. 用物准备　电子秤、一次性床单、测量床、皮尺；测量工具清洁、安全；校验测量精度准确。(4分) 2. 环境准备　室内空气新鲜，环境清洁舒适，室温 22～26℃。(3分) 3. 人员准备　测评者着装整齐，态度温和，有亲和力，操作前洗手。新生儿测量应在喂奶后1小时进行。(3分)	
操作评估 10分	1. 评估新生儿生长发育情况、把握适应证和禁忌证。(5分) 2. 解释操作目的，取得配合，确保新生儿安全。(5分)	
操作程序 70分	体重	1. 将电子秤置零，将新生儿轻放于电子秤正中。(脱去新生儿衣服、鞋帽、尿裤，将新生儿轻放于电子秤中) (5分) 2. 确认电子秤无其他物品影响。(5分) 3. 确认读数，精确到0.1kg。(10分)
	身长/身高	4. 新生儿仰卧于测量床中央，将头扶正，头顶档板，新生儿面向上，两耳在同一水平。(5分) 5. 测量者位于新生儿右侧，左手握住新生儿两膝，使腿伸直，头颈躯干成一直线，右手移动档板中央使其接触足跟。(10分)

5

续表

项目		考核标准
操作程序 70分	身长/身高	6. 再次确认头颈躯干成一直线，注意测量床两侧读数一致，读数精确到0.1cm。（10分） 7. 新生儿坐位或立位，测量者位于新生儿右侧或前方。（5分）
	头围	8. 用左手拇指将皮尺零点固定于头部右侧眉弓上缘末，皮尺经枕骨粗隆及左侧眉弓上缘回至零点，使皮尺紧贴头皮。（10分） 9. 确认皮尺的位置，读数精确到0.1cm。（10分）
综合评分 10分		1. 原则把握　操作程序正确，测量结果精确。（4分） 2. 健康指导　健康指导到位，沟通有效，家属理解并接受。（3分） 3. 注意事项　在操作中体现，回答正确。（3分）

二、新生儿皮肤护理

【操作目的】

保持皮肤的完整性，预防局部感染的发生，促进新生儿健康生长。

（一）脐部护理

【操作评估】

1. 适应证　新生儿日常护理及脐部感染新生儿。

2. 禁忌证　无绝对禁忌证。

【操作准备】

1. 用物准备　治疗盘、弯盘、消毒棉签、75%酒精或0.5%碘附、3%过氧化氢。

2. 环境准备　调节室温 22~26℃，湿度 55%~65%。

3. 人员准备　清洁双手、戴口罩；新生儿取平卧位。

【操作步骤】

1. 与产妇或家属共同核对床号、产妇姓名、新生儿性别、胸牌、腕带，胸牌、腕带字迹不清晰或脱落者应双人核对及时补上。

2. 暴露脐部，查看脐部有无红肿、渗血、渗液，有无异常气味，检查脐带是否脱落。

3. 用消毒棉签蘸 75% 酒精或 0.5% 碘附环形消毒脐窝和脐根部 2 遍；如果脐部有感染，可用 3% 过氧化氢和 75% 酒精清洗脐部；如有脐部出血应观察脐带结扎线是否已经脱落，应通知医师及早处理。

4. 整理用物，洗手，做好记录。

【健康指导】

1. 操作前　讲解此项操作的目的，注意手卫生，告知家长保持脐部干燥，不要包扎脐部，勿强行剥脱脐带。

2. 操作中　做好与家属的有效沟通，指导配合方法，使用尿片时注意勿超越脐部，以免尿液、粪便污染脐部。

3. 操作后　告知家属脐部护理的注意事项，脐部有红肿、渗血、渗液、异常气味等情况及时就诊。

【注意事项】

1. 为新生儿进行脐部护理时，如脐部有红肿、渗血、渗液、异常气味等情况及时记录并报告医师。

2. 脐带脱落前，切勿强行剥脱，结扎线如有松动或脱落引起出血应重新结扎。

3. 脐部应每天护理 1~2 次，直到脐带脱落。

4. 新生儿使用尿片时注意勿超越脐部，以免尿液、粪便污染脐部。

5. 一般情况下，脐部不要包扎，保持脐部清洁干燥。

5

【考核标准】　　　　　　　　　（总分100分）

项目	考核标准
操作 准备 10分	1. 用物准备　治疗盘、弯盘、消毒棉签、75%酒精或0.5%碘附、3%过氧化氢。(4分) 2. 环境准备　调节室温22~26℃，湿度55%~65%。(3分) 3. 人员准备　清洁双手、戴口罩；新生儿取平卧位。(3分)
操作 评估 (10分)	1. 评估新生儿的精神状态，皮肤及脐部情况，把握适应证和禁忌证。(5分) 2. 解释操作目的，取得配合。(5分)
操作 程序 70分	1. 与产妇或家属共同核对床号、产妇姓名、新生儿性别、胸牌、腕带，胸牌、腕带字迹不清晰或脱落者应双人核对及时补上。(10分) 2. 暴露脐部。(4分) 3. 查看脐部有无红肿、渗血、渗液，有无异常气味。(10分) 4. 检查脐带是否脱落。(6分) 5. 用消毒棉签蘸75%酒精或0.5%碘附环形消毒脐窝和脐根部2遍。(10分) 6. 如果脐部有感染，可用3%过氧化氢和75%酒精清洗脐部。(10分) 7. 如有脐部出血应观察脐带结扎线是否已经脱落，应通知医师及早处理。(10分) 8. 整理用物，洗手，做好记录。(10分)
综合 评价 10分	1. 原则把握　操作程序正确，动作轻柔，勿强行剥脱脐带。(4分) 2. 健康指导　健康指导到位，沟通有效，家属理解并接受。(3分) 3. 注意事项　在操作中体现，回答正确。(3分)

5

（二）眼部护理

【操作目的】

保持眼部清洁，预防眼部感染。

【操作评估】

1. 适应证　正常新生儿及眼部感染新生儿。

2. 禁忌证　无绝对禁忌证。

【操作准备】

1. 用物准备　治疗盘、生理盐水、棉签、眼药水及眼膏。

2. 环境准备　调节室温 22～26℃，湿度 55%～65%。

3. 人员准备　操作者穿戴整齐，清洁双手、戴口罩。

【操作步骤】

1. 与产妇或家属共同核对床号、产妇姓名、新生儿性别、胸牌、腕带，胸牌、腕带字迹不清晰或脱落者应双人核对及时补上。

2. 观察眼部情况，有无红肿及分泌物，分泌物的颜色、性质、量并正确记录。

3. 用蘸生理盐水的棉签（以不滴水为宜），从眼内眦向眼外眦轻轻擦拭。

4. 对眼部有感染的新生儿，清洁眼部后遵医嘱滴眼药水或涂眼膏。

5. 整理用物，清洁双手，做好记录。

5

【健康指导】

1. 操作前　讲解此项操作的目的，告知家长保持新生儿眼部清洁的重要性，取得家属的理解与配合。

2. 操作中　做好与家属的有效沟通，指导配合方法，告知家属正确的眼部清洁方法。

3. 操作后　告知家属眼部护理的注意事项，眼部红肿、有分泌物等及时就诊。

【注意事项】

1. 清理眼部分泌物时手法应轻巧，轻轻擦拭即可。

2.1 根棉签只能擦拭 1 次，避免重复使用。

【考核标准】　　　　　　　　　　　　（总分 100 分）

项目	考核标准
操作准备 10 分	1. 用物准备　治疗盘、生理盐水、棉签、眼药水及眼膏。(4 分) 2. 环境准备　调节室温 22~26℃，湿度 55%~65%。(3 分) 3. 人员准备　操作者穿戴整齐，清洁双手、戴口罩。(3 分)
操作评估 10 分	1. 评估新生儿眼部是否红肿、有无分泌物，把握适应证和禁忌证。(5 分) 2. 解释操作目的，取得配合。(5 分)
操作程序 70 分	1. 与产妇或家属共同核对床号、产妇姓名、新生儿性别、胸牌、腕带，胸牌、腕带字迹不清晰或脱落者应双人核对及时补上。(10 分) 2. 观察眼部情况，有无红肿及分泌物。(10 分) 3. 分泌物的颜色、性质、量并正确记录。(10 分) 4. 用蘸生理盐水的棉签（以不滴水为宜）。(10 分) 5. 从眼内眦向眼外眦轻轻擦拭。(10 分) 6. 对眼部有感染的新生儿，清洁眼部后遵医嘱滴眼药水或涂眼膏。(10 分) 7. 整理用物，清洁双手，做好记录。(10 分)
综合评价 10 分	1. 原则把握　操作程序正确，动作轻柔，遵守消毒隔离原则。(4 分) 2. 健康指导　健康指导到位，沟通有效，家属理解并接受。(3 分) 3. 注意事项　在操作中体现，回答正确。(3 分)

（三）臀部护理

【操作目的】

保持臀部清洁，预防臀部感染。

【操作评估】

1. 适应证　正常新生儿、红臀及臀部感染新生儿。

2. 禁忌证　无绝对禁忌证。

【操作准备】

1. 用物准备　尿布或纸尿裤、湿纸巾或温水、小毛巾、鞣酸软膏、棉签。

2. 环境准备　调节室温 22～26℃，湿度 55%～65%。

3. 人员准备　操作者着装规范，清洁双手。新生儿取平卧位。

【操作步骤】

1. 与产妇或家属共同核对床号、产妇姓名、新生儿性别、胸牌、腕带，胸牌、腕带字迹不清晰或脱落者应双人核对及时补上。

2. 松开包被，解开尿布或纸尿裤，露出臀部。

3. 取下已经脏掉的纸尿裤，将较洁净的部位垫于臀下。

4. 一手将新生儿的双脚提起，臀部稍稍抬高，另一手用湿纸巾由前向后轻轻擦拭新生儿会阴部与臀部皮肤。

5. 将鞣酸软膏涂于新生儿臀部，系好清洁的纸尿裤，大小松紧适宜。

6. 拉平衣服，包好包被。

7. 整理用物，清洁双手，做好记录。

【健康指导】

1. 操作前　讲解此项操作的目的，取得家属的理解与配合。

2. 操作中　做好与家属的有效沟通，指导配合方法，清洁臀部要从前向后，以免污染尿道引起感染（尤其注意女婴）。

3. 操作后　告知家属臀部护理的注意事项，在新生儿每次大小便后及时清洁臀部，更换尿裤。发现新生儿红臀、皮疹、破损及时就诊。

【注意事项】

1. 动作要轻柔，注意保暖，臀部暴露时间不要太长。

5

2. 清洁臀部要从前向后，以免污染尿道，引起感染。

3. 实施臀部护理的过程中要密切观察臀部情况，是否有红臀、皮疹、破损，发现异常及时记录并报告医师。

【考核标准】 （总分100分）

项目	考核标准
操作准备 10分	1. 用物准备 尿布或纸尿裤、湿纸巾或温水、小毛巾、鞣酸软膏、棉签。（4分） 2. 环境准备 调节室温22~26℃，湿度55%~65%。（3分） 3. 人员准备 操作者着装规范，清洁双手。新生儿取平卧位。（3分）
操作评估 10分	1. 评估新生儿臀部皮肤情况，把握适应证和禁忌证。（5分） 2. 解释操作目的，取得配合。（5分）
操作程序 70分	1. 与产妇或家属共同核对床号、产妇姓名、新生儿性别、胸牌、腕带，胸牌、腕带字迹不清晰或脱落者应双人核对及时补上。（10分） 2. 松开包被，解开尿布或纸尿裤，露出臀部。（5分） 3. 取下已经脏掉的纸尿裤，将较洁净的部位垫于臀下。（5分） 4. 一手将新生儿的双脚提起，臀部稍稍抬高。（10分） 5. 另一手用湿纸巾由前向后轻轻擦拭新生儿会阴部与臀部皮肤。（10分） 6. 将鞣酸软膏涂于新生儿臀部，系好清洁的纸尿裤。（10分） 7. 纸尿裤大小松紧适宜。（5分） 8. 拉平衣服，包好包被。（10分） 9. 整理用物，清洁双手，做好记录。（5分）

5

续表

项目	考核标准
综合评价 10分	1. 原则把握　操作程序正确，动作轻柔。(4分) 2. 健康指导　健康指导到位，沟通有效，家属理解并接受。(3分) 3. 注意事项　在操作中体现，回答正确。(3分)

三、新生儿沐浴（床旁沐浴）

【操作目的】

1. 清洁皮肤，预防感染。

2. 促进血液循环，使新生儿舒适、安静，改善睡眠。

3. 便于观察新生儿全身皮肤及肢体活动情况。

【操作评估】

1. 适应证　出生后第二天病情稳定的新生儿。母亲患传染性疾病的新生儿出生后4~6小时时且生命体征必须平稳。

2. 禁忌证　颅内出血及其他病情危重的新生儿；低体温者；低血糖者；术后切口未愈合者；需呼吸机辅助通气者；严重皮肤感染者。

【操作准备】

1. 用物准备　床旁护理车、沐浴盆、一次性浴膜、新生儿清洁衣服、浴巾、大毛巾、小毛巾、湿纸巾、一次性尿片、沐浴露、消毒棉签、75%乙醇或0.5%碘附、护臀膏、婴儿磅秤、38~40℃温水、水温计、弯盘、洗耳球。

2. 环境准备　宽敞明亮，关门窗，调节室温26~28℃。

3. 人员准备　操作者取下手表及饰物，修剪指甲、洗手。新生儿准备：喂奶前后1小时沐浴为宜。

【操作步骤】

1. 床旁与产妇或家属共同核对床号、产妇姓名、新

5

生儿性别、胸牌、腕带，胸牌、腕带字迹不清晰或脱落者应双人核对及时补上。

2. 脱去新生儿衣物，检查全身情况，清洁臀部，测量体重并记录。

3. 用大毛巾包裹新生儿，操作者左手前臂托住新生儿背部，左手掌托住头部，左腋下夹住下肢移动至浴盆边。

4. 洗净头部　用小毛巾先洗眼由内眦至外眦脸部、颈部及耳后，用左手拇指和中指将新生儿两耳廓向前盖住耳孔，洗头部，擦干。

5. 撤去大毛巾，将新生儿放入已滴入沐浴露的浴盆内，头枕在操作者左手腕上，左手抓住左上肢。

6. 右手依次擦洗颈部、胸腹和背部、上肢（腋下、手指间）、下肢（腹股沟、脚趾间）、会阴与臀部。特别注意清洁女婴阴唇之间、男婴包皮部位的积垢。

7. 洗毕抱起，用浴巾擦拭全身，用75%乙醇或0.5%碘附消毒脐部。臀部涂护臀膏后兜好尿片，用棉签清洁耳廓等部位。

8. 再次查对腕带、胸牌，与产妇或家属共同核对新生儿信息。

9. 整理沐浴用物，洗手，做好记录。

【健康指导】

1. 操作前　讲解此项操作的目的，调试水温需先放冷水再放热水，用温度计测试水温。取得家属的理解与配合。

2. 操作中　做好与家属的有效沟通，指导配合方法，沐浴过程中向产妇及家属示范宣教沐浴步骤。

3. 操作后　告知家属新生儿沐浴的注意事项，沐浴后指导产妇及家属观察新生儿状态。

【注意事项】

1. 浴盆内应套一次性浴膜，一孩一用一换。

2. 调试热水时，应先放冷水再放热水，新生儿沐浴前再次测试水温。

3. 勿使水流入新生儿口、鼻、耳。

4. 沐浴时注意清洁皮肤皱褶处，观察新生儿全身情况，注意皮肤及肢体活动情况，注意脐部有无红肿、分泌物及渗血，如发现异常，记录，报告医师及时处理并记录。

5. 注意安全，动作要轻快敏捷，防止新生儿受凉或损伤。

【考核标准】　　　　　　　　　　　　（总分100分）

项目	考核标准
操作准备 10分	1. 用物准备　床旁护理车、沐浴盆、一次性浴膜、新生儿清洁衣服、浴巾、大毛巾、小毛巾、湿纸巾、一次性尿片、沐浴露、消毒棉签、75%乙醇或0.5%碘附、护臀膏、婴儿磅秤、38～40℃温水、水温计、弯盘、洗耳球。（4分） 2. 环境准备　宽敞明亮，关门窗，调节室温26～28℃。（3分） 3. 人员准备　操作者取下手表及饰物，修剪指甲、洗手。新生儿准备：喂奶前后1小时沐浴为宜。（3分）
操作评估 10分	1. 评估新生儿一般情况和喂哺时间，把握适应证和禁忌证。（5分） 2. 解释操作目的，取得配合。（5分）
操作程序 70分	1. 与产妇或家属共同核对床号、产妇姓名、新生儿性别、胸牌、腕带，胸牌、腕带字迹不清晰或脱落者应双人核对及时补上。（5分） 2. 脱去新生儿衣物，检查全身情况，清洁臀部，测量体重并记录。（5分） 3. 用大毛巾包裹新生儿，操作者左手前臂托住新生儿背部，左手掌托住头部，左腋下夹住下肢移动至浴盆边。（5分）

5

续表

项目	考核标准
操作程序70分	4. 洗净头部 用小毛巾先洗眼，由内眦至外眦、脸部、颈部及耳后。(6分) 5. 用左手拇指和中指将新生儿两耳廓向前盖住耳孔，洗头部，擦干。(6分) 6. 撤去大毛巾，将新生儿放入已滴入沐浴露的浴盆内，头枕在操作者左手腕上，左手抓住左上肢。(5分) 7. 右手依次擦洗颈部、胸腹和背部、上肢（腋下、手指间）、下肢（腹股沟、脚趾间）、会阴与臀部。(10分) 8. 特别注意清洁女婴阴唇之间、男婴包皮部位的积垢。(5分) 9. 操作中注重人性化护理，给予家属示范讲解，告知注意事项。(5分) 10. 洗毕抱起，用浴巾擦拭全身，用75%乙醇或0.5%碘附消毒脐部。臀部涂护臀膏后兜好尿片，用棉签清洁耳廓等部位。(8分) 11. 再次查对腕带、胸牌，与家属共同核对新生儿信息。(5分) 12. 整理沐浴用物，洗手，做好记录。(5分)
综合评价10分	1. 原则把握 操作程序正确，遵守新生儿身份识别制度。(4分) 2. 健康指导 健康指导到位，沟通有效，家属理解并接受。(3分) 3. 注意事项 在操作中体现，回答正确。(3分)

四、新生儿抚触

【操作目的】

促进新生儿与父母的情感交流，促进神经系统的发育，提高免疫力，加强新生儿的消化和吸收，减少新生儿哭闹，增加睡眠。

【操作评估】

1. 适应证　有抚触需求的健康新生儿，喂养完成 30 分钟之后开始。

2. 禁忌证　①颅内出血及其他病情危重的新生儿；有新生儿并发症，或需要特殊治疗的新生儿。②皮肤破损或脐带渗血、头部血肿或头皮破溃的新生儿。③患有呼吸道感染、腹泻、皮肤过敏性疾患、四肢畸形或异常（骨折）、患有感染的新生儿。

【操作准备】

1. 用物准备　抚触操作台，纸尿裤，润肤油、包被。大毛巾 1 块、洗耳球、新生儿洁净衣服、湿纸巾、0.5% PVP-I。

2. 环境准备　宽敞、整洁、光线柔和，26～28℃，湿度 50%～60%。条件允许者配备柔美背景音乐。

3. 人员准备　操作者取下手部饰物，修剪指甲，清洁并温暖双手。

【操作步骤】

1. 核对医嘱、新生儿信息。

2. 将新生儿放置在操作台上，打开包被，检查全身情况，清洁新生儿臀部。

3. 护士清洁双手，倒入少许润肤油于掌心，搓揉双手，温暖后进行抚触。

4. 抚触顺序　头面部→胸部→腹部→上肢→下肢→背部→臀部抚触。

5. 基本手法

（1）头部：①用两手拇指指腹由眉心沿眉弓上缘向外滑动，止于太阳穴；②两手拇指从下颌中央向外侧、上方滑动，止于耳前，让上下唇形成微笑状；③一手托头，用另一只手的指腹从前额发际插入，向后经枕骨隆突起绕至耳后乳突处，轻轻按压。

（2）胸部：两手分别从胸部的外下方（两侧肋缘上）经胸前向对侧锁骨中点滑动，两手交替进行，应避

5

免接触小儿乳头。

（3）腹部：右手四指并拢由新生儿的右下腹向上-右上腹，以顺时针方向至左上腹-左下腹滑动，左手按照同样方法，左右手交替进行。避开脐部。

（4）上肢：①双手握上肢近躯干端，虎口向外，边挤压滑向远端（腕关节处），大拇指止于小儿掌心；②由近端向远端搓揉大肌肉群和关节；③两手拇指交替于小儿手掌侧由腕部向四指根部按摩；④两手拇指置于小儿掌心，两手交替用四指腹由腕部向指头按摩手背；⑤用拇指和中指按摩小儿手指，示指上方起固定作用，由指根部滑向指尖，每个手指做4拍。

（5）下肢：下肢5节与上肢相仿。

（6）背部：①新生儿呈俯卧位，两手掌分别于脊柱两侧由中央向两侧滑动，每4拍后向下移动一指直至骶尾部；②以脊柱为中线，双手拇指沿小儿背部脊柱两侧由上往下轻轻打圈按压滑向骶尾部。

（7）臀部：①两手大鱼际或掌心分别按住小儿臀部左右侧均向外侧旋转按摩4拍；②两手掌心交替沿前额及脊柱轻轻按摩至臀部，重复4次。

6. 每个部位操作动作4~8次，抚触总时间持续10~15分钟。

7. 一边抚触，一边与新生儿说话，观察新生儿反应。

8. 抚触完毕，更换清洁纸尿裤及衣物，整理用物。

【健康指导】

1. 操作前　讲解此项操作的目的及抚触时间的选择，新生儿疲劳、饥饿或烦躁时不宜抚触，取得家属的理解与配合。

2. 操作中　做好与家属的有效沟通；指导配合方法，抚触过程中向产妇及家属示范宣教抚触步骤。

3. 操作后　告知家属新生儿抚触的注意事项，告知家长抚触能改善睡眠、增强胃肠道功能、促进智能发育、增进亲子情感交流等。

【注意事项】

1. 抚触前修剪指甲、取下手部饰物、洗手，保持双手温暖。

2. 一次往手心倒入润肤油应适量，切记不要让润肤油流入新生儿的眼睛和耳朵。

3. 抚触过程中注意保暖，观察新生儿反应，如出现哭闹、肌张力增高、肤色改变等，应暂停抚触并及时处理。

4. 抚触手法适宜，力度适中，不可用力掰开新生儿的手指，防止新生儿受伤。操作时注意与新生儿进行语言和目光交流。

【考核标准】　　　　　　　　　　（总分100分）

项目	考核标准
操作准备10分	1. 用物准备　抚触操作台、纸尿裤、润肤油、包被、大毛巾1块、洗耳球、新生儿洁净衣服、湿纸巾、0.5% PVP-I。(4分) 2. 环境准备　宽敞、整洁、光线柔和，条件允许者配备柔美背景音乐，调节室温至26~28℃，湿度50%~60%。(3分) 3. 人员准备　操作者取下手部饰物，修剪指甲，清洁并温暖双手。(3分)
操作评估10分	1. 评估新生儿健康，进食的时间，把握适应证和禁忌证。(5分) 2. 解释操作目的，取得配合。(5分)
操作程序70分	1. 核对医嘱、新生儿信息。(4分) 2. 将新生儿放置在操作台上，打开包被，检查全身情况，清洁臀部。(3分) 3. 倒入少许润肤油于掌心，搓揉双手，温暖后进行抚触。(3分) 4. 抚触顺序　头面部→胸部→腹部→上肢→下肢→背部→臀部抚触。(4分)

5

续表

项目	考核标准
操作程序70分	5. 操作中每一步手法不正确扣3分。（最高扣41分） 6. 每个部位操作动作4~8次，抚触总时间持续10~15分钟。（5分） 7. 一边抚触，一边与新生儿说话交流，观察新生儿反应。（5分） 8. 抚触完毕，更换清洁纸尿裤及衣物，整理用物。（5分）
综合评价10分	1. 原则把握　操作程序正确，手法正确，用力适当。（4分） 2. 健康指导　健康指导到位，沟通有效，家属理解并接受。（3分） 3. 注意事项　在操作中体现，回答正确，抚触时与新生儿进行语言和目光的交流。（3分）

五、新生儿温箱的使用

【操作目的】

为新生儿创造一个温度和湿度均适宜的环境，以保持患儿体温的恒定。

【操作评估】

1. 适应证

（1）早产儿。

（2）出生体重在2000g以下的新生儿。

（3）体温过低的新生儿。

2. 禁忌证　无绝对禁忌证。

【操作准备】

1. 用物准备　温箱、灭菌注射用水、床单、没有湿度显示的温箱另外配备温湿度计。

2. 环境准备　调节室温22~26℃。

3. 人员准备　新生儿穿尿裤；操作人员着装规范，清洁双手。

【操作步骤】

1. 检查温箱性能，检查电线接头有无松脱，箱体箱门有无破损或松动。

2. 温箱水槽内加入灭菌注射用水至水位安全指示线。

3. 温箱内铺好床单，用柔软的床单或浴巾做好"鸟巢"（让新生儿有安全感）。

4. 接通电源，选择箱温控制方式，预热温箱，根据新生儿体重及出生日龄设定中性温度，详见表5-4-1。

表 5-4-1　不同出生体重新生儿的温箱温度参考值

出生体重 (kg)	温箱温度			
	35℃	34℃	33℃	32℃
<1.0	初生10天内	>10天	>3周	>5周
1.0 ~ 1.5	—	初生10天内	>10天	>4周
1.5 ~ 2.0	—	初生2天内	>2天	>3周
>2.0	—	—	初生2天内	>2天

5. 根据胎龄和体重设置好温箱湿度，一般湿度为55%~65%，早产儿胎龄越小，体重越轻，湿度要求越高。

6. 核对新生儿床号、姓名、性别、胸牌、腕带，胸牌、腕带字迹不清晰或脱落者应双人核对及时补上。温箱温、湿度达到预定值后将新生儿放入温箱。

7. 新生儿放入温箱后，定时监测体温。体温未升至正常之前，应30~60分钟测量体温一次；体温正常后每4小时测量一次。一般保持新生儿的体温维持在36.5~37.4℃，记录体温和箱温。

8. 新生儿病情稳定，体温正常，符合出温箱条件，

5

遵医嘱出温箱。新生儿出温箱后，对温箱进行终末消毒。

【健康指导】

1. 操作前　讲解此项操作的目的，取得家属的理解与配合。

2. 操作中　做好与家属的有效沟通，指导配合方法，温箱使用过程中，不可随意调节温箱温度，不可随意开温箱门。

3. 操作后　告知家属新生儿温箱使用的注意事项，出温箱后注意新生儿保暖，密切观察新生儿情况。

【注意事项】

1. 温箱应避免放在阳光直射及冷空气对流处，避开热源。

2. 各项治疗、护理操作尽量在温箱内集中进行，如需将新生儿抱出温箱时，应注意保暖。

3. 温箱温度设置为肤控方式时要注意肤温探头固定稳妥，防止探头脱落，导致箱温失控；肤温探头每 2 小时更换部位，防止皮肤压伤。

4. 严禁骤然提高箱温，以免新生儿体温突然上升造成不良后果。

5. 新生儿出温箱当天，每 4 小时监测体温 1 次，注意保暖。

6. 注意安全　使用中的温箱锁住温箱脚轮，防止温箱滑动；温箱侧门及前门打开后要及时关上，防止新生儿坠落。如果温箱发出报警，应及时查找原因，妥善处理。

7. 温箱使用期间，应每天清洁，每周更换温箱并进行彻底消毒，空气净化垫按温箱说明书更换。水槽灭菌注射用水应每天更换。

8. 接触新生儿前需清洁双手。

【考核标准】　　　　　　　　　（总分100分）

项目	考核标准
操作 准备 10分	1. 用物准备　温箱、灭菌注射用水、床单、没有湿度显示的温箱另外配备温湿度计。（4分） 2. 环境准备　调节室温22~26℃。（3分） 3. 人员准备　新生儿穿尿裤；操作人员着装规范，清洁双手。（3分）
操作 评估 10分	1. 评估新生儿基本病情，把握适应证和禁忌证。（5分） 2. 解释操作目的，取得配合。（5分）
操作 程序 70分	1. 检查温箱性能，检查电线接头有无松脱，箱体箱门有无破损或松动。（10分） 2. 温箱水槽内加入灭菌注射用水至水位安全指示线。（5分） 3. 温箱内铺好床单，用柔软的床单或浴巾做好"鸟巢"（让新生儿有安全感）。（5分） 4. 接通电源，选择箱温控制方式，预热温箱。（5分） 5. 根据新生儿体重及出生日龄设定中性温度。（10分） 6. 根据胎龄和体重设置好温箱湿度，一般湿度为55%~65%，早产儿胎龄越小，体重越轻，湿度要求越高。（10分） 7. 核对新生儿床号、姓名、性别、胸牌、腕带，胸牌、腕带字迹不清晰或脱落者应双人核对及时补上。温箱温、湿度达到预定值后将新生儿放入温箱。（10分） 8. 新生儿放入温箱后，定时监测体温。体温未升至正常之前，应30~60分钟测量体温一次。（5分）

5

续表

项目	考核标准
操作 程序 70分	9. 体温正常后每 4 小时测量一次。一般保持新生儿的体温维持在 36.5 ~ 37.4℃，记录体温和箱温。(5 分) 10. 新生儿病情稳定，体温正常，符合出温箱条件，遵医嘱出温箱。新生儿出温箱后，对温箱进行终末消毒。(5 分)
综合 评价 10分	1. 原则把握　操作程序正确，能够根据新生儿体重和出生日龄，正确设置温箱温度和湿度。(4 分) 2. 健康指导　健康指导到位，沟通有效，家属理解并接受。(3 分) 3. 注意事项　在操作中体现，回答正确，使用过程安全。(3 分)

六、新生儿光照疗法

【操作目的】

治疗新生儿高胆红素血症，降低血清中胆红素浓度。

【操作评估】

1. 适应证

（1）新生儿高胆红素血症。

（2）预防性光疗。

2. 禁忌证　胆汁瘀积的患儿发生严重高胆红素血症。

【操作准备】

1. 用物准备　光疗箱、光疗灯或光疗毯；光疗灯管和反射板应清洁无灰尘；遮光眼罩、胶布、尿裤。

2. 环境准备　光疗最好在空调病房内进行，室温 22 ~ 26℃，湿度 55% ~ 65%。

3. 人员准备　新生儿皮肤清洁，禁忌在皮肤上涂粉或油类；剪指甲、戴眼罩、脱去衣裤、穿尿裤保护会阴部；操作人员着装规范，清洁双手、戴口罩。

【操作步骤】

1. 核对新生儿床号、姓名、性别、胸牌、腕带，胸牌、腕带字迹不清晰或脱落者应双人核对及时补上。

2. 将新生儿全身裸露，用尿裤遮盖会阴部，男婴注意保护好阴囊，佩戴遮光眼罩后放入已预热的光疗箱内。记录开始照射的时间。

3. 使用单面光疗时，应每 2 小时给新生儿翻身一次。

4. 监测新生儿体温，每 2~4 小时测体温一次，根据体温调节箱温，维持体温在 36.5~37.4℃。

5. 在进行光疗的过程中，观察新生儿精神反应、呼吸、脉搏、吃奶吸吮情况、黄疸消退情况、大小便，四肢肌张力有无变化，观察眼罩及尿裤有无脱落，并做好记录。

6. 光疗结束后，清洁皮肤，仔细观察新生儿的皮肤黄疸消退情况，穿好预热的衣服，除去眼罩；清洁消毒光疗设备，记录停光疗时间。

【健康指导】

1. 操作前　讲解此项操作的目的，告知家长光疗前不要给新生儿涂抹爽身粉或油剂，取得家属的理解与配合。

2. 操作中　做好与家属的有效沟通，指导配合方法，光疗过程中不要随意关闭光源，以免影响疗效。家属眼睛不要直视蓝光，以免光线损伤眼睛。

3. 操作后　告知家属新生儿光照疗法的注意事项，光照疗法后密切观察新生儿黄疸消退情况。

【注意事项】

1. 新生儿入箱前须进行皮肤清洁，禁忌在皮肤上涂抹爽身粉或油剂，以免影响光疗效果。光疗过程中随时观察新生儿眼罩、会阴部遮盖物是否完好，注意皮肤有无破损。

5

2. 保证新生儿水分及营养的供给。

3. 保证适宜温度和湿度，冬天注意保暖，夏天防止过热，新生儿光疗时，如体温高于 38℃ 或者低于 35℃，应暂时停止光疗。

4. 光疗过程中新生儿出现烦躁、嗜睡、高热、皮疹、呕吐、拒奶、腹泻及脱水等症状时，及时报告医师处理。光疗结束后及时清洁新生儿皮肤。

5. 检查灯管亮度，保持灯管及反射板的清洁，每天擦拭，防止灰尘影响光照强度。

6. 灯管与新生儿的距离遵照设备说明书调节，使用时间达到设备规定有效工作时间必须更换。

【考核标准】　　　　　　　　　　　　（总分 100 分）

项目	考核标准
操作准备 10 分	1. 用物准备　光疗箱、光疗灯或光疗毯；光疗灯管和反射板应清洁无灰尘；遮光眼罩、胶布、尿裤。（4 分） 2. 环境准备　光疗最好在空调病房内进行，室温 22~26℃，湿度 55%~65%。（3 分） 3. 人员准备　新生儿皮肤清洁，禁忌在皮肤上涂粉或油类；剪指甲、戴眼罩、脱去衣裤、穿尿裤保护会阴部；操作人员着装规范，清洁双手、戴口罩。（3 分）
操作评估 10 分	1. 评估新生儿病情及意识，了解日龄、体重，评估黄染的范围、程度；评估胆红素检查结果，把握适应证和禁忌证。（5 分） 2. 解释操作目的，取得配合。（5 分）
操作程序 70 分	1. 核对新生儿床号、姓名、性别、胸牌、腕带，胸牌、腕带字迹不清晰或脱落者应双人核对及时补上。（5 分） 2. 将新生儿全身裸露，用尿裤遮盖会阴部，男婴注意保护好阴囊。（10 分）

项目	考核标准
操作程序 70分	3. 佩戴遮光眼罩后放入已预热的光疗箱内。(10分) 4. 记录开始照射的时间。(5分) 5. 使用单面光疗时，应每2小时给新生儿翻身一次。(5分) 6. 监测新生儿体温，每2~4小时测体温一次，根据体温调节箱温，维持体温在36.5~37.4℃为宜。(5分) 7. 在进行光疗的过程中，观察新生儿精神反应、呼吸、脉搏、吃奶吸吮情况、黄疸消退情况、大小便，四肢肌张力有无变化。(10分) 8. 观察眼罩及尿裤有无脱落，并做好记录。(6分) 9. 光疗结束后，清洁皮肤，仔细观察新生儿的皮肤黄疸消退情况，穿好预热的衣服，除去眼罩。(9分) 10. 清洁消毒光疗设备，记录停光疗时间。(5分)
综合评价 10分	1. 原则把握　操作程序正确，能够根据新生儿体重和出生日龄，正确设置温箱温度和湿度。(4分) 2. 健康指导　健康指导到位，沟通有效，家属理解并接受。(3分) 3. 注意事项　在操作中体现，回答正确，光疗安全有效，未出现眼罩、尿裤脱落及皮肤损伤。(3分)

5

七、新生儿免疫接种

（一）卡介苗接种

【操作目的】

使新生儿获得一定的对抗结核病的免疫力，接种后12周结核菌素试验阳转率在90%以上。

【操作评估】

1. 适应证　健康的足月新生儿。

2. 禁忌证

（1）已知对该疫苗的任何成分过敏者。

（2）早产儿、难产儿、有明显先天畸形及出生体重<2.5kg的新生儿。

（3）免疫缺陷、免疫功能低下或正在接受免疫抑制治疗者。

（4）患脑病、未控制的癫痫和其他进行性神经系统病者。

（5）患急性疾病、严重慢性疾病、慢性疾病的急性发作期。

【操作准备】

1. 用物准备　治疗盘内无菌1ml注射器，置于冷链包的卡介苗，卡介苗稀释液，75%酒精，无菌棉签，弯盘、急救盒、儿童预防接种本、知情同意书。

2. 环境准备　调节室温26～28℃，宽敞、明亮，适合操作。

3. 人员准备　操作者穿戴整洁，清洁双手，戴口罩。新生儿取舒适仰卧位，暴露左侧上臂。

【操作步骤】

1. 双人核对医嘱，向家属说明目的，取得合作，家属知情同意后签字。

检查疫苗质量和注射器质量；将药液摇匀后抽吸药物，查对，放入无菌盘。

2. 携用物至床旁，与产妇或家属共同核对床号、产妇姓名、新生儿性别、胸牌、腕带，胸牌、腕带字迹不清晰或脱落者应双人核对及时补上。检查接种处皮肤，解释接种目的，交代注意事项。

3. 选定注射部位为左上臂外侧三角肌外下缘，避开皮肤破损、血管瘤等皮肤疾病，常规消毒。

4. 再次查对无误，左手绷紧注射部位皮肤，右手持注射器，示指固定针栓，针头斜面向上，将针尖与皮肤呈 $10° \sim 15°$ 角刺入表皮下，进皮深度刚好超过针尖斜面（针头末端孔）。于左上臂外侧三角肌外下缘皮内注射 0.1ml，使注射部位形成一个圆形皮丘，将针头逆时针方向旋转 $180°$ 后拔针，勿按摩注射部位。

5. 整理用物，再次查对，清洁双手，在预防接种本上登记接种时间、疫苗批号、接种者姓名，给受种者接种凭证。

6. 向家属交代接种后注意事项，按规定处理医疗废物。

【健康指导】

1. 操作前　讲解此项操作的目的，取得家属的理解与配合。

2. 操作中　做好与家属的有效沟通，指导配合方法。

3. 操作后　告知家属新生儿卡介苗接种的注意事项，接种后同侧邻近腋下淋巴结肿大直径超过 1cm，且发生软化，又不能自行消退，需及时就诊。接种后 $2 \sim 3$ 个月内，严格避免与结核病人接触。

附：卡介苗接种后反应

1. 正常的局部反应　接种后第二天局部就会出现红肿、脓点，大约 $3 \sim 4$ 天后消退。接种后约 1 个月局部会出现红色丘疹，逐渐软化形成脓疱，2 个月左右脓疱破溃，流脓后结痂，一般 3 个月左右脱痂，局部留有一个 $3 \sim 5$mm 左右的卡疤。这是正常反应，不必处理。

2. 异常反应　局部脓肿，溃疡面超过 10mm 以上，反应经久不愈，在 6 个月以上，这种强烈的局部反应是

5

由于注射过深或超剂量注射引起的，要进行适当的处理。

【注意事项】

1. 卡介苗严禁皮下或肌内注射，注射部位及注射剂量准确。

2. 接种卡介苗的注射器应专用，接种后的污染物，如注射器、安瓿、棉签、余液等密闭后送及时焚烧，防止污染环境。

3. 疫苗瓶有裂纹、标签不清或失效者，疫苗复溶后出现浑浊等外观异常者均不得使用。疫苗应放置于 2 ~ 8℃冰箱内避光保存和运输，严禁冻结疫苗。

4. 开启疫苗瓶和注射时，切勿使消毒剂接触疫苗。

5. 使用时应注意避光。

6. 疫苗开启后应立即使用，如需放置应于 30 分钟内用完，剩余均应废弃。

7. 应备有肾上腺素等药物，以备偶有发生严重过敏反应时急用。接受注射者在注射后应在现场观察至少 30 分钟。

8. 注射免疫蛋白者，应至少间隔 1 个月以上接种本品，以免影响免疫效果。

【考核标准】　　　　　　　　　　　（总分 100 分）

项目	考核标准
操作准备 10 分	1. 用物准备　治疗盘内无菌 1ml 注射器，置于冷链包的卡介苗，卡介苗稀释液，75% 酒精，无菌棉签，弯盘、急救盒、儿童预防接种本、知情同意书。(4 分)
	2. 环境准备　调节室温 26 ~ 28℃，宽敞、明亮，适合操作。(3 分)
	3. 人员准备　操作者穿戴整洁，清洁双手，戴口罩。新生儿取舒适仰卧位，暴露左侧上臂。(3 分)
操作评估 10 分	1. 评估新生儿状况，把握适应证和禁忌证。(5 分)
	2. 解释操作目的，取得配合。(5 分)

项目	考核标准
操作程序70分	1. 双人核对医嘱，向监护人说明目的，取得合作，家属知情同意后签字。（5分） 2. 检查疫苗质量和注射器质量；抽取药物，查对，放入无菌盘。（5分） 3. 携用物至床旁，与产妇或家属共同核对床号、产妇姓名、新生儿性别、胸牌、腕带，胸牌、腕带字迹不清晰或脱落者应双人核对及时补上。检查接种处皮肤，解释接种目的，交代注意事项。（10分） 4. 选定注射部位为左上臂外侧三角肌外下缘，避开皮肤破损、血管瘤等皮肤疾病，常规消毒。（10分） 5. 再次查对无误。（5分） 6. 左手绷紧注射部位皮肤，右手持注射器，示指固定针栓。（10分） 7. 于左上臂外侧三角肌外下缘皮内注射0.1ml，使注射部位形成一个圆形皮丘。（10分） 8. 将针头逆时针方向旋转180°后拔针，勿按摩注射部位。（5分） 9. 整理用物，再次查对，清洁双手，在预防接种本上登记接种时间，疫苗批号，接种者签名。（10分）
综合评价10分	1. 原则把握　操作程序正确，遵守无菌原则。（4分） 2. 健康指导　健康指导到位，沟通有效，家属理解并接受。（3分） 3. 注意事项　在操作中体现，回答正确，疫苗剂量准确，接种部位、接种方法正确。（3分）

5

（二）乙肝疫苗接种

【操作目的】

通过乙肝疫苗的接种，使受种新生儿产生自动免疫力，预防乙型肝炎。

【操作评估】

1. 适应证　新生儿、出生时未接种的学龄前儿童、体重在 2kg 以上的早产儿。

2. 禁忌证

（1）已知对该疫苗中任何成分，包括敷料、甲醛和酵母过敏者。

（2）患急性疾病和发热者。

（3）患有未控制的癫痫和其他有进行性神经系统疾病者。

【操作准备】

1. 用物准备　乙型肝炎疫苗针剂（置于冷链包）、儿童预防接种本、知情同意书、1ml 注射器、75% 酒精、无菌棉签、无菌治疗盘、弯盘、急救盒。

2. 环境准备　调节室温 26～28℃，宽敞、明亮，适合操作。

3. 人员准备　操作者穿戴整洁，清洁双手，戴口罩。新生儿取舒适仰卧位，暴露右侧上臂。

【操作步骤】

1. 双人核对医嘱，向家属说明目的，取得合作，家属知情同意后签字。

2. 检查疫苗质量和注射器质量；将乙肝疫苗摇匀后抽取药物，查对，放入无菌盘。

3. 携用物至床旁，与产妇或家属共同核对床号、产妇姓名、新生儿性别、胸牌、腕带，胸牌、腕带字迹不清晰或脱落者应双人核对及时补上。解释接种目的，交代注意事项。

4. 选定注射部位为右上臂三角肌，常规消毒。

5. 再次查对无误，于右上臂三角肌中部肌内注射，回抽活塞无回血快速推注。注射完毕后用干棉签按压注射部位。

6. 整理用物，再次查对，清洁双手，在预防接种本上登记接种时间、疫苗批号、接种者姓名，给受种者接种凭证。

7. 向家属交代接种后注意事项，按规定处理医疗废物。

【注意事项】

1. 操作过程中严格执行查对制度和无菌操作规程。

2. 早产体重＜2kg 的宝宝应该暂缓接种。

3. 以下情况者慎用　家族和个人有惊厥史者，过敏体质者。

4. 使用时应充分将疫苗摇匀，如出现摇不散的凝块、异物、疫苗瓶有裂纹或标签不清者，均不得使用。

5. 疫苗应 2～8℃避光保存和运输，冻结疫苗一律不用，疫苗开启后应立即使用，活疫苗超过 30 分钟、灭活疫苗超过 1 小时未用完，应将疫苗废弃。

6. 接种后观察有无局部及全身反应。

【健康指导】

1. 操作前　讲解此项操作的目的，取得家属的理解与配合。

2. 操作中　做好与家属的有效沟通，指导配合方法，接种时避免新生儿肢体剧烈扭动。

3. 操作后　告知家属新生儿乙肝疫苗接种的注意事项，接种后暂时不要洗澡。常见接种反应为接种部位红肿，微小硬块，一般 24～48 小时即可消除，无需特殊处理。极个别的新生儿可能会有高热，接种部位红肿严重、触痛，全身性皮疹等过敏反应以及其他情况应及时就诊。接受注射者应在注射后现场观察15～30 分钟。

5

【考核标准】　　　　　　　　　（总分100分）

项目	考核标准
操作准备 10分	1. 用物准备　乙型肝炎疫苗针剂（置于冷链包）、儿童预防接种本、知情同意书、1ml注射器、75%酒精、无菌棉签、无菌治疗盘、弯盘、急救盒。（5分） 2. 环境准备　调节室温26~28℃，宽敞、明亮，适合操作。（2分） 3. 人员准备　操作者穿戴整洁，清洁双手，戴口罩。新生儿取舒适仰卧位，暴露右侧上臂。（3分）
操作评估 10分	1. 评估新生儿状况，把握适应证和禁忌证。（5分） 2. 解释操作目的，取得配合。（5分）
操作程序 70分	1. 双人核对医嘱，向监护人说明目的，取得合作，家属知情同意后签字。（10分） 2. 检查疫苗质量和注射器质量；抽取药物，查对，放入无菌盘。（10分） 3. 携用物至床旁，与产妇或家属共同核对床号、产妇姓名、新生儿性别、胸牌、腕带，胸牌、腕带字迹不清晰或脱落者应双人核对及时补上。解释接种目的，交代注意事项。（10分） 4. 选定右上臂三角肌为注射部位，常规消毒。（5分） 5. 再次查对无误。（5分） 6. 在右侧上臂三角肌肌内注射，回抽活塞无回血快速推注。（10分） 7. 注射完毕后用干棉签按压注射部位。（5分） 8. 向家长交代注意事项。（5分） 9. 整理用物，再次查对，清洁双手，在预防接种本上登记接种时间、疫苗批号、接种者签名。（10分）

5

项目	考核标准
综合评价 10分	1. 原则把握 操作程序正确，遵守无菌原则。（4分） 2. 健康指导 健康指导到位，沟通有效，家属理解并接受。（3分） 3. 注意事项 在操作中体现，回答正确，疫苗剂量准确，接种部位、接种方法正确。（3分）

八、新生儿听力筛查

【操作目的】

新生儿听力筛查，是通过耳声发射（OAE）、自动听性脑干反应（AABR）和声阻抗等电生理学检测，在新生儿出生后自然睡眠或安静的状态下进行的客观、快速和无创的检查。通过听力筛查，早期发现、早期诊断存在听力障碍的新生儿，争取早期干预以取得最佳康复效果。

【操作评估】

1. 适应证 出生后24～48小时的新生儿。

2. 禁忌证 无绝对禁忌证。

【操作准备】

1. 用物准备 棉签、75%酒精、专用测试仪、手消毒液。

2. 环境准备 关门窗，室内保持安静整洁，环境噪声不超过45dB。

3. 人员准备 操作者着工作服、修剪指甲、清洁双手；新生儿处于安静、熟睡状态。

【操作步骤】

1. 解释说明听力筛查的目的和意义，取得家长配合并签署知情同意书。

2. 携用物至新生儿床旁，核对新生儿信息。

3. 仪器开机待用，检查仪器探头输出信号，查看仪

5

器自检状况，更换消毒好的耳塞（合适型号）/耳罩备用。

4. 清洁双手，使用棉签去除外耳道分泌物；耳声发射法检查时轻拉新生儿耳廓使耳道变直，然后将探头轻轻放入；AABR检查时将各触点及耳罩安放于正确位置。

5. 开始测试，测试完毕，得出结果（pass/refer），记录并保存。

6. 出具新生儿听力筛查结果单。

7. 耐心、详细、科学地向家长或监护人解释听力筛查结果、意义，并详细告知随访的重要性。

8. 整理测试仪，消毒用过的耳塞/耳罩。

【健康指导】

1. 操作前　讲解此项操作的目的，取得家属的理解与配合。

2. 操作中　做好与家属的有效沟通，指导配合方法。

3. 操作后　告知家属新生儿听力筛查的注意事项。通过初筛的新生儿，仍存在发生听力损伤的危险，因此新生儿听力筛查不能替代以后的小儿听功能检测。初筛未通过的新生儿不一定有听力障碍，出生后42天体检时进行复筛，仍未通过者需要接受进一步的听力学诊断性检查。新生儿喂养要注意避免新生儿呛奶、溢奶，以免奶水流入耳道引起中耳炎导致听力发育障碍。

【注意事项】

1. 操作前做好宣教、沟通，充分取得家长的配合。

2. 操作过程中保持环境安静不超过45dB，选择适宜的测试时间。

3. 检测时要密切观察　察看新生儿面色、呼吸，以免溢乳发生呛咳、窒息等情况，如有病情变化及时通知医师进行处理。

4. 告知初筛未通过者在出生42天左右复查。

5. 定期校准维护仪器，确保筛查结果准确、可信。

6. 筛查方式的选择　要求高危新生儿必须采用AABR筛查（听性脑干反应测试），正常健康新生儿采用

DPOAE（畸变产物耳声发射）、TEOAE（瞬态诱发耳声发射）、AABR 均可。

7. 筛查时间的选择　新生儿出生后 24 ~ 48 小时后。

8. 有些新生儿听力障碍的范畴比较特殊，恰在测试频率之外，其测试结果可能出现假阴性；还有一些可变因素或不可预测因素存在也会导致假阴性结果的产生，这些情况总体发生率 0.3% 左右。

【考核标准】　　　　　　　　　　（总分 100 分）

项目	考核标准
操作准备 10 分	1. 用物准备　棉签、75% 酒精、专用测试仪、手消毒液。(4 分) 2. 环境准备　关门窗，室内保持安静整洁，环境噪声不超过 45dB。(3 分) 3. 人员准备　操作者着工作服、修剪指甲、清洁双手；新生儿处于安静、熟睡状态。(3 分)
操作评估 10 分	1. 评估新生儿外耳道是否有畸形和配合程度，把握适应证和禁忌证。(5 分) 2. 解释操作目的，取得配合。(5 分)
操作程序 70 分	1. 用两种方式核对婴幼儿身份　与产妇或家属共同核对床号、产妇姓名、新生儿性别、胸牌、腕带，胸牌、腕带字迹不清晰或脱落者应双人核对及时补上。(5 分) 2. 解释操作目的，取得家长配合，并签署知情同意书。(6 分) 3. 检查测试仪探头输出信号，查看仪器自检情况，更换消毒好的耳塞备用。(6 分) 4. 检查者消毒双手。(4 分) 5. 去除外耳道分泌物。(5 分) 6. OAE 检查时轻拉受检者耳廓使耳道变直，然后将探头轻轻放入；AABR 检查时将各触点及耳罩安放于正确位置。(10 分)

5

续表

项目	考核标准
操作 程序 70分	7. 开始测试，测试完毕，得出结果（pass/re-fer），记录并保存。（10分） 8. 出具统一格式的新生儿听力筛查结果单。（10分） 9. 解释结果并给予相关健康指导。（10分） 10. 整理仪器，用物分类处置。（4分）
综合 评价 10分	1. 原则把握　操作程序正确，遵守无菌原则。（4分） 2. 健康指导　健康指导到位，沟通有效，家属理解并接受。（3分） 3. 注意事项　在操作中体现，回答正确，筛查时间及筛查方法选择正确。（3分）

九、新生儿采血法（股静脉穿刺）

【操作目的】

采集血液标本。

【操作评估】

1. 适应证　需要采集血液标本的新生儿。

2. 禁忌证　腹股沟区皮肤破损或感染、凝血功能障碍的新生儿。

【操作准备】

1. 用物准备　治疗盘、一次性无菌手套、一次性采血针或5ml、10ml的注射器、碘伏、75%酒精、棉签、真空采血管、血培养瓶、弯盘、静脉采血执行单及检验条码。

2. 环境准备　注意保暖，室温22~26℃，湿度55%~65%。

3. 人员准备　操作人员着装规范，操作前清洁双手，戴口罩。

【操作步骤】

1. 核对医嘱、静脉采血执行单及检验条码；选择适当的采血管或采血瓶。

2. 携用物至床旁，核对床号、产妇姓名、新生儿性别、胸牌、腕带，胸牌、腕带字迹不清晰或脱落者应双人核对及时补上。

3. 协助新生儿仰卧位，小腿弯曲，大腿外展成蛙形，暴露腹股沟穿刺部位。

4. 消毒穿刺部位及护士左手示指，在新生儿腹股沟中、内1/3交界处，以左手示指触及股动脉搏动处，右手持采血针于股动脉搏动点内侧0.3~0.5cm垂直穿刺，慢慢往上提，见回血后固定针头，按检验目的将血液注入采血管或采血瓶内。

5. 拔针 局部压迫5分钟左右至血止。

6. 请第二人再次核对，清理用物，清洁双手，做好记录。

【健康指导】

1. 操作前 讲解此项操作的目的，取得家属的理解与配合。

2. 操作中 做好与家属的有效沟通，指导配合方法，保持正确体位。

3. 操作后 告知家属新生儿采血的注意事项，密切观察穿刺部位有无渗血。

【注意事项】

1. 严格执行无菌操作，防止感染。

2. 新生儿有出血倾向或穿刺误入股动脉，应延长按压时间。

3. 穿刺过程中要注意观察新生儿反应，若穿刺失败，不宜多次反复穿刺，以免局部形成血肿。

【考核标准】　　　　　　　　　　　（总分100分）

项目	考核标准
操作准备10分	1. 用物准备　治疗盘、一次性无菌手套、一次性采血针或 5ml、10ml 的注射器、碘伏、75%酒精、棉签、真空采血管、血培养瓶、弯盘、静脉采血执行单及检验条码。(5 分) 2. 环境准备　注意保暖，室温 22～26℃，湿度 55%～65%。(2 分) 3. 人员准备　操作人员着装规范，操作前清洁双手，戴口罩。(3 分)
操作评估10分	1. 评估患儿穿刺部位皮肤情况和检查项目，把握适应证和禁忌证。(5 分) 2. 解释操作目的，取得配合。(5 分)
操作程序70分	1. 核对医嘱、静脉采血执行单及检验条码；选择适当的采血管或采血瓶。(10 分) 2. 携用物至床旁，核对床号、产妇姓名、新生儿性别、胸牌、腕带，胸牌、腕带字迹不清晰或脱落者应双人核对及时补上。(10 分) 3. 协助新生儿仰卧位，小腿弯曲，大腿外展成蛙形，暴露腹股沟穿刺部位。(10 分) 4. 消毒穿刺部位及护士左手示指，在新生儿腹股沟中、内 1/3 交界处，以左手示指触及股动脉搏动处。(10 分) 5. 右手持采血针于股动脉搏动点内侧 0.3～0.5cm 垂直穿刺，慢慢往上提，见回血后固定针头，按检验目的将血液注入采血管或采血瓶内。(10 分) 6. 拔针　局部压迫 5 分钟左右至血止。(10 分) 7. 请第二人再次核对，清理用物，清洁双手，做好记录。(10 分)

5

续表

项目	考核标准
综合评价 10 分	1. 原则把握　操作程序正确，遵守无菌原则。（4 分） 2. 健康指导　健康指导到位，沟通有效，家属理解并接受。（3 分） 3. 注意事项　在操作中体现，回答正确。（3 分）

十、新生儿复苏术

【操作目的】

规范操作流程，帮助新生儿建立或恢复自主呼吸和心率，以降低新生儿并发症和死亡率，并预防远期后遗症的发生。

【操作评估】

1. 适应证　出生时快速评估后需要立即复苏的新生儿。

2. 禁忌证　无绝对禁忌证，怀疑有膈疝的新生儿禁止使用面罩正压通气。

【操作准备】

1. 用物准备　辐射台或预热加热器，毛巾或毯子，氧源或空氧混合仪，氧气流量表，吸（耳）球，5～14F 吸引管，胎粪吸引管，负压吸引器，听诊器，氧气连接管，带传感器的脉搏氧饱和度仪，复苏气囊，不同型号的面罩、气管导管、注射器，带光源的镜片，喉镜，8F 胃管，喉罩气道，1:10 000 肾上腺素，必要时备脐静脉置管用物，生理盐水或乳酸林格液，消毒物品，无菌手套，按照新生儿的特殊要求准备相应物品。

2. 环境准备　宽敞，明亮，安全。关门窗，调节室温 26～28℃，新生儿辐射台预热，足月儿调至 28～30℃，早产儿 32～34℃。

3. 人员准备　胎儿娩出前复苏人员到场（至少 1 名

5

熟练掌握新生儿复苏术的医护人员在场），有高危因素或全程复苏需复苏小组到场。操作者着装规范、修剪指甲、洗手、戴手套。

【操作步骤】

1. **快速评估**　新生儿出生后立即快速评估 4 项指标：

（1）是否足月？

（2）羊水是否清？

（3）是否有哭声或呼吸？

（4）肌张力是否好？

如以上均为"是"或羊水污染，新生儿有活力，则进行初步复苏步骤。

2. **初步复苏（A 步骤）**

（1）保持体温：防止体热丢失；将新生儿放在辐射热源下。

（2）摆正体位：仰卧位，轻度仰伸颈部。

（3）清理气道（必要时）。

（4）擦干全身，给予刺激，方法：①轻拍或轻弹足底 1~2 次；②轻柔摩擦新生儿背部 2 次。

如羊水污染，评估新生儿是否有活力，没活力应立即气管插管下吸引胎粪，气道通畅后继续进行初步复苏步骤。

（5）评价新生儿：呼吸、心率。

3. **正压人工呼吸（B 步骤）**　呼叫救援人员。

（1）指征把握：如果新生儿无呼吸或喘息样呼吸，心率<100 次/分，应给予正压人工呼吸。

（2）氧饱和度监测：助手同时将脉搏氧饱和度仪探头安置在新生儿右上肢。

（3）正压人工呼吸的频率：40~60 次/分。

（4）评估有效性：正压通气 30 秒，评估心率：若心率>100 次/分，肤色转红、肌张力改善，可逐步减少辅助通气的频率和压力，直到有效的自主呼吸出现。随氧饱和度改善，逐渐减少给氧，直至停氧。

若心率 60~100 次/分，给予矫正步骤：调整面罩、重新摆正体位、吸引口鼻、轻微张口、增加压力、改变气道。继续正压通气 30 秒。若有效通气 30 秒仍无效，则进入胸外心脏按压步骤。

4. 胸外心脏按压和正压人工通气（C 步骤）

（1）指征把握：30 秒有效正压通气后，如心率仍持续<60 次/分。

（2）新生儿气管插管，助手协助给氧，并连接 100% 氧气和气囊。

（4）胸外按压与正压人工呼吸配合：双人操作，每按压 3 次，行 1 次人工呼吸；每分钟行 90 次按压和 30 次人工呼吸。

（5）评估有效性：操作持续 45~60 秒后，评估心率。若心率>60 次/分，则停止胸外按压，继续正压通气，至心率>100 次/分，新生儿有自主呼吸，转新生儿科观察。若心率<60 次/分，则进入下一步骤。

5. 药物使用（D 步骤）

（1）指征把握：在有效的 45~60 秒胸外按压与正压人工呼吸配合后，心率仍<60 次/分，是给予肾上腺素的指征。

（2）遵医嘱使用肾上腺素：①推荐用法 1:10 000 肾上腺素 0.1~0.3ml/kg 脐静脉快速推注。每隔 3~5 分钟可重复注入相同剂量。②在静脉通路建立前，也可用 1:10 000 肾上腺素 0.5~1.0ml/kg 气管内滴注。

5

（3）继续胸外按压配合正压通气 45~60 秒。

（4）评估心率和氧饱和度进行下一步的复苏操作（评估指标同前）。

如复苏效果不好，新生儿皮肤苍白、结合母亲有产前出血史，考虑使用扩容剂。

（5）扩容剂的使用指征：①新生儿对复苏反应不良；②新生儿呈现休克（肤色苍白、脉搏微弱、持续心动过缓及循环状态无改善）；③合并有胎儿失血情况的病史（如广泛的阴道出血、胎盘早剥、前置胎盘及胎-

胎输血等）。

（6）使用扩容剂操作：首选生理盐水，按 10ml/kg，5~10 分钟缓慢静推。

（7）转新生儿科，根据病情决定进一步诊疗方案。

（8）给予家属相应的健康指导。

（9）整理用物，分类处置。

（10）洗手、核对记录。

【健康指导】

1. 操作前　讲解此项操作的目的，取得家长的理解与配合，告知新生儿复苏的原因、所采取的措施。

2. 操作中　做好与家长的有效沟通，获得家长知情同意。

3. 操作后　告知家长新生儿复苏的效果，复苏成功未转入 NICU 的新生儿，保持新生儿侧卧位，注意保暖，指导家属观察新生儿肤色、哭声、吸吮情况。转入 NICU 的新生儿，需向家属宣教母婴分离后的母乳喂养知识，强调挤奶的重要性，指导挤奶手法。

【注意事项】

1. 据产前产时病史预计有窒息出现的可能，出生前做好复苏的准备：包括复苏小组成员的到位，全套复苏设备、预热辐射台、复苏常用药物等。

2. 复苏人员要经过专门训练，复苏过程中注意配合默契。

3. 建立有效的通气几乎是所有新生儿成功复苏的关键。

4. 无论足月儿或早产儿，正压通气均要在氧饱和度仪的监测指导下进行。足月儿可用空气复苏，早产儿开始给 30%~40% 的氧，用空氧混合仪根据氧饱和度调整给氧浓度，使氧饱和度达到目标值。如暂时无空氧混合仪可用接上氧源的自动充气式气囊去除储氧袋（氧浓度为 40%）进行正压通气。如果有效通气 90 秒心率不增加或氧饱和度增加不满意，应当考虑将氧浓度提高到 100%。

5. 整个复苏中不断重复评估主要基于 3 个体征，即呼吸、心率、氧饱和度。

6. 明确气管插管指征

(1) 新生儿有羊水胎粪污染且无活力时需气管插管下吸胎粪。"有活力的"定义是强有力的呼吸、肌张力好和心率 > 100 次/分，其中一项"否"，为新生儿"无活力"。

(2) 气囊-面罩人工呼吸或气囊-面罩人工呼吸无效后，需改善人工呼吸效果。

(3) 需促进胸外按压和人工呼吸的配合，并使每次人工呼吸取得最大效果。

(4) 需要气管插管给药者。

(5) 极低体重儿和先天性膈疝。

不能以胎粪的"稀"和"稠"作为是否需要行气管插管的依据。

7. 初步复苏后如心率、呼吸正常，仅有发绀，不再评估肤色及常压给氧。因为新生儿出生后由宫内到宫外的正常转变，血氧饱和度由大约 60%（正常宫内状态）增加至 90% 以上（最终转变为健康新生儿的呼吸状态）需要数分钟的时间。

8. 如果新生儿有呼吸，心率 > 100 次/分，但有呼吸困难，持续发绀，可清理气道、氧饱和度监测，可给持续气道正压通气（CPAP），特别是早产儿。CPAP 可经气流充气式气囊或 T-组合复苏器给予。

5

9. 胸外按压操作需正确　①按压部位：胸骨下 1/3 处；②按压深度：前后胸直径的 1/3；③按压指法：拇指法和双指法。

10. 人工呼吸 2 分钟以上要插胃管。

11. 新生儿复苏抢救时，应有专人及时客观记录。

【考核标准】　　　　　　　　　　（总分100分）

项目		考核标准
操作准备 10分		1. 用物准备　保暖设备完好，氧源，脉搏氧饱和度仪和传感器、吸引管（球）、胃管、低压吸引器、复苏囊、面罩、听诊器、喉镜和镜片、胎粪吸引器、气管导管以及药品准备完好。（4分） 2. 环境准备　调节室温至26～28℃，环境宽敞，明亮，安全，适合操作。（3分） 3. 人员准备　复苏人员到位，着装规范、修剪指甲、操作前清洁双手，戴口罩，对孕妇孕周、羊水情况、胎儿数和高危因素的信息采集准确、全面。（3分）
操作评估 10分		1. 评估孕妇及胎儿（或新生儿）情况（孕周，羊水性状，呼吸或哭声，肌张力），把握适应证和禁忌证。（5分） 2. 解释操作目的，把握急救时机，加强团队沟通合作，取得家属配合。（5分）
操作程序 70分	初步复苏（9分）	最初评估后需初步复苏即启动复苏程序： 1. 保温。（1分） 2. 摆正体位。（1分） 3. 清理气道，吸引（先口后鼻），羊水胎粪污染，新生儿没有活力，需要进行气管插管吸引胎粪。（2分） 4. 擦干、拿开湿毛巾、予以刺激。（2分） 5. 重新摆正体位。（1分） 6. 评估呼吸、心率（听诊心尖区或触脐动脉搏动）。（2分）

5

续表

项目		考核标准
操作程序70分	正压通气(23分)	1. 评估　初步复苏后心率 <100 次/分，呼吸暂停或喘息样呼吸，需进行面罩正压通气。(1分) 2. 寻求额外的帮助（若需要进行面罩正压通气，至少需要 2 名复苏人员）。(1分) 3. 面罩正压通气前予氧饱和度监测，连接脉搏氧饱和度仪（先连接传感器于新生儿右手或腕，然后连接监测器）。(1分) 4. 使用 21% 浓度氧进行面罩正压通气、面罩放置正确。(2分) 5. 面罩正压通气频率正确：40~60 次/分（大声计数："吸-2-3"）。(2分) 6. 在开始的 5~10 次呼吸过程中，评估心率上升趋势和脉搏氧饱和度。(2分) 7. 评估胸廓起伏和双侧呼吸音。(2分) 8. 面罩正压通气后胸廓无起伏时需矫正通气步骤（MRSOPA）。(6分)： 　M—调整面罩（1分） 　R—摆正体位（1分） 　S—吸引口鼻（1分） 　O—轻微张口（1分） 　P—逐渐增加压力（不能超过 $40cmH_2O$）。(1分) 　A—改变气道：必要时考虑气管插管和喉罩气道。(1分) 9. 评估正压通气效果，并继续进行 30 秒的有效正压通气。(3分) 10. 评估新生儿心率、呼吸、脉搏、氧饱和度。(3分)

5

续表

项目	考核标准	
操作程序 70分	胸外按压 （24分）	1. 根据实际情况，复述新生儿胸外心脏按压的指征。（2分） 2. 进行气管插管（在开始胸外按压之前进行气管插管有利于配合并取得正压通气的最大效率），增加氧浓度至100%，准备胸外按压。（3分） 3. 进行胸外按压与正压通气配合。（6分） 4. 胸外按压方法、部位、频率、深度、节奏配合准确。（6分） 5. 寻求额外的帮助。（3分） 6. 经过45~60秒的胸外按压，评估心率、呼吸和脉搏、氧饱和度。（4分）
	气管插管 （8分）	1. 气管插管指征正确。（2分） 2. 插入喉镜和导管。（4分） 3. 撤出喉镜，固定导管（2分）
	用药 （3分）	1. 复述用药指征。（1分） 2. 气管内给药时机与剂量正确。（1分） 3. 脐静脉导管置管方法与给药剂量正确。（1分）
	扩容 （3分）	按需进行扩容治疗，扩容指征、药物选择、药物剂量、给药途径正确。（3分）
综合评价 10分		1. 原则把握　遵守新生儿复苏流程原则，按序进行，正确掌握气管插管时机。（4分） 2. 健康指导　沟通及时有效，健康指导到位，家属理解并积极配合。（3分） 3. 注意事项　在操作中体现，回答正确。配合默契，复苏到位，没有因操作不当导致的并发症。（3分）

（曾淑贤）

5

附 录

附录一 妇产科常用药物参考目录

编号	药物类别	药物名称	作用	不良反应	注意事项
1		戈那瑞林（商品名：诺雷得）	（1）用于垂体兴奋试验，以鉴别诊断生育障碍病因（下丘脑性或垂体性）：如性腺萎缩导致的性腺功能不足、乳溢性闭经、原发性和继发性闭经、绝经和	（1）消化系统：少见胃肠道反应，如恶心、腹痛或腹部不适。（2）神经系统：头痛、头晕目眩、失眠，但不常发生。	（1）垂体兴奋试验：女性进行此试验时宜选择在卵泡期及早给药。（2）以本品作垂体兴奋试验时，由于肾上腺皮质激素、性激素（雌激素、雄激素、孕激素或口服避孕药）、螺内酯、左旋多巴、地高辛、吩噻嗪以及能够升高催乳素

399

编号	药物类别	药物名称	作用	不良反应	注意事项
			早熟绝经、垂体肿瘤等。 (2) 下丘脑异常所致的无排卵性不孕，或男性生精异常所致不育。 (3) 下丘脑病变所致的青春期发育迟缓。 (4) 激素依赖型前列腺癌和乳腺癌、子宫内膜异位症。	(3) 泌尿生殖系统：可引起多囊卵泡形成及多胎妊娠；偶有暂时性阴茎肥大，精子生成受抑制，阳萎、月经过多，阴道干燥，性欲减退，黄体解体，卵巢迅速肥大；血尿或尿潴留。 (4) 代谢/内分泌系统：可出现骨质疏松。 (5) 局部反应：注射部位疼痛、肿胀、瘙痒、血栓性静脉炎以及局部血肿、感染等。	水平的多巴胺拮抗药，可通过对垂体的负反馈作用而影响试验结果，故不能同时使用该类药物。 (3) 在用药期间，本品对垂体-性腺起兴奋作用，继续用药则起抑制作用，因此在开始儿周常加用雌激素拮抗药环丙孕酮以对抗用药早期垂体酮浓度的增高。 (4) 闭经合并肥胖者，应在体重减轻后再行治疗。 (5) 在治疗前列腺癌等肿瘤的第一周内，可出现病情加重，下肢软弱无力或感觉异常；对有脑转移的患者，该反应更为严重；为了防止肿瘤症状加剧，可加用氟他胺或醋酸环丙孕酮。

续表

编号	药物类别	药物名称	作用	不良反应	注意事项
				（6）变态反应：可发生全身或局部过敏，如支气管痉挛、皮疹、荨麻疹、面部潮红、瘙痒等。 （7）其他：下肢无力，感觉异常，罕见晕丸萎缩，男性乳房发育。	（6）本品避免与其他可刺激排卵药物（如尿促性素）或其他促性腺激素释放激素、脑垂体激素同时使用。
2		米索前列醇	本品与米非司酮序贯合并使用，用于终止停经49天内的早期妊娠。	腹泻、腹痛、消化不良、肠胀气、恶心及呕吐；月经过多、阴道出血、经期前后阴道出血；皮肤瘙痒、头痛，偶有眩晕、惊厥、倦怠、震颤、呼吸困	（1）本品用于终止早孕时，必须与米非司酮配伍，严禁单独使用。 （2）本品配伍米非司酮终止早孕，必须经医师处方，并在医师监管下有急诊刮宫手术和输血、输血条件的单位使用。 （3）给药前必须向服药者详细告知治疗效

续表

编号	药物类别	药物名称	作用	不良反应	注意事项
				难、发热、心悸、低血压、心动过缓。	果反可能出现的不良反应。治疗或随诊过程中，如出现大量出血或其他异常情况应及时就医。 （4）服药后，一般会较早出现少量阴道出血，部分妇女流产后出血时间较长。少数早孕孕妇服用本品后，即可自然流产，约80%的孕妇在使用本品后，6小时内排出绒毛胎囊。约10%孕妇在服药后1周内排出妊娠物。 （5）服药后8～15天应去原治疗单位复诊，以确定流产效果。必要时做B超检查或血人绒毛膜促性腺激素（hCG）测定，如确认为流产不全或继续妊娠，应及时处理。 （6）使用本品终止早孕失败者，必须进行人工流产终止妊娠。

续表

编号	药物类别	药物名称	作用	不良反应	注意事项
3	内分泌用药	戊酸雌二醇（商品名：补佳乐）	(1) 补充雌激素不足，如萎缩性阴道炎、女性性腺功能不全、外阴干燥症、绝经期血管舒缩症状、卵巢切除、卵巢早衰等。 (2) 晚期前列腺癌。 (3) 与孕激素合用做避孕药。	少见乳房胀感、胃部不适、恶心、头痛、体重和性欲改变、不规则阴道出血。	(1) 开始治疗前，应进行全面、彻底的内科及妇科检查（包括乳房检查及宫颈的细胞涂片）。 (2) 出现以下情况应立即停药：第一次发生偏头疼或频繁发作少见的严重头痛、突发性感觉障碍（如视觉或听觉障碍）、血栓性静脉炎或血栓栓塞的前发指征（如异常的腿痛或肿胀、不明原因的呼吸或咳嗽时的刺痛感）、胸部疼痛及紧缩感、发生黄疸、肝炎、全身瘙痒、癫痫发作次数增加、血压显著增高。 (3) 糖尿病、高血压、静脉曲张、耳硬化症、多发性硬化、癫痫、小舞蹈症、手足抽

编号	药物类别	药物名称	作用	不良反应	注意事项
					撤，小舞蹈病患者及有静脉炎的患者，须在临床严密监护下用药。 (4) 个别良性或恶性肝脏肿瘤患者，服用激素类药物后，可能发生危及生命的腹腔内出血。 (5) 围绝经期的长期对抗性雌激素治疗，可能会增加子宫内膜癌的发病率，故子宫内膜增生应避免行非对抗性孕激素治疗，而应另外给予孕激素类药物。 (6) 手术前（提前6周）及肢体固定术（如事故后）时应停用本品。
4	阴道炎用药	克霉唑阴道片（商品名：凯妮汀）	由真菌（通常是念珠菌）引起的阴道炎症；由酵母菌引起的感染性白带；以	在用药区域，偶有皮肤发生（如烧灼感、刺痛感或颜色变红）。在个别病例	在下述情况下，使用凯妮汀阴道片应特别小心，并在医师指导下应用： ——第一次患有阴道真菌感染。

续表

编号	药物类别	药物名称	作用	不良反应	注意事项
			及由凯妮汀敏感菌引起的二重感染。	可能会出现不同程度的过敏反应，这些可能会影响皮肤（如瘙痒、红斑）、呼吸系统（如呼吸短促）、心血管系统（如需要治疗的血压下降甚至意识损害）或有胃肠反应（如恶心、腹泻）。	—在过去的12个月中，这种真菌感染发作超过4次。药品应放在儿童触摸不到的地方。投药器放在包装盒内，需要时再取出。一旦将片剂放入投药器，应立即使用。在使用之后，将投药器丢弃。
5	阴道炎用药	硝呋太尔制霉素阴道软胶囊（商品名：朗依）	治疗由细菌、滴虫、真菌和念珠菌引起的外阴、阴道感染和白带增多。	临床使用本品后可出现轻度外阴灼热、阴道干涩和恶心。	(1) 本品仅供阴道给药，切忌口服。(2) 为获得较好疗效，尽量将本品置入阴道深处。(3) 连续使用本品1～2个疗程后，如症状未缓解或消失，应咨询医师。

续表

编号	药物类别	药物名称	作用	不良反应	注意事项
					(4) 孕妇应在医师指导下使用，哺乳期妇女慎用。 (5) 无性生活史的女性应在医师指导下使用。 (6) 使用本品期间勿用含酒精的饮料，酒精会引起不适或恶心，但这种反应会自行消失。 (7) 给药时应洗净双手或指套或手套。 (8) 用药期间注意个人卫生，防止重复感染，避免房事。 (9) 用药部位如有烧灼感、红肿等情况应停药，并将局部药物洗净，必要时向医师咨询。

续表

编号	药物类别	药物名称	作用	不良反应	注意事项
					(10) 使用本品时应避开月经期。 (11) 对本品过敏者应禁用，过敏体质者慎用。 (12) 本品性状发生改变时禁止使用。 (13) 请将本品放在儿童不能接触的地方。 (14) 如正在使用其他药品，使用本品前请咨询医师或药师。
6	内分泌用药	地屈孕酮片（商品名：达芙通）	地屈孕酮片可用于治疗内源性孕酮不足引起的疾病，如： ·痛经 ·子宫内膜异位症 ·继发性闭经	极少数病人可出现突破性出血，一般增加剂量即可防止。其他不良反应如轻微出血、经期血量的改变、闭经、不适、呕吐、腹痛；肝功能改变、黄疸	在启用地屈孕酮片治疗功能失调性子宫出血之前，应排除器质性病因。 在治疗的头几个月有可能发生突破性出血和点滴出血。如果治疗一段时间之后发生突破性出血和点滴出血，或终止治疗后仍继续出血，那么应进行原因调查，如有

续表

编号	药物类别	药物名称	作用	不良反应	注意事项
			· 月经周期不规则 · 功能失调性子宫出血 · 经前期综合征 · 孕激素缺乏导致先兆性流产或习惯性流产 · 黄体不足所致不孕症	（少见）：乳房疼痛；瘙痒、皮肤过敏、荨麻疹；偏头痛、头痛、抑郁情绪、精神紧张；水肿；性欲改变。	必要，进行子宫内膜活检以排除子宫内膜恶性肿瘤。 地屈孕酮片治疗期间偶见肝功能改变，有时伴临床症状。因此，急性肝病或有肝病史且肝功能未恢复正常的患者应慎用地屈孕酮片。一旦出现严重肝损害时应停用本药。 如果首次使用时发生以下任何疾病，或在使用过程中恶化，必须考虑停止治疗： ——特别严重的头痛，偏头痛或可能导致脑缺血的症状。 ——血压显著上升。 ——发生静脉血栓栓塞。

续表

编号	药物类别	药物名称	作用	不良反应	注意事项
					应用于习惯性流产或先兆流产时，应确定胎儿是否存活，并且在治疗过程中应检查妊娠是否继续及胎儿是否存活。 需要监测的情况 已知可能受性激素影响，妊娠期间或应用性激素期间可能发生或加重的罕见疾病：胆汁瘀积性黄疸，妊娠期疱疹，严重瘙痒症，耳硬化症和卟啉症。 有抑郁症病史的患者应密切观察。如果严重的抑郁症复发，地屈孕酮治疗必须停止。 其他情况 患有半乳糖不耐受症，Lapp乳糖酶缺乏症或葡萄糖-半乳糖吸收障碍的罕见遗传性疾病患者不应服用此药。

编号	药物类别	药物名称	作用	不良反应	注意事项
					当地屈孕酮用于"在使用雌激素的妇女中预防子宫内膜增生"时的警告和注意事项可参阅雌激素药物产品信息中的警示。地屈孕酮对驾驶和操作机械能力没有影响或影响可忽略。
7	子宫平滑肌兴奋药	缩宫素	(1) 用于引产、催产、产后及流产后因宫缩无力或缩复不良而引起的子宫出血。 (2) 了解胎盘储备功能（催产素激惹试验）。	(1) 偶有恶心、呕吐、心率加快或心律失常。 (2) 大剂量应用时可引起高血压或水潴留。	(1) 用于催产时必须指征明确，以免产妇和胎儿发生危险。 (2) 静脉滴注时需使用滴数调节器控制用量。滴数应根据患者的具体情况而定。 (3) 遇有子宫收缩乏力，注药时间不宜超过6~8小时。 (4) 下列情况应慎用：胎盘早剥、心脏病、临界性头盆不称、曾有宫腔内感染史、宫

续表

编号	药物类别	药物名称	作用	不良反应	注意事项
					颈管经手术治疗、宫颈癌、早产、胎头未衔接、孕妇年龄已超过 35 岁者，用药时应警惕胎儿异常及子宫破裂的可能。 (5) 骶管阻滞时用缩宫素，可发生严重的高血压，甚至脑血管破裂。 (6) 用药前及用药时需检查及监护：①子宫收缩的频率、持续时间及强度；②孕妇脉搏及血压；③胎心率；④静止期间子宫肌张力；⑤胎儿成熟度；⑥骨盆大小及胎先露的情况；⑦出入液量的平衡（尤其是长时间使用者）。

续表

编号	药物类别	药物名称	作用	不良反应	注意事项
8		地诺前列酮栓（商品名：欣普贝生）	适用于妊娠足月（孕38周后）时促宫颈开始成熟和（或）继续成熟，其宫颈Bishop评分≤6分、单胎头先露有引产指征且无母婴禁忌证。	(1) 可出现胎心监护（CTG）的改变和非特异性胎儿窘迫。(2) 子宫活动增加和子宫收缩过强或伴有不伴胎儿窘迫。(3) 增加产后弥散性血管内凝血的风险。(4) 胃肠道反应如恶心、呕吐和腹泻等。(5) 子宫破裂。	(1) 在使用之前，应对病人的适应性和宫颈的条件仔细加以评估。(2) 置入栓剂后，须定期检测子宫的活动和胎儿情况，若有任何母婴并发症和不良作用的征象，应将栓剂从阴道中取出，以停止PGE₂的释放。(3) 曾有子宫收缩过强、青光眼和哮喘的患者应慎用。(4) 在应用PGE₂之前，应停用非甾体类抗炎药，包括阿司匹林。(5) 如宫缩过强目间太长，应考虑子宫张力过高和子宫破裂的可能性，应立即取出栓剂。

412

续表

编号	药物类别	药物名称	作用	不良反应	注意事项
					(6) 破膜前预期生产时欲施以硬膜外麻醉，取出栓剂是谨慎的做法。 (7) 当宫颈完全成熟或出现下列情况时栓剂应予取出：①临产，定义为不管宫颈情况如何，出现每3分钟一次的规律性宫缩；②自然破膜或者人工破膜；③出现有任何子宫过度刺激或者子宫强直性收缩的迹象；④胎儿宫内窘迫；⑤有母亲对PGE₂发生系统性不良反应的症状，如：恶心、呕吐、低血压和心率过速；⑥在静脉给催产素之前。 (8) 用药后的护理：①严密监测胎心音，专人护理，如出现胎心异常，予氧、左侧

编号	药物类别	药物名称	作用	不良反应	注意事项
					卧位，及时通知医师；②观察宫缩及产程的进展，助产士应触摸孕妇的宫缩情况，了解宫缩强度，持续及时取出欣普贝；③交代孕妇注意有无药物滑出，胎膜有无破裂；④严格交接班，详细记录用药时间及取出时间；⑤严格掌握取药指征。
9		卡贝缩宫素（中文名：巧特欣）	(1) 适用于选择性硬膜外或腰麻下剖宫产术后，以预防子宫收缩乏力和产后出血。 (2) 众多临床研究表明阴道分娩后使用卡贝缩宫素	(1) 静脉注射卡贝缩宫素后常发生的不良反应（10%～40%）为：恶心、腹痛、瘙痒、面红、呕吐、热感、低血压、头痛和震颤。	(1) 禁止使用于妊娠期和婴儿娩出前。 (2) 单剂量注射卡贝缩宫素后，一些患者可能没有产生足够的子宫收缩，此时并不能重复给予卡贝缩宫素，但可用附加剂量的其他子宫收缩药物如催产素或麦角新碱进行更进一步的治疗。

续表

编号	药物类别	药物名称	作用	不良反应	注意事项
			安全方便，可有效减少产后出血量。	(2) 不常发生的（1%～5%）为：背疼、头晕、金属味、贫血、出汗、胸痛、呼吸困难、寒战、心动过速和焦虑。	(3) 对持续出血的病例，需要排除胎盘碎片的滞留、凝血疾病或产道损伤。 (4) 对于血管疾病，特别是冠状动脉疾病的患者慎用。 (5) 老年患者不推荐使用。
10		卡前列素氨丁三醇（商品名：欣母沛、安列克）	(1) 适用于妊娠期为13～20周的流产。 (2) 用于下述与中期引产有关的情况：①其他方法不能将胎儿排出；②采用宫内方法时，由于胎膜早破导致药物流失、子宫收缩乏力；③尚无有效活能力	一般为暂时性的，治疗结束后即可恢复。常见的有恶心、呕吐、腹泻、恶心、还可出现潮红，体温升高等。用药前或同时给予止吐剂及止泻剂，可使前列腺素类药物的胃肠道不良反应发生率大为降低。	(1) 有哮喘、低血压、高血压、心血管病、肝肾病变、贫血、黄疸、糖尿病或癫痫病史的患者应慎用。 (2) 与其他缩宫剂一样，本药应慎用于有子宫瘢痕。 (3) 大剂量可引起子宫破裂，必须严格遵循推荐剂量使用。 (4) 不会直接影响胎儿（不会使胎儿致

编号	药物类别	药物名称	作用	不良反应	注意事项
			的胎儿出现意外的或自发性胎膜早破，但无力将胎儿排出。 （3）适用于常规处理方法无效的子宫收缩缓慢引起的产后出血现象。常规处理方法应包括催产素、子宫按摩以及肌内注射非禁忌使用的麦角类制剂。		死），流产出来的胎儿可能仍有暂时的生命迹象。不应被用做堕胎剂。
11		卡前列甲酯栓 （商品名：卡孕栓）	（1）与米非司酮序贯合并使用，用于终止停经49天内的早期妊娠。	（1）主要为腹泻、恶心或呕吐、腹痛等胃肠道症状。停药后上述反应即可消失。	（1）终止早期妊娠，本品不宜单独使用，须与米非司酮序贯合并使用。 （2）特别适合高危妊娠者，如多次人流史、

续表

编号	药物类别	药物名称	作用	不良反应	注意事项
			(2) 用于预防和治疗宫缩迟缓所引起的产后出血。	(2) 少数人面部潮红，很快消失。 (3) 注意观察前列腺素可能引起的一般副作用，如心血管系统症状等。	子宫畸形、剖宫产后以及哺乳期妊娠者。 (3) 本品不能用做足月妊娠引产。 (4) 如发现不可耐受性呕吐、腹痛或阴道大出血，应立即停用。 (5) 糖尿病、高血压及严重心、肝、肾功能不全者慎用。 (6) 必须戴无菌手套将药品置入阴道，以免发生感染。
12	子宫平滑肌抑制药	硫酸镁	(1) 可作为抗惊厥药。常用于妊娠期高血压疾病降低血压，治疗先兆子痫和子痫。 (2) 也用于治疗早产，高	(1) 可有暂时性肌腱反射消失、血压下降、心悸、呼吸困难、胸闷等。 (2) 静脉注射硫酸镁常引起潮红、出汗、口干等症	(1) 应用硫酸镁注射液前须查肾功能，如肾功能不全应慎用，用药量应减少，有心肌损害、心脏传导阻滞者应慎用或禁用。 (2) 每次用药前和用药过程中，定时做膝腱反射检查，测定呼吸次数，观察排尿量

续表

编号	药物类别	药物名称	作用	不良反应	注意事项
			浓度的镁离子直接作用于子宫平滑肌细胞，拮抗钙离子对子宫收缩活性，有较好抑制子宫收缩的作用。 (3)循证研究指出硫酸镁不但能降低早产儿的脑瘫风险，而且能减轻妊娠32周早产儿的脑瘫严重程度。	状，快速静脉注射时可引起恶心、呕吐、心慌、头晕，个别出现眼球震颤，减慢注射速度症状可消失。 (3)肾功能不全、用药剂量大，可发生血镁积聚，血镁浓度达5mmol/L时，可出现肌肉兴奋性受抑制，感觉反应迟钝、膝腱反射消失，呼吸开始受抑制，血镁浓度达6mmol/L时可发生呼吸停止和心律失常，心脏传导阻滞，浓度	查血镁浓度。使用硫酸镁必备条件：①膝腱反射存在；②呼吸≥16次/分；③尿量≥17ml/h或≥400ml/24h；④备有10%葡萄糖酸钙。镁离子中毒时立即停用硫酸镁并静脉缓慢推注（5~10分钟）10%葡萄糖酸钙10ml。 (3)用药期间可监测血清镁离子浓度，血清镁离子的有效治疗浓度为1.8~3.0mmol/L，超过3.5mmol/L即可出现中毒症状。 (4)用药过程中突然出现胸闷、胸痛、呼吸急促，应及时听诊，必要时胸部X线摄片，以便及早发现肺水肿。

续表

编号	药物类别	药物名称	作用	不良反应	注意事项
				度进一步升高，可使心跳停止。 （4）连续使用硫酸镁可引起便秘，部分病人可出现麻痹性肠梗阻，停药后好转。 （5）镁离子可自由透过胎盘，造成新生儿高血镁症，表现为肌张力低，吸吮力差、不活跃、哭声不响亮等，少数有呼吸抑制现象。 （6）极少数血钙降低，再现低钙血症。 （7）少数妊娠期妇女出现肺水肿。	（5）保胎治疗时，不宜与肾上腺素β受体激动药，如利托君（ritodrine）同时使用，否则容易引起心血管的不良反应。 （6）注意与硫酸镁配伍禁忌的药物有：硫酸多粘菌素，硫酸链霉素，葡萄糖酸钙、盐酸多巴酚丁胺，盐酸普鲁卡因，四环素，青霉素和苯夫西林（乙氧萘青霉素）。

续表

编号	药物类别	药物名称	作用	不良反应	注意事项
13		盐酸利托君注射液（商品名：安宝）	预防妊娠 20 周以后的早产。目前本品用于子宫颈开口大于 4cm 或开全 80% 以上时的有效性和安全性尚未确立。	(1) 静脉输注常出现孕妇和胎儿心跳速率增加，对健康孕妇心跳速率会避免超过 140 次/分，适当减少剂量或停止输注会很快恢复正常。 (2) 严重不良反应：肺水肿、肺水肿合并心功能不全、白细胞减少、粒细胞缺乏症、心律失常、横纹肌溶解症、新生儿肠闭塞、血清钾低下、休克、黄疸等。	(1) 对于紧急入院的患者，医师应对子宫颈口的开大、展平及出血情况进行综合评价，制订安全的给药方案后，严密监护下给药，应避免不必要的用药。 (2) 静脉滴注时，应密切监测孕妇的血压、脉搏、子宫收缩频率及胎儿心跳速率。特别是用于急性胎儿窘迫时，如果胎儿情况恶化，需立即停药。胎儿心跳每分钟可能增加 25 次以上，但通常很少见。 (3) 为预防由静脉综合征引起的低血压，输注时应保持左侧卧位。 (4) 密切监测本品对心血管的作用，当给药后出现持续性的心动过速，超过140次/分，

续表

编号	药物类别	药物名称	作用	不良反应	注意事项
				(3) 其他不良反应：心血管系统（窦上性心动过速、心悸、心动过速，有时出现面色潮红、胸痛，颜面疼痛，胎儿的心动过速、心律失常）；血液系统（罕见血小板减少）；精神神经系统（有时出现震颤、麻木感，头痛，四肢末端发热感，无力感；消化系统（有时有恶心感、呕吐、便秘，	应停药；如出现胸痛，应立即停药并行心电监护。避免用于心脏病或潜在心脏病人。 (5) 在延长输液期间，定期进行血液检查，密切监测有糖尿病人或排钾利尿病人的生化指标变化。因本品可以升高血糖及降低血钾，故糖尿病患者及使用排钾利尿剂的病人慎用。停药后24小时内转为正常。 (6) 本品治疗后曾有孕妇发生肺水肿的报告，原因包括患有心脏病、持续性心动过速（超过140次/分）、子痫以及与皮质类固醇并用，因此要严密监测患者，避免液体过多，如发生肺水肿立即停止用药。

续表

编号	药物类别	药物名称	作用	不良反应	注意事项
				伴淀粉酶升高的唾液腺肿胀；肝脏系统（ALT、AST等升高）；过敏症（皮疹、瘙痒、红斑）；给药部位血管痛、静脉炎，一过性血糖升高，CK升高，发热等。	(7) 胎儿酸中毒时，继续监测是必要的，少数严重酸中毒的（pH <7.15）的情况，不宜使用。 (8) 胎膜早破使用时要考虑是否会有绒毛膜羊膜炎的发生，用药要谨慎。 (9) 滴注药量超过0.2mg/min可能会增加不良反应，应加强监护。 (10) 在分娩之前用药的情况下，避免分娩后立即哺乳。 (11) 熟悉药物相互作用： 1) 避免与β受体激动剂（如异丙肾上腺素、多巴酚丁胺）和抑制剂（如奈替洛尔、美托洛尔、拉贝洛尔）同时使用。

续表

编号	药物类别	药物名称	作用	不良反应	注意事项
					2) 同时使用皮质类固醇激素可导致肺水肿,如地塞米松。 3) 下列药物同时使用,可加重对心血管的影响,特别是心律失常或低血压:硫酸镁、二氮嗪、哌替啶、强效麻醉剂。 4) 在副交感神经阻滞剂如阿托品存在下可导致高血压。 5) 与其他副交感神经胺同时使用时,对心血管影响加强。
14		盐酸利托君片(商品名:安宝片)	预防妊娠20周以后的早产。	(1) 严重不良反应:横纹肌溶解症(肌肉痛、无力感、CPK升高、血和尿中的肌红蛋白升高);新生	(1) 使用过程中,如果出现心率加快或心动过速,应进行减量等适当处理。 (2) 每天的使用剂量超过30mg可能会增加不良反应,应加强监护。

续表

编号	药物类别	药物名称	作用	不良反应	注意事项
				儿肠闭塞；血清钾低下。 (2) 其他不良反应：心血管系统（心悸、心动过速，罕见面色潮红、胎儿的心动过速、心律失常）、肝脏（GOT、GPT 升高）、血液系统（罕见血小板减少）、精神神经系统（时有震颤，罕见步态不稳）、消化系统（有时有腹痛、呕吐出现）等。	(3) 孕妇情况稳定后，每 1～6 小时仍需检查血压、脉搏和胎儿心跳速率，有酸中毒情况更应连续观察。 (4) 在分娩之前用药的情况下，建议避免分娩后立即哺乳。 (5) 熟悉药物相互作用： 1) 避免与 β 受体激动剂和制剂同时使用。 2) 同时使用皮质类激素可导致肺水肿。 3) 在副交感神经阻滞剂如阿托品存在下可导致高血压。 4) 与其他副交感神经同时使用时，对心血管影响加强。

续表

编号	药物类别	药物名称	作用	不良反应	注意事项
15		阿托西班（商品名：依保）	用于18岁以上、孕龄24～33周，胎儿心率正常的孕妇，在其规律性宫缩达每30分钟4次以上，每次持续至少30秒，并伴宫颈扩张1～3cm（初产妇0～3cm），宫颈管消失50%以上的时候，推迟其即将出现的早产。	（1）最常见的不良反应为（发生率>10%）恶心。（2）常见的（发生率为1%～10%）有头痛，头晕、呕吐、潮热、心动过速，低血压，注射部位反应和高血糖症。（3）少见的（发生率为0.1%～1%）有发热，失眠、瘙痒和皮疹。	（1）治疗应在确诊早产后尽快开始。宫缩持续存在时，应考虑替换疗法。（2）胎膜早破的患者慎用。（3）本品用于多胎妊娠或孕龄24～27周的疗效尚未确定。（4）尚无肝、肾功能不全的患者使用本品的经验。（5）缺乏胎盘位置异常患者使用本品的经验，故应慎用。（6）可以重复使用本品，但是多次重复反应用（达3次）的临床经验有限。（7）对胎儿生长受限的病例，继续或重新开始给予本品治疗，要取决于对胎儿成熟度的评估。

续表

编号	药物类别	药物名称	作用	不良反应	注意事项
16		硝苯地平片（商品名：心痛定）	(1) 心绞痛：变异型心绞痛；不稳定型心绞痛；慢性稳定型心绞痛。 (2) 高血压（单独或与其他降压药合用）。 (3) 抑制钙离子通过平滑肌细胞膜上的钙通道重吸收，从而抑制子宫平滑肌兴奋性。	(1) 常见不良反应：外周水肿、头晕、头痛、恶心、乏力和面部潮红（10%），一过性低血压（5%）。 (2) 其他不良反应：心血管系统（心绞痛、心悸、胸闷）、消化系统（腹泻、便秘、胃肠痉挛）、骨骼肌（骨骼肌发炎、关节僵硬）。	(8) 在给予本品治疗期间，应监测子宫收缩和胎儿心率。产后应监测失血量。 (9) 本品因缺乏与其他药物配伍禁忌资料，故不应与其他药物混合使用。 (1) 低血压：绝大多数患者服用硝苯地平后仅有轻度低血压反应，个别患者出现严重的低血压症状。在此期间需监测血压，尤其合用其他降压药时。 (2) 芬太尼麻醉接受冠脉旁路移植术（或者其他手术）的患者及心绞痛和（或）心肌梗死的患者，单独服用硝苯地平或与β受体阻滞剂合用可导致严重的低血压，如条件许可停药至少停药36小时。

续表

编号	药物类别	药物名称	作用	不良反应	注意事项
				精神神经系统（颤抖、睡眠紊乱、平衡失调 2%、晕厥 0.5%）；血液系统（少见贫血、白细胞减少、血小板减少、紫癜）、抗核抗体阳性关节炎等。 (3) 可能产生的严重不良反应：心肌梗死和充血性心力衰竭发生率 4%；肺水肿的发生率 2%；心律失常和传导阻滞的发生率各小于 0.5%。 (4) 过敏者可出现过敏性	(3) 外周水肿：10% 的患者发生轻中度外周水肿，与动脉扩张有关。水肿多初发于下肢末端，可用利尿剂治疗。 (4) β 受体阻滞剂反跳症状：突然停用 β 受体阻滞剂而启用本品者地平，偶可加重心绞痛。须逐步递减前者用量。 (5) 少数接受 β 受体阻滞剂的患者开始服用硝苯地平后可发生心力衰竭，严重主动脉狭窄患者危险性更大。 (6) 对诊断的干扰：应用本品时偶可有碱性磷酸酶、肌酸磷酸激酶、乳酸脱氢酶、门冬氨酸氨基转移酶和丙氨酸氨基转移酶升高，一般无临床症状。

续表

编号	药物类别	药物名称	作用	不良反应	注意事项
				肝炎、皮疹，甚至剥脱性皮炎等。	(7) 肝肾功能不全，正在服用β受体阻滞剂者应慎用，宜从小剂量开始，以防诱发或加重低血压，增加心绞痛，心力衰竭甚至心肌梗死的发生率。 (8) 长期给药不宜骤停，以避免发生生反跳现象。综合征而出现反跳现象。
17	扩容抗凝药	羟乙基淀粉	(1) 用于预防和治疗与手术、创伤、感染、烧伤有关的血容量不足和休克。 (2) 减少手术中对供血的需要，节约用血，如急性等容性血液稀释（ANH）。	(1) 极个别患者可能出现过敏样反应。 (2) 长期大剂量使用羟乙基淀粉，患者会出现皮肤瘙痒。 (3) 可能发生与剂量相关的凝血功能异常。	(1) 严重肝脏疾病或严重凝血功能素乱的病人应慎用。 (2) 避免过量使用引起液体负荷过重，特别是心功能不全和严重肾功能不全的病人。 (3) 为防止重度脱水，使用本品前应先给予晶体溶液。 (4) 应补充充足的液体，定期监测肾功能

428

续表

编号	药物类别	药物名称	作用	不良反应	注意事项
				（4）使用本品后，血清淀粉酶的浓度会升高，可能干扰胰腺炎的诊断。	和液体平衡。 （5）应避免与其他药物混合。 （6）应密切监测血清电解质水平。 （7）若患者有胃神经障碍时，其给药剂量与瘙痒发生率之间有相关关系，最好把剂量适当减少。
18		人纤维蛋白原	（1）先天性纤维蛋白原减少或缺乏症。 （2）获得性纤维蛋白原减少症：严重肝脏损伤；肝硬化；弥散性血管内凝血；产后大出血和因大手术、外伤或内出血等引起	少数过敏体质患者会出现变态反应，如出现皮疹、发热等严重反应者应采取应急处理措施。	（1）本品专供静脉输注。 （2）用于输注的输液器应带有滤网装置，但如发现有大块或大量不溶物时，不可使用。 （3）在寒冷季节溶解本品或制品刚从冷处取出温度较低的情况下，应特别注意先使制品和溶解的温度升高到30～37℃，然

编号	药物类别	药物名称	作用	不良反应	注意事项
			的纤维蛋白原缺乏而造成的凝血障碍。		后进行溶解。温度过低往往会造成溶解困难并导致蛋白变性。(4) 本品一旦溶解应尽快使用（2小时内滴注完毕）。
19		人凝血酶原复合物	(1) 预防和治疗因凝血因子Ⅱ、Ⅶ、Ⅸ、Ⅹ缺乏所致的出血，如乙型血友病、严重肝病及弥散性血管内凝血（DIC）等。 (2) 用于逆转抗凝药，如双香豆素类等诱导的出血。 (3) 预防和治疗已产生因子Ⅷ抑制性抗体的甲型血友病患者。	(1) 少数患者会出现面部潮红、眼睑水肿、皮疹及呼吸促等过敏反应，严重者甚至血压下降或过敏性休克。 (2) 偶可伴发血栓形成。 (3) 快速滴注时可引起发热、寒战、潮红、头痛、恶心等。 (4) A、B或AB型患	(1) 除肝病出血患者外，在用药前应确诊患者存在凝血因子Ⅱ、Ⅶ、Ⅸ、Ⅹ缺乏症。 (2) 用药期间应定期进行活化部分凝血活酶时间、纤维蛋白原、血小板及凝血酶原时间监测，以早期发现血管内凝血等并发症。 (3) 静脉滴注时，若发现弥散性血管内凝血（DIC）或血栓的临床症状和体征，要立即终止使用，并用肝素拮抗。 (4) 乙型血友病用药期间应每天检测凝血

续表

编号	药物类别	药物名称	作用	不良反应	注意事项
				者大量输注时，偶可发生溶血。	因子IX血浆浓度，以此调整用量。 (5) 近期接受外科手术者或肝脏疾病者应权衡利弊，慎酌使用。
20	镇静剂	地西泮（安定）	(1) 用于焦虑，镇静催眠，抗癫痫和惊厥，并缓解炎症所引起的反射性肌肉痉挛等。 (2) 也可治疗惊恐症、肌紧张性头痛、家族性、老年性和特发性震颤，或麻醉前给药。 (3) 产科适用于： 1) 宫口扩张缓慢及宫颈	(1) 常见的不良反应有嗜睡、头昏、乏力等，大剂量可有共济失调、震颤。 (2) 罕见的有皮疹、白细胞减少。 (3) 个别病人发生兴奋、多语、睡眠障碍，甚至幻觉。停药后上述症状很快消失。 (4) 长期连续用药可产生	(1) 对苯二氮䓬类药物过敏者，可能对本药过敏。 (2) 注射前嘱孕妇排空膀胱。 (3) 地西泮静注时常有疼痛，注射前向孕妇说明。 (4) 注射后迅速发挥作用，用药后数分钟可安静瞌睡入睡，用药后卧床，有条件者拉好床栏，防止摔伤。 (5) 剂量不宜过大，注射不宜过快，否则可导致呼吸抑制，低血压、心搏停止。

续表

编号	药物类别	药物名称	作用	不良反应	注意事项
			水肿时，调整不协调性宫缩乏力。 2) 当应用硫酸镁无效或有禁忌时可用于预防并控制子痫。	依赖性和成瘾性，停药可能发生撤药症状，表现为激动或忧郁。	(6) 地西泮静脉注射后很容易通过胎盘屏障，对胎儿呼吸有抑制作用，需指导孕妇左侧卧位，密切监测胎心音。 (7) 地西泮能促进软化宫颈，促进宫颈扩张，故需严密观察产程进展。 (8) 分娩前及分娩时用药可导致新生儿肌张力较弱，应禁用。 (9) 体弱、肝病和低蛋白血症患者对本类药的中枢性抑制较敏感，静脉注射给药时容易引起呼吸抑制、低血压、肌无力、心动过缓、嗜睡难醒，应慎用。

续表

编号	药物类别	药物名称	作用	不良反应	注意事项
21		盐酸哌替啶注射液（杜冷丁）	(1) 本品为强效镇痛药，适用于各种剧痛，如创伤性疼痛、手术后疼痛。麻醉前用药。对内脏绞痛应与阿托品配伍应用。 (2) 产科用于分娩止痛时，须监护本品对新生儿的抑制呼吸作用。适用于调整不协调性宫缩。 (3) 常与氯丙嗪、异丙嗪组成人工冬眠合剂应用。 (4) 用于心源性哮喘，有利于肺水肿的消除。	(1) 本品的耐受性和成瘾性介于吗啡与可待因之间，一般不应连续使用。 (2) 治疗剂量时可出现轻度的眩晕、出汗、口干、恶心、呕吐、心动过速及直立性低血压等。	(1) 未明确诊断的疼痛，尽可能不用本品，以免掩盖病情贻误诊治。 (2) 妊娠及哺乳：本品能通过胎盘屏障及分泌入乳汁，因此产妇分娩镇痛时以及哺乳期间使用时则量酌减。 (3) 肝功能损伤，甲状腺功能不全者慎用。 (4) 静脉注射后可出现外周血管扩张，血压下降，尤其与吩噻嗪类药物（如氯丙嗪等）以及中枢抑制药并用时。 (5) 用药前嘱患者排空膀胱。 (6) 注意监测胎心，观察产程进展，一般在给哌替啶 4 小时内，如宫缩乏弱，不协调宫缩消失、产妇能入睡，不行阴道检查。

433

続表

编号	药物类别	药物名称	作用	不良反应	注意事项
					(7) 肌注替哌啶后嘱孕妇卧床休息，不宜下床活动。估计产程在 4 小时内结束的产妇禁用哌替啶，注射后在 4 小时内娩出的新生儿要做好新生儿复苏准备。 (8) 注意勿将药液注射到外周神经干附近，否则产生局麻或神经阻滞。 (9) 本品过量中毒时可静脉注射纳洛酮（成人 0.4mg），亦可用烯丙吗啡作为拮抗药。
22	降压药	盐酸拉贝洛尔片	本品适用于各种类型高血压。	可见眩晕、乏力、幻觉、恶心、消化不良、腹痛、腹泻、口干、头皮麻刺感、心动过速、急性肾衰竭、瘙痒、胸闷、直立性低血压。	(1) 孕妇忌用静脉注射，口服制剂可安全有效地用于妊娠期高血压疾病；哺乳期妇女慎用。 (2) 有下列情况应慎用：严重过敏史，充血性心力衰竭、糖尿病、肺气肿病、肺气肿或非过敏

续表

编号	药物类别	药物名称	作用	不良反应	注意事项
					性支气管炎，肝肾功能不全，甲状腺功能减退，雷诺综合征或其他周围血管疾病者。 (3) 少数病人在服药后 2～4 小时出现体位性低血压，因此用药剂量应逐渐增加（若降压过低，可用新福林或阿托品予以拮抗）。 (4) 本品用量必须强调个体化，避免突然停药。 (5) 注意药物相互作用： 1) 本药与三环抗抑郁药同时应用可产生震颤。 2) 西咪替丁可增加本品的生物利用度。 3) 本品可减弱硝酸甘油的反射性心动过速，但降压作用可协同。 4) 甲氧氯普胺（胃复安）可增强本品的降压作用。

续表

编号	药物类别	药物名称	作用	不良反应	注意事项
23		盐酸尼卡地平注射液（商品名：佩尔）	手术时异常高血压的急救处置；高血压性急症。	(1) 严重不良反应：麻痹性肠梗阻、低氧血症（0.1%~5%以下）、肺水肿、呼吸困难（各在0.1%以下）、心绞痛、血小板减少（0.1%以下）、肝功能异常（0.1%~5%以下）、黄疸等，所以应充分观察，当发现这些异常时，停止给药，并给予适当处置。(2) 其他不良反应：循环系统（心动过速、心悸、	(1) 高血压性急症患者给予此药将血压降至目标血压后，尚需继续治疗且可口服时，应改为同名口服制剂。(2) 对于高血压急症患者高度升高的现象，所以在停止给药时要逐渐减量，停止给药后也要密切注意血压的变化。另外，改为口服给药后也要注意血压的反弹。(3) 长期给予本品时，注射部位、注射部位如果出现疼痛、发红等，应改变注射部位。(4) 药品的作用会有个体差异，所以在给药时应密切注意血压和心率的变化。(5) 肝、肾功能受损的患者和主动脉瓣狭

续表

编号	药物类别	药物名称	作用	不良反应	注意事项
				直立性低血压等）、消化系统（恶心、呕吐）、头痛、体温升高、血钾升高（0.1%以下）。	窄的患者，需慎重给药。 （6）本品对光不稳定，使用时应避免阳光直射。 （7）最好避免对哺乳期妇女给药，不得已给药时要让其避免哺乳。
24	糖皮质激素类药物	地塞米松	（1）主要用于过敏性与自身免疫性炎症性疾病。 （2）多用于结缔组织病、活动性风湿病、类风湿性关节炎、红斑狼疮、严重支气管哮喘、严重皮炎、溃疡性结肠炎、急性白血病等。	（1）长期使用可引起以下副作用：医源性库欣综合征面容和体态、体重增加、下肢水肿、紫纹、易出血倾向、创口愈合不良、月经紊乱、肱或股骨头缺血性坏死、骨质疏松及骨折（包括脊椎压缩性	（1）结核病、急性细菌性或病毒性感染患者应用时，必须给予适当的抗感染治疗。 （2）长期服药后，停药前应逐渐减量。 （3）糖尿病、骨质疏松症、肝硬化、肾功能不良、甲状腺功能减退患者慎用。 （4）所有妊娠 $28 \sim 34^{+6}$ 周的先兆早产应当给予1个疗程的糖皮质激素。若早产临产，来不及完成完整疗程者，也应给药。

续表

编号	药物类别	药物名称	作用	不良反应	注意事项
			(3) 也用于某些严重感染及中毒、恶性淋巴瘤的综合治疗。 (4) 产科用于促胎肺成熟治疗。	骨折、长骨病理性骨折），肌萎缩、低血钾综合征、胃肠道刺激（恶心、呕吐）、胰腺炎、青光眼、白内障、糖耐量减退和糖尿病加重等。 (2) 患者可出现精神症状：欣快感、激动、谵妄、不安、定向力障碍，也可表现为抑制。 (3) 并发感染为肾上腺皮质激素的主要不良反应。以真菌、结核菌、葡萄球	

续表

编号	药物类别	药物名称	作用	不良反应	注意事项
				菌、变形杆菌、铜绿假单胞菌和各种疱疹病毒为主。 (4) 糖皮质激素停药综合征。有时患者在停药后出现头晕、昏厥倾向、腹痛或背痛、低热、恶心、呕吐、食欲减退、关节疼痛、头疼、乏力、肌肉或软弱。	

（徐鑫芬）

附录二　妇产科常用检验项目的正常参考值和临床意义

检验项目	参考值	临床意义
1. 血液		
（1）一般检查		
红细胞计数	新生儿 $(6.0 \sim 7.0) \times 10^{12}/L$ 成人（女） $(3.5 \sim 5.0) \times 10^{12}/L$	增高：多见于真性红细胞增多症、各种原因导致的脱水、血浆容量减少、大面积烧伤和休克；长期缺氧如肺源性心脏病、肺气肿、高原病、先天性心脏病等；应用肾上腺素皮质激素、雄激素等也可引起红细胞增多。生理性增高：见于高山、高原居民和新生儿。 减低：见于妊娠中后期、血液稀释、白血病、各种贫血或水电解质失衡的病例等。

续表

检验项目	参考值	临床意义
血红蛋白	新生儿 180~190g/L 成人（女） 110~150g/L 孕妇 100~130g/L	血红蛋白含量是诊断和分类贫血的重要指标之一。新生儿若出现异常血红蛋白增高，结合 NADH 依赖高铁血红蛋白还原酶活性的降低，可疑为高铁血红蛋白血症。 妊娠期妇女生理性的变化，可引起红细胞数量与血浆容量升高比例不相称，导致血红蛋白浓度降低 20~30g/L。
网织红细胞计数	新生儿 0.03~0.06 成人（女） 0.005~0.015	增高：提示骨髓造血功能旺盛。常见于各种贫血，尤其是溶血性贫血和急性失血等。一般认为：在急性、较严重的失血时，未成熟网织红细胞在 5~8 小时增高，而网织红细胞计数在 2 天内不会明显增高。恶性贫血或缺铁性贫血应用维生素 B₁₂ 或供铁后显著增多，表示治疗有效。 减少：是无效红细胞造血的指针，见于非增生性贫血，如铁、铜、维生素 B₆、维生素 B₁₂ 或叶酸缺乏，以及慢性病性贫血（再生障碍性贫血，造血功能不良，慢性炎症、恶性肿瘤、慢性衰竭、内分泌疾病等）。

续表

检验项目	参考值	临床意义
红细胞沉降率（Westergren法）	成人（女）0～20mm/h	增高：病理性增高见于各种贫血、高球蛋白血症、高胆固醇血症、结核、风湿病、急性感染、结缔组织病、重症肾病、恶性肿瘤等。新生儿、儿童、月经期或妊娠期妇女可有生理性的轻度上升。减低：见于纤维蛋白原减少、真性红细胞增多症、遗传性球形红细胞增多症等。
血细胞比容	成人（女）0.37～0.43 孕妇<0.35	增高：见于各种原因引起的血液浓缩（如大量运动、大面积烧伤等）、红细胞增多症。减低：见于正常孕妇和各种贫血及血液稀释。在妊娠早期和中期，生理变化导致血细胞与血浆量增加不成比例，可使HCT逐渐降低，妊娠末期可仅为0.28～0.39。
白细胞计数	新生儿（15～22）×10⁹ 成人（女）（4～10）×10⁹ 孕妇（6～20）×10⁹	增高：生理性增高见于妊娠、分娩、剧烈运动、体力劳动和吸烟者等；病理性增高常见于细菌性感染以及某些病毒感染（流行性乙型脑炎、传染性单核细胞增多症、百日咳等）、某些炎症（急性风湿

续表

检验项目	参考值	临床意义
		热）、急性中毒、组织损伤（急性心肌梗死、大手术后、严重烧伤等）、骨髓增生性疾病等。 减低：某些特殊感染（如伤寒、结核、流感、风疹、疟疾等）、造血功能障碍、药物等过敏反应和自身免疫性疾病（如系统性红斑狼疮）、以及化疗、放疗等。
白细胞分类	中性粒细胞 0.50~0.70	增高：见于化脓性感染、炎症、急性失血、中毒、急慢性白血病、骨髓增生异常综合征；生理性增高见于新生儿、月经期、妊娠期、分娩期、餐后、剧烈运动后、吸烟后、极度恐惧与疼痛等。 减低：见于病毒感染和某些特殊感染（如结核、伤寒、流感、疟疾等）、急性白血病、过敏反应、自身免疫性疾病、化疗后等。
	嗜酸性粒细胞 0.005~0.05	增高：见于过敏性疾病、寄生虫病、皮肤病（如湿疹、银屑病、剥脱性皮炎等）、嗜酸性粒细胞白血病、慢性粒细胞白血病、恶性淋巴瘤、多发性骨髓瘤、真性红细胞增多症等。

检验项目	参考值	临床意义
	嗜碱性粒细胞 0～0.01	增高：见于嗜碱性粒细胞白血病、慢性粒细胞白血病、霍奇金病、慢性溶血或脾切除后。
	淋巴细胞 0.20～0.40	增高：见于麻疹、传染性单核细胞增多症、百日咳、再生障碍性贫血、慢性淋巴细胞白血病。 减低：见于放射病、使用皮质类固醇、烷化剂、抗淋巴细胞球蛋白治疗后、胸腺瘤、免疫功能缺陷病、丙种球蛋白缺陷症等。
	单核细胞 0.03～0.08	增高：见于结核、伤寒、疟疾、细菌性心内膜炎、急性感染恢复期、单核细胞白血病、恶性结缔组织病等。
	血小板计数 (100～300)×10^9	

续表

检验项目	参考值	临床意义
(2) 凝血功能和纤溶检测:		
活化部分凝血活酶时间（APTT）	仪器（磁珠法）28~40 秒	延长：见于先天性凝血因子缺乏（如血友病）、维生素 K 缺乏、循环中抗凝物质存在或增加、弥散性血管内凝血等。缩短：见于弥散性血管内凝血（DIC）的高凝期、第 V 或Ⅷ因子活性增强、血栓形成等性疾病、血小板增多等。
凝血酶原时间（PT）	仪器（磁珠法）11.5~14.3 秒	延长：可见于先天性和获得性因子 Ⅱ、Ⅴ、Ⅶ、Ⅹ 缺乏纤维蛋白原显著降低（<1.0g/L）、维生素 K 缺乏、肝脏病变及阻塞性黄疸、循环中存在抗凝物质或先天性缺乏凝血酶原等。缩短：可见于血栓前状态和血栓性疾病（如心肌梗死、脑血栓、深静脉血栓形成等）。
凝血酶时间（TT）	仪器（磁珠法）13.5~18.5 秒	延长：提示循环系统中存在抗凝物质（如可被甲苯胺蓝纠正则为肝素、类肝素物质）、纤维蛋白原含量减低或结构异常、纤维蛋白原降解产物含量升高等。

检验项目	参考值	临床意义
纤维蛋白原（FIB）	仪器测定法 2～4g/L	增高：见于动脉粥样硬化、糖尿病酮症酸中毒、恶性肿瘤、急性肾小球肾炎、急性心肌梗死、冠心病、肾病综合征、烧伤、外伤及手术后、放射治疗后及妊娠期（妊娠晚期可达到 8g/L 仍属于正常）等；慢性活动性炎症如风湿热、风湿性关节炎等和胶原性血管病，将使纤维蛋白原增高的症状持续延长。 减低：见于重症肝病、先天性纤维蛋白原缺乏症、营养不良、肝硬化导致合成减少，弥散性血管内凝血（DIC）和原发性纤溶症等导致纤维蛋白原消耗增加等。
纤维蛋白降解产物（FDP）	ELISA 法 <10g/L	血清 FDP 增高：见于原发性或继发性纤溶症，如静脉血栓、肝脏病变、恶性肿瘤及白血病化疗后、尿毒病、结缔组织病、妊娠期高血压疾病及溶栓治疗时。 尿 FDP 增高：见于妊娠毒血症、弥散性血管内凝血、肾脏病变等。

续表

检验项目	参考值	临床意义
乳胶凝集简易法	1∶16～1∶64	增高或见阳性：见于各种继发性纤溶症，弥散性血管内凝血时尤其明显，是弥散性血管内凝血的重要早期诊断依据之一。
D-二聚体	<0.5mg/L	
（3）电解质及其他无机物：		
钾	新生儿3.5～5.1mmol/L 成人3.5～5.5mmol/L	增高：见于急慢性肾功能不全或肾衰竭、肾上腺皮质功能减退、急性肠梗阻、各种疾病引起的酸中毒、严重挤压伤、重度溶血、不配型输血后、烧伤、休克、少尿、脱水、口服或注射含钾的药物等。 减低：见于严重腹泻、呕吐、摄入不足、丢失过多、长期应用皮质激素、库欣综合征、醛固酮增多症、缺钾性周期性麻痹、静脉输注大量葡萄糖或胰岛素等。

续表

检验项目	参考值	临床意义
钠	新生儿 134～146mmol/L 成人 135～145mmol/L	增高：见于肾上腺皮质功能亢进（库欣综合征）、高张性脱水症（失水大于失盐）、补盐过度、垂体肿瘤、脑血管意外、应用皮质激素等。 减低：见于胃肠道失钠（如呕吐、腹泻、幽门梗阻、肠道胆道瘘管、引流等）；肾上腺皮质功能减退、糖尿病多尿症、利尿剂治疗后等导致尿钠丢失过多；皮肤失钠（如大面积烧伤或创伤，大量出汗只补水分等）；肾炎或心力衰竭患者长期低盐饮食、肝硬化腹水、大量引流胸腹水等。
氯	96～106mmol/L	增高：见于呼吸性碱中毒、肾衰竭、高氯性代谢性酸中毒、肾炎少尿期，其余同高血钠。 减低：见于腹泻、呕吐、胃液、胰液或胆汁胆盐丢失、尿崩症、肺炎、糖尿病酸中毒、抗利尿激素分泌过多、各种肾病引起的肾小管重吸收氯化物障碍等。

续表

检验项目	参考值	临床意义
总钙	2.03～2.54mmol/L	增高：见于甲状旁腺功能亢进症、大剂量使用维生素 D、多发性骨髓瘤、骨萎缩等。 减低：见于甲状旁腺功能减退症、软骨病、维生素 D 缺乏、佝偻病、慢性肾小球肾炎、阻塞性黄疸、尿毒症、手足抽搐症等。
离子钙	脐带血 (1.37±0.07) mmol/L 新生儿 1.07～1.27mmol/L 成人1.10～1.34mmol/L	增高：见于原发性甲状旁腺亢进症、异位产生 PTH 的肿瘤。 减低：见于原发性甲状旁腺减退症、假性甲状旁腺减退症、肾脏疾病、尿毒症、维生素 D 缺乏、婴儿手足抽搐症及骨软化症、大量输入枸橼酸盐抗凝血等。
无机磷	脐带血 1.20～2.62mmol/L 成人（女） 0.90～1.32mmol/L	增高：见于维生素 D 过多、骨折愈合期、尿毒症或肾炎晚期、肾功能不全或衰竭、甲状腺减退症、糖尿病酮症酸中毒、肢端肥大症、乳酸性酸中毒、多发性骨髓瘤等。 减低：见于胰岛素过多、甲状旁腺亢进症、肾小管酸中毒、佝偻病、软骨病、垂体功能减低、吸收不良综合征、范科尼综合征等。

检验项目	参考值	临床意义
镁	0.65～1.20mmol/L（月经期稍高）	增高：见于急慢性肾功能不全、肾上腺功能减退、甲状腺及甲状旁腺功能减退症、糖尿病、多发性骨髓瘤。 减低：见于慢性肾功能不全多尿期、甲状腺及甲状旁腺功能亢进症、醛固酮增多症、慢性腹泻、吸收不良综合征、使用糖皮质激素或利尿剂治疗者。
铁	新生儿18～45μmol/L 成人（女）7～27μmol/L	增高：见于溶血性贫血、急性病毒性肝炎、肝坏死、维生素 B_6 缺乏症、再生障碍性贫血、血色病、铅中毒（铁利用率降低）、雌激素及铁剂治疗时等。 减低：见于缺铁性贫血、感染或炎症、尿毒症、胃溃疡或十二指肠球部溃疡、子宫功能性出血、恶性肿瘤、饮食缺铁或铁吸收障碍等。 妊娠期、哺乳期妇女、婴儿生长期等可出现血清铁生理性降低。

续表

检验项目	参考值	临床意义
总铁结合力	成人（女） 54～77 μmol/L	增高：见于缺铁性贫血、急性肝炎导致的肝细胞坏死、反复输血或口服避孕药后。 减低：见于遗传性转铁蛋白缺乏症、急慢性感染、肝硬化、肾脏疾病（如慢性肾炎、尿毒症等导致铁丢失运铁蛋白）、非缺铁性贫血（如溶血性贫血、血红蛋白合成障碍）等。
（4）有机化合物（代谢物）检查：		
胆红素总量	脐带血 <0.5 μmol/L 生后 1～2 天 早产儿 <137 μmol/L 足月儿 <103 μmol/L 生后 3～5 天 早产儿 <274 μmol/L 足月儿 <205 μmol/L 成人（女） 3.4～20.5 μmol/L	增高：见于各种黄疸，包括隐性黄疸、肾功能不全、溶血性贫血、新生儿溶血症等。 减低：提示为再生障碍性贫血以及各种继发性贫血等。

检验项目	参考值	临床意义
直接胆红素	$0 \sim 6.84\mu mol/L$	增高：提示为肝细胞性黄疸、阻塞性黄疸、胆结石症、胰头癌、肝内胆汁淤积症等。
总胆汁酸	循环酶法 $0 \sim 10\mu mol/L$	增高：提示肝脏相关病变，如病毒性肝炎、肝硬化、酒精性肝病、药物性肝损害、胆汁淤积、肝癌等。
甘胆酸	化学发光法 $0 \sim 270\mu g/dl$ 放射免疫法 $0 \sim 261\mu g/dl$	
蛋白总量	早产儿 $36 \sim 60g/L$ 足月儿 $46 \sim 70g/L$ 成人 $60 \sim 82g/L$	增高：提示机体脱水（如呕吐、腹泻、高热、休克等）、多发性骨髓瘤、巨球蛋白血症、糖尿病酮症酸中毒、慢性肾上腺皮质功能不全、炎症等。 减低：见于慢性肝病、消耗性疾病（恶性肿瘤、严重结核、甲状腺功能亢进等）、营养不良、溃疡性结肠炎、水中毒、水钠潴留综合征等、急性大出血、严重烧伤、肾病综合征等亦可因蛋白质丢失过多而 TP 降低。

续表

检验项目	参考值	临床意义
白蛋白	35～50g/L	增高：提示机体脱水（如呕吐、腹泻、高热、急性大出血、炎症、肾病综合征、糖尿病、系统性红斑狼疮、烧伤、肿瘤及其他慢性消耗性疾病。 减低：见于肝脏病变、蛋白质摄入不足、休克等）。 妊娠晚期或遗传性白蛋白缺乏症也可见 A1b 减低。
球蛋白	20～30g/L	增高：见于传染性疾病、自身免疫性疾病、肝硬化、骨髓瘤和淋巴瘤等。 减低：见于低 γ-球蛋白血症、免疫功能抑制（应用肾上腺皮质激素或其他免疫抑制剂等）或新生儿至 3 岁前幼儿期的生理性减少等。
白蛋白/球蛋白比值	1.35:1～2.5:1	减低：见于慢性活动性肝炎、肝硬化、低白蛋白血症、多发性骨髓瘤、巨球蛋白血症、胶原性疾病或其他慢性感染性疾病等。

检验项目	参考值	临床意义
C反应蛋白	0~5mg/L	增高：①各种细菌性感染；②组织损伤；③风湿热的急性期和活动期；④恶性肿瘤及器官移植后发生排斥反应时。
叶酸（FOL）	>12.9nmol/L	增高：口服叶酸类药物。减低：见于巨幼细胞贫血、溶血性贫血、骨髓增生疾病、胃肠功能紊乱、腹泻、营养不良等。
维生素B$_{12}$（VB$_{12}$）	156~672pmol/L	增高：见于急、慢性粒细胞白血病、白细胞增多症、真性红细胞增多症、红白血病、单核细胞白血病及部分淋巴细胞白血病及部分肿瘤、肝脏病变。减低：见于巨幼细胞贫血、吸收不良等。
甘油三酯	0.25~1.71mmol/L	增高：见于动脉粥样硬化、脂肪肝、甲状腺功能减退、冠心病、脑血管病变、糖尿病、肾病综合征、阻塞性黄疸、糖原累积症（Ⅰ及Ⅳ型）、极度贫血、原发性高脂血症等；酗酒、妊娠和口服避孕药也可使TG升高。减低：较少见。可见于慢性阻塞性肺病、脑梗死、甲状腺功能亢进、肾上腺皮质功能减退、营养不良和吸收不良等。

续表

检验项目	参考值	临床意义
总胆固醇	3.49~5.55mmol/L	增高：见于高脂血症、动脉粥样硬化、胆道阻塞（如胆道结石、肝、胆、胰肿瘤等）、胆汁性肝硬化、肾病综合征、糖尿病、黏液性水肿、甲状腺功能减低、部分高血压、黄色瘤及高胆固醇饮食等；摄入维生素A、D、口服避孕药等亦可引起TC增高。 减低：见于低脂蛋白血症、肝硬化、重症肝炎、尿毒症、重症贫血（如溶血性贫血、再生障碍性贫血）、摄入维生素C、对氨基水杨酸、卡那（如肺结核、晚期癌症）等；严重营养不良或消耗性疾病霉素、肝素等药物可引起TC降低。
铁蛋白	新生儿25~200μg/L 成人（女）12~150μg/L	增高：见于恶性肿瘤、重症肝病、铁粒幼细胞性贫血、再生障碍性贫血、巨幼细胞性贫血、心肌梗死、急性感染等。 减低：见于缺铁性贫血、营养不良、维生素C缺乏症、妊娠及月经失血过多的妇女。

续表

检验项目	参考值	临床意义
肌酐	苦味酸法 脐带血 53～106μmol/L 成人（女）53～97μmol/L 酶法 成人（女）45～84μmol/L	增高：见于急慢性肾功能不全、肾衰竭、心力衰竭、肢端肥大症等。
尿酸	尿酸酶-过氧化物酶偶联法 成人（女） 90～360μmol/L	增高：见于急慢性肾炎、肾结核、肾积水、尿毒症、痛风、白血病化疗后、溶血性贫血、红细胞增多症、甲状腺功能减退症、糖原累积症、Ⅲ型高脂蛋白血症。 减低：见于恶性贫血、肝豆状核变性、胰岛素治疗后。
尿素	脐带血 7.5～14.3mmol/L 成人（女） 2.5～6.4mmol/L	增高：见于肾前性氮质血症、肾性氮质血症、肾后性氮质血症。 减低：见于婴儿、孕妇及低蛋白高糖饮食的正常人。

续表

检验项目	参考值	临床意义
胱抑素C	0.59~1.03mg/L	
葡萄糖（空腹）	新生儿2.0~5.5mmol/L 成人3.9~6.1mmol/L 孕妇3.6~5.1mmol/L	增高：见于糖尿病、肾上腺皮质功能亢进、垂体功能亢进、甲状腺功能亢进、嗜铬细胞瘤、胰腺癌、重症脑外伤或症脑炎或情绪激动时可见生理性增高。高糖饮食、缺氧、脱水等；醉、缺氧、脱水等；高糖饮食或情绪激动时可见生理性增高。 减低：见于胰岛β细胞瘤、艾迪生病、垂体功能减退、肾上腺皮质功能减退、甲状腺功能减退、重症肝病、长期营养不良性减低。摄入大量维生素C、等；饥饿、剧烈运动、孕妇等可见生理性减低。左旋多巴或谷胱甘肽等药物可使血糖监测结果偏低。
75g口服葡萄糖耐量试验（OGTT）		增高：见于胰岛细胞增生或肿瘤、垂体功能减退症、肾上腺皮质功能减退、甲状腺功能亢进症、库欣综合征、艾迪生病等。 减低：见于糖尿病、肢端肥大症、嗜铬细胞瘤、重症肝病、胰岛素治疗后、脑外伤。

检验项目	参考值	临床意义
孕 24~28 周 GDM 筛查	空腹血糖 <5.1mmol/L 1 小时血糖 <10.0mmol/L 2 小时血糖 <8.5mmol/L	其中一项增高：糖耐量受损。2 项或以上增高：提示为妊娠期糖尿病。
胰岛素释放试验（口服 75g 葡萄糖）	空腹胰岛素 4.2~16.2mU/L 1 小时胰岛素 41.8~109.8mU/L 2 小时胰岛素 26.2~89.0mU/L 3 小时胰岛素 5.2~43.0mU/L	30min 血糖下降 <50%：提示为胰岛素抵抗，如垂体前叶、甲状腺及肾上腺皮质亢进、部分糖尿病患者。 胰岛素敏感者：血糖迅速下降且不易恢复，提示为垂体前叶功能减退、重症肝病等。

续表

检验项目	参考值	临床意义
C-肽	空腹 0.29 ~ 1.32nmol/L	增高：见于胰岛细胞瘤、胰岛素抵抗状态、服用类固醇激素、胰岛 β 细胞瘤手术切除不全或复发等。 减低：见于 1 型糖尿病。糖尿病患者存在胰岛素抗体时，宜选择 C-肽检测来反映胰岛 β 细胞的分泌功能。
糖化血红蛋白	4.2% ~ 6.3%	增高：提示血糖控制药物的剂量需作调整，但在具体剂量确定上，需要参考即时血糖和尿糖的浓度。糖化血红蛋白增高预示可能导致胎儿畸形、死胎或子痫等，是妊娠期糖尿病控制的重要参数。
糖化白蛋白	11.0% ~ 16.0%	增高：提示患冠心病的危险性降低。
高密度脂蛋白胆固醇 HDL-C	1.10 ~ 1.74mmol/L	减低：提示患冠心病、动脉粥样硬化的危险性增加，慢性贫血、肝血管病、糖尿病、急性肝炎、慢性肝炎和肝硬化、长期吸烟时 HDL-C 也降低。

续表

检验项目	参考值	临床意义
低密度脂蛋白胆固醇	2.07 ~ 3.10mmol/L	增高：于患动脉粥样硬化、冠心病、心肌梗死的危险性增加；其他如肾病综合征、慢性肾衰、肝病、糖尿病、慢性贫血。 减低：见于营养不良、神经性厌食和妊娠亦可增高、骨髓瘤、急性心肌梗死、创伤等。
(5) 血液气体、酸碱分析及临床酶学检验：		
血浆碳酸氢根	成人 23 ~ 29mmol/L	增高：呼吸性酸中毒或者代谢性碱中毒。 降低：呼吸性碱中毒或者代谢性酸中毒。
二氧化碳分压	4.65 ~ 5.98kPa (动脉血) 35 ~ 45mmHg	是判断酸碱平衡的一个主要指标。
丙氨酸氨基转移酶（ALT）	连续监测法 0 ~ 40U/L	增高：见于各种肝胆疾病及损伤、心血管疾病、骨骼肌疾病、内分泌疾病；早孕、妊娠期肝病、妊娠期内胆汁淤积、妊娠脂肪肝等可导致 ALT 升高 1 ~ 4 倍，妊娠结束即逐渐恢复。传染性单核细胞增多症、疟疾、流感、严重烧伤以及各种药物诱导导致的肝损伤亦可导致 ALT 升高。

检验项目	参考值	临床意义
碱性磷酸酶	速率法 40~160U/L	增高：多见于肝胆疾病、急性胰腺炎、胰腺癌、乏特壶腹癌等。抗惊厥类药物、抗甲状腺药物、抗结核药物、抗风湿类药物及口服避孕药等亦可使 GGT 增高。
谷氨酰氨基转移酶（GGT）	速率法 成人（女）8~40U/L 新生儿≤120U/L 早产儿≤160U/L	
酸碱度 pH （37℃）	成人 7.35~7.45	
氧分压	10.64~13.30kPa （动脉血）80~100mmHg	
门冬氨酸氨基转移酶（AST）	连续监测法 0~50U/L	增高：见于急性心肌梗死、肝脏病变、其他疾病（如心肌炎、皮肌炎、肺炎、肾炎、胸膜炎等）、胆道疾病、内分泌疾病、急性胰腺炎、肺梗死、溶血性疾病、白血病等。

检验项目	参考值	临床意义
乳酸脱氢酶（LDH）	乳酸→丙酮酸法 成人 100～250U/L 新生儿 100～780U/L	增高：见于心肌梗死、肝脏病变、肺梗死、癫痫、肾病、恶性肿瘤、血液病、肌肉损伤、进行性肌萎缩、传染性单核细胞增多症、妊娠，剧烈运动可出现 LDH 水平生理性升高。
肌酸激酶	≤25U/L	是心肌损伤较为特异和敏感的指标。
（6）血临床免疫学检验：		
绒毛膜促性腺激素	非妊娠 <3.1U/L	增高：见于早孕、异位妊娠、多胎妊娠、葡萄胎、绒毛膜上皮癌、生殖系统恶性肿瘤、妊娠期毒血症等。 减低：见于先兆流产等。
癌胚抗原	<5μg/L	是一种非特异性肿瘤标志物，主要用于对结肠直肠癌、胃癌、胰腺癌、肝细胞癌、甲状腺髓质癌、乳腺癌和肺癌等临床监测、疗效判断等方面。

续表

检验项目	参考值	临床意义
甲胎蛋白	<20μg/L	增高：原发性肝细胞性肝癌>400μg/L，甚至可高达10 000μg/L，也见于其他肿瘤，如睾丸胎瘤、恶性畸胎瘤、胃癌、胰腺癌等。
癌抗原125	<35U/ml	增高：提示为卵巢癌、子宫内膜癌、胰腺癌、胃癌等；子宫内膜异位症、盆腔炎、卵巢囊肿和良性肿瘤伴肿瘤等非恶性疾病亦可见血清CA125增高。另外，妇女孕早期也有CA125增高的可能。
癌抗原153	<25U/ml	增高：见于乳腺癌、依赖透析的肾功能不全患者；也见于其他恶性肿瘤和各种良性疾病、良性乳房疾病、肌瘤病和胸腔其他良性疾病。
糖链抗原19-9	<37U/ml	增高：主要用于胰腺癌、胆囊癌、肝细胞性肝癌、胃癌及结、直肠癌的早期诊断、治疗和监测癌症的复发，也是卵巢癌的诊断和病情监测指标。

检验项目	参考值	临床意义
鳞状细胞癌抗原	<1.5μg/L	
肿瘤坏死因子	(43±2.8) μg/L	增高：见于各种进行性炎症反应和器官移植后的排斥反应等。
2. 尿液		
(1) 尿液物理性状及一般检查：		
比重	新生儿 1.002~1.004 成人 1.015~1.030	增高：见于妊娠中毒症、高热、禁水、脱水、急性肾小球肾炎、心力衰竭、糖尿病、高渗性非酮症性昏迷、惊厥等。 减低：见于尿毒症、尿崩症、神经性多尿、肝肾综合征、休克、心力衰竭、肾小管损害、恶性高血压、慢性肾小球肾炎、肾盂肾炎、肾衰竭。
尿量 (24 小时)	1500~2000ml	增多：病理性增多见于尿崩症、糖尿病、甲状旁腺亢进、肾盂肾炎、高血压肾病、多发性骨髓瘤、急性肾小管坏死多尿期、肾移植、神经性多尿；生理性增多见于饮水过多、服用利尿剂、精神紧张、妊娠后期等。减少：病理性减少见于各种肾性疾病、DIC、尿路梗阻、肿瘤压迫、水肿、失液性肠梗阻、高钠血症；生理性减少见于饮水少、出汗过多等。

续表

检验项目	参考值	临床意义
酸碱度（pH）	4.5~8.0	增高：见于代谢性碱中毒、肾小管酸性中毒、尿路感染、膀胱炎、应用碱性药物、严重呕吐、餐后（碱潮）、原发性醛固酮增多症、胃扩张等。减低：见于代谢性酸中毒、低钾性碱中毒、糖尿病酮症酸中毒、Ⅳ型肾小管性酸中毒、应用酸性药物、肾炎、严重腹泻、痛风、白血病等。注意饮食变化导致的尿的 pH 变化：一般肉食者多为酸性，素食者多为碱性。
尿糖定量	新生儿 <1.11mmol/L 成人（24 小时） 0.56~5.00mmol/L	阳性：伴血糖增高见于糖尿病、肢端肥大甲状腺功能亢进症、嗜铬细胞瘤、库欣综合征等；血糖正常见于家族性糖尿、妊娠期糖尿、新生儿糖尿、应激性糖尿（如脑外伤、脑血管意外）、慢性肾小球肾炎、肾病综合征、肾小管酸中毒、慢性肾盂肾炎、垂体前叶功能亢进、急性心肌梗死等。
尿蛋白定量	成人（24 小时） 20~80mg	阳性：见于肾小球肾炎、肾盂肾炎、多发性肾髓瘤、溶血性疾病、急性肾衰、高血压肾病、肾小管性酸中毒、重金属中毒、多囊肾以及肾盂、单核细胞白血病、肌红蛋白尿、输尿管、膀胱、尿道炎等；生理性增高见于高蛋白饮食、剧烈运动和精神激动等。

检验项目	参考值	临床意义
尿胆原定量（24小时）	0~5.92μmol	增高：溶血性黄疸、肝细胞损伤等。
尿沉渣检查	<3/HP 白细胞 0~偶见/HP 红细胞 0~少量/LP 上皮细胞 0~偶见/LP 透明管型 0~偶见	1. 红细胞增多　见于泌尿系系统的炎症、肿瘤、结石等疾病。但也见于全身性疾病以及泌尿系系统邻近器官的疾病。摄入别嘌醇、抗凝剂、环磷酰胺、青霉素、磺胺类等药物也可有红细胞增多。 2. 白细胞增多　主要见于泌尿系系统的感染，也可见于泌尿系系统邻近器官疾病，如前列腺炎、阴道炎、盆腔炎等。 3. 上皮细胞肾实质损害时，如肾小球肾炎，可见较多的肾小管上皮细胞；泌尿系系统炎症时，可见较多鳞状上皮细胞，移行上皮细胞。 4. 管型　出现管型表示肾实质损害，见于急性或慢性肾小球肾炎、肾衰竭等。出现红细胞管型，特别有助于证明肾性出血。出现白细胞管型，特别有助于肾盂肾炎与膀胱炎鉴别，后者为阴性。颗粒管型、蜡样管型的出现进一步表明肾疾病的恶化或进入晚期。脂肪管型多见于肾病综合征、慢性肾炎等。如摄入卡那霉素、两性霉素B、头孢菌素等药物，尿液中可出现管型。

检验项目	参考值	临床意义
(2) 尿液生化检查:		
钙（24 小时）	2.5 ~ 7.5mmol	增高：见于甲状旁腺功能亢进症、溶骨性肿瘤、多发性骨髓瘤、骨质疏松症、维生素 D 中毒、肾小管性酸中毒、甲状腺毒症等。 减低：见于慢性肾衰竭、肾病综合征、急性肾小球肾炎、黏液性水肿、维生素 D 缺乏症、甲状旁腺功能减退症、佝偻病、软骨病。
钾（24 小时）	51 ~ 102mmol	增高：见于肾衰竭多尿期、应用皮质激素、原发性醛固酮增多症、肾小管性酸中毒、失钾性肾炎、糖尿病酮症酸中毒、应用利尿剂后。 减低：见于肾衰竭少尿期、肾小球性疾病、肾上腺皮质功能减退、吸收不良综合征等。 饮食对结果影响较大，应结合临床症状综合分析。

检验项目	参考值	临床意义
钠（24 小时）	130～260mmol	增高：见于肾上腺皮质功能减低、垂体功能减低、失盐性肾炎、应用利尿剂、肾小管性酸中毒、脑外伤等。 减低：见于低盐饮食、库欣综合征、应用皮质激素、盐潴留等。 饮食对结果影响较大，应结合临床症状综合分析。
氯化物（24 小时）	170～255mmol	
酮体定性	阴性	阳性：妊娠剧吐、糖尿病、各种酸中毒等。
肌酸（24 小时）	0～608μmol	
尿素氮（24 小时）	357～535mmol	
尿素（24 小时）	250～600mmol	

续表

检验项目	参考值	临床意义
尿酸（24 小时）	2.38~5.95mmol	
肌酐（24 小时）	5.3~15.9mmol	

3. 内分泌功能测定
(1) 下丘脑-垂体：

检验项目	参考值	临床意义
促甲状腺激素（TSH）	成人（女）0.27~4.20mIU/L	增高：见于原发性甲状腺功能减退症、地方性甲状腺肿、伴有甲状腺肿的甲状腺功能减退症的桥本病、亚急性甲状腺炎恢复期、外源性促甲状腺激素分泌肿瘤（如乳腺、肺部肿瘤）等；摄入金属锂、碘化钾、促甲状腺激素释放激素等亦可使 TSH 增高。 减低：见于甲状腺功能亢进症、继发性甲状腺功能减退症（生物活性降低）、摄入阿司匹林、皮质激素以及静脉使用肝素等。约 3% 的孕妇由于高浓度 hCG 影响可能早产 TSH 明显降低或无法检出；出生 48 小时内的新生儿或早产、相关疾病的新生儿 TSH 会略升高。

续表

检验项目	参考值	临床意义
促甲状腺激素释放激素 (TRH)	14～168pmol/L	增高：见于原发性甲低、垂体性甲低、使用去甲肾上腺素，多巴胺和抗甲状腺药物等。 减低：见于甲状腺功能亢进、下丘脑性甲低、脑外伤引起的下丘脑释放激素减少等。
促肾上腺皮质激素 (ACTH)	上午 8 时 2.2～17.6pmol/L 下午 4 时 1.1～8.8pmol/L	增高：见于异位 ACTH 综合征、严重应激状态（手术、烧伤等）、原发性肾上腺皮质功能减退症、垂体瘤所致肾上腺皮质增生、库欣综合征、Nelson 综合征等。 减低：见于垂体前叶功能病变（如席汉病）、垂体瘤、肾上腺皮质肿瘤、大剂量糖皮质激素治疗等。
催乳素 (PRL)	2.5～14.6μg/L	增高：见于恶性肿瘤（下丘脑、垂体或其他部位）、原发性甲状腺功能减退症、肾衰竭、多囊卵巢综合征、胸壁病变、带状疱疹性脑炎、外源性催乳素分泌增多症等。应用氯丙嗪、舒必利等中枢神经系统药物或口服避孕药可使催乳素水平增高。 减低：见于垂体前叶功能减退症及接受左旋多巴等治疗。

检验项目	参考值	临床意义
缩宫素	<3.2mU/L	
卵泡刺激素（FSH）	卵泡期、黄体期 1~9U/L 排卵期 6~26U/L 绝经期 30~118U/L	增高：见于原发性卵巢功能早衰、原发性性功能减退症、垂体腺瘤、早期垂体前叶功能亢进、睾丸精原细胞瘤、Turner综合征、Klinefelter综合征、更年期综合征等，以及摄入克罗米芬（氯米芬）、左旋多巴等药物。减低：见于雌激素或孕激素治疗、女性不孕症、下丘脑和垂体功能减退症、功能性子宫出血、长期服用避孕药或大量应用性激素等。
黄体生成素（LH）	卵泡期、黄体期 1~12U/L 排卵期 16~104U/L 绝经期 16~66U/L	增高：见于多囊卵巢综合征、原发性性功能减退症、Turner综合征、卵巢功能早衰、卵巢切除术后等，摄入克罗米芬（氯米芬）、螺内酯等药物亦可使LH增高。减低：见于女性不孕症、下丘脑和垂体性性功能减退症、功能性子宫出血、溢乳-闭经综合征、Kallman综合征、摄入地高辛、避孕药或大量应用性激素等。

续表

检验项目	参考值	临床意义
生长激素（GH）	脐血 0.47～2.35nmol/L 新生儿 0.71～1.88nmol/L 成人（女）<0.47nmol/L	增高：见于垂体功能亢进、肢端肥大症、巨人症、外源性生长激素分泌瘤（如胃、肺肿瘤）、肾衰竭、剧烈运动后、入睡后、大手术时、饥饿、严重营养不良、使用药物（如精氨酸、胰岛素、左旋多巴、雌雄激素、尼古丁等）。 减低：见于垂体前叶功能减退症、肥胖、性激素缺乏、甲状腺功能亢进或低下、肾功能亢进、使用葡萄糖或药物可使生长激素降低。
（2）甲状腺：		
总三碘甲状腺原氨酸（TT₃）	脐带血 0.5～1.1nmol/L 成人（女） 0.89～2.44nmol/L	
游离三碘甲状腺原氨酸（FT₃）	2.62～5.70pmol/L	增高：见于甲亢、三碘甲状腺原氨酸型甲状腺功能亢进。 减低：见于甲状腺功能减退。

续表

检验项目	参考值	临床意义
总甲状腺素 （TT$_4$）	新生儿 129～271nmol/L 孕 5 个月 79～227nmol/L 成人（女） 62.7～150.8nmol/L	增高：见于甲状腺功能亢进症。 减低：见于甲状腺功能减退症和肾衰竭等。
游离甲状腺素 （FT$_4$）	9.0～19.1pmol/L	升高：甲状腺功能亢进 降低：甲状腺功能减退
（3）肾上腺相关激素：		
17-羟皮质类固醇	成人（女）血清 248～580nmol/L 成人（女）24 小时尿 5.5～22.1μmol/L	增高：见于肾上腺皮质功能亢进、肾上腺皮质增生、肾上腺皮质肿瘤、甲状腺功能亢进、严重刺激和创伤、胰腺炎和肥胖症等。 减低：见于肾上腺皮质功能减退或肾上腺切除术后，垂体前叶功能减退、甲状腺功能减退等。

续表

检验项目	参考值	临床意义
17-酮类固醇总量	成人（女）24小时尿 21～52μmol/L	增高：见于肾上腺皮质功能亢进、垂体前叶功能亢进、睾丸间质细胞瘤、甲状腺功能亢进，以及应用促肾上腺皮质激素、雄性激素和皮质激素后等。 减低：见于肾上腺皮质功能减退、垂体前叶功能减退、睾丸功能减退和甲状腺功能减退等。
总皮质醇（血清）	上午8～9时 138～635nmol/L 下午3～4时 83～441nmol/L	增高：见于肾上腺皮质增生或肿瘤、库欣综合征、异位ACTH肿瘤、单纯性肥胖、手术、创伤等应激反应；口服避孕药、促肾上腺皮质激素、酗酒等亦可导致血清COR增高。 减低：见于肾上腺皮质功能减退、垂体前叶功能减退、甲状腺功能减退和一些慢性消耗性疾病；使用地塞米松、左旋多巴和金属锂等药物可使血清COR减低。
游离皮质醇（24小时尿）	28～276nmol/L	增高：见于甲状腺功能亢进、肾上腺皮质功能亢进、21-羟化酶先天缺乏、异位ACTH综合征等。 减低：见于肾上腺皮质功能减退、垂体功能低下、甲状腺功能低下、全身消耗性疾病等。

续表

检验项目	参考值	临床意义
（4）性激素：		
雌二醇（血清）	卵泡期 92~275pmol/L 排卵期 734~2200pmol/L 黄体期 367~1100pmol/L 绝经后 <100pmol/L	增高：见于乳腺癌、卵巢肿瘤、肾上腺皮质增生和肝硬化、性早熟，男性女性化，妊娠期妇女等。 减低：见于卵巢功能不全或衰竭、卵巢切除、Turner 综合征、下丘脑病变、垂体功能减退、原发性和继发性功能减退症等。
雌三醇（血清）	成人（女）<7nmol/L 孕 24~28 周 104~594nmol/L 孕 29~32 周 139~763nmol/L 孕 33~36 周 208~972nmol/L 孕 37~40 周 278~1215nmol/L	增高：见于双胎妊娠、孕妇肝肾功能损害、先天性肾上腺增生所致胎儿男性化、肝硬化、心脏病等。 减低：见于妊娠高血压综合征、先兆子痫、过期妊娠、胎儿先天性肾上腺发育不全、无脑儿、胎儿生长受限、胎儿窘迫、葡萄胎及胎儿其他先天性畸形等。孕期使用糖皮质激素亦可导致 E_3 降低。

续表

检验项目	参考值	临床意义
孕酮（血清）	卵泡期 <3.2nmol/L 黄体期 9.5~89nmol/L 绝经后 <2.2nmol/L	增高：见于多胎妊娠葡萄胎、绒毛膜上皮细胞癌患者、黄体囊肿、脂质性卵巢瘤、先天性肾上腺上皮变性态综合征等。 减低：见于先兆子痫、习惯性流产、死胎、排卵障碍、卵巢功能减退、溢乳性闭经综合征、黄体功能不全等。应用氨苄西林、口服避孕药可使孕酮水平降低。
睾酮（血清）	卵泡期 <1.4nmol/L 黄体期 <2.1nmol/L 绝经后 <1.2nmol/L	增高：见于睾丸间质细胞瘤、肾上腺皮质增生症、肾上腺肿瘤、多囊卵巢综合征、妊娠期绒毛膜上皮病、睾丸女性化、Tuener 综合征、性早熟、女性多毛症、肥胖者等、摄入巴比妥类镇静剂、氯米芬、促性腺激素及口服避孕药等亦可引起睾酮增加。 减低：见于唐氏综合征、尿毒症、睾丸炎、隐睾、肝功能不全、性发育不全、性腺功能减退、垂体前叶功能减退症、肾上腺皮质功能减退症等。应用雄激素、地塞米松、性激素、地高辛等药物以及酗酒可使检测结果偏低。

续表

检验项目	参考值	临床意义
(5) 胎盘激素：		
人绒毛膜促性腺激素（血清）	孕 7~10 天 >5.1U/L 孕 30 天 >100U/L 孕 8~10 周 50~100kU/L 孕 14 周 10~20kU/L	增高：见于早孕、异位妊娠、多胎妊娠、葡萄胎、绒毛膜上皮癌、生殖系统恶性肿瘤、妊娠期毒血症等。 减低：见于先兆流产等。
胎盘生乳素（血清）	成人（女）<0.5mg/L 孕 22 周 1.1~3.8mg/L 孕 30 周 2.8~5.8mg/L 孕 42 周 4.8~12mg/L	了解胎盘功能。 增高：双胎妊娠、妊娠合并糖尿病、母儿血型不合、过期妊娠、巨大儿。 降低：葡萄胎、先兆流产、妊娠高血压综合征合并有胎盘病变、胎儿生长受限、小样儿和小胎盘，血胎盘和早产。
4. 精液（WHO 标准，第 5 版）		
精液量	≥1.5ml	<1ml 见于睾丸炎、精囊炎、射精管道堵塞、生殖道感染造成的附属性腺功能损害（如性病）、睾丸功能不全、老年人、无精症、性交过频、前列腺切除术后等。 >8ml 提示为垂体性腺激素分泌过高或其他附属性腺功能亢进。

续表

检验项目	参考值	临床意义
pH	≥7.2	<7 或 >8 时，精子活力明显下降。 <7.0 见于前列腺或精囊炎症、输精管阻塞、先天性精囊缺乏等。 >8.0 见于附属腺或附睾急性感染。
精子数 （每次射精）	≥39×10⁶	低于参考值提示少精症。
精子浓度	≥15×10⁶/ml	下降：少精症、无精症。
前向运动精子率	≥32%	下降：影响受精率。
精子总活力	≥40%	下降：精索静脉曲张、生殖系非特异性感染以及使用某些抗代谢药、抗疟药、雌激素、氧化氮芥等。
正常形态精子率	≥4%	WHO 提示，若正常形态的精子低于 15% 则体外受精能力下降。

检验项目	参考值	临床意义
5. 羊水		
羊水量	足月妊娠 0.8 ~ 1.0L。	
雌三醇	早期妊娠 <0.35μmol/L 足月妊娠 >2.1μmol/L	能准确地反映胎儿胎盘单位的功能状态。
卵磷脂/鞘磷脂比值（L/S）	早期妊娠 <1:1 足月妊娠 >2:1	通常在孕 35 周时胎儿肺成熟，通过羊水中卵磷脂和鞘脂酰甘油的特征性升高来显示。
胆红素	早期妊娠 <1.28μmol/L 足月妊娠 <0.43μmol/L	增高：见于巨细胞病毒感染、乙型肝炎、胆管畸形；新生儿黄疸血清胆红素占总胆红素 <20%。患有各种肝炎性黄疸、阻塞性黄疸时血清胆红素一般占总胆红素 50%，在疾病恢复期由于其他结核胆红素快速排泄，胆红素与白蛋白结合不易排泄，可达总胆红素的 90% 以上。在肝功能衰竭、预后不良时，胆红素常低于总胆红素的 35%，死亡前下降到 20% 以下，可作为严重肝病预后的指征。

续表

检验项目	参考值	临床意义
6. 其他		
静脉压	0.30 ~ 1.42kPa (30 ~ 145mmH$_2$O)	
中心静脉压	0.59 ~ 0.98kPa (60 ~ 100mmH$_2$O)	
血压	收缩压 90 ~ 139mmHg 舒张压 60 ~ 89mmHg 脉压 30 ~ 40mmHg	

(熊永芳)

参考文献

1. 谢幸，苟文丽. 妇产科学. 第 8 版. 北京：人民卫生出版社，2013.

2. 曹泽毅. 中华妇产科学. 第 3 版. 北京：人民卫生出版社，2014.

3. 曹泽毅. 妇产科学. 北京：人民卫生出版社，2010.

4. Gary Cunningbam. 威廉姆斯产科学. 第 20 版. 郎景和，译. 西安：世界图书出版社，2001.

5. John O. Schorge，MD. 威廉姆斯妇科学. 陈春林，译. 北京：科学出版社，2013.

6. 美国心脏协会，美国儿科学会，卫生部妇幼保健与社区卫生司. 新生儿窒息复苏. 第 5 版. 上海：第二军医大学出版社，2007.

7. 美国家庭医师学会. 产科高级生命支持. 第 5 版. 盖铭英，龚晓明，译. 北京：中国协和医科大学出版社，2010.

8. 张宏玉. 助产学（修订版）. 北京：中国医药科技出版社，2014.

9. 郑修霞. 妇产科护理学. 第 5 版. 北京：人民卫生出版社，2014.

10. 夏海鸥. 妇产科护理学. 第 3 版. 北京：人民卫生出版社，2014.

11. 中华医学会妇产科分会，《中华妇产科杂志》编委会. 中华妇产科杂志临床指南荟萃. 北京：人民卫生出版社，2013.

12. Botros rizk，Juan Garcia-Velasco. 不孕症与辅助生

殖. 孙鲲，译. 北京：人民卫生出版社，2013.

13. Mark I. Evans, Mark P. Johnson, et al. 产前诊断. 段涛，译. 北京：人民卫生出版社，2010.

14. 王立新. 母乳喂养指导手册. 北京：北京科技出版社，2013.

15. 王磐石. 危重孕产妇抢救案例精选. 上海：上海科学技术出版社，2010.

16. 苟文丽，吴连方. 分娩学. 北京：人民卫生出版社，2003.

17. 姚树桥，孙学礼. 医学心理学. 北京：人民卫生出版社，2008.

18. 王维鹏，魏中南. 简明医学检验参考手册. 武汉：湖北科学技术出版社，2006.

19. 中国就业培训技术指导中心. 公共营养师. 第 2 版. 北京：中国劳动社会保障部出版社，2014.

20. 中国就业培训技术指导中心. 儿童健康指导. 第 2 版. 北京：中国劳动社会保障部出版社，2014.

21. 王满凤，熊永芳. 实用专科护士丛书：妇科·产科分册. 长沙：湖南科学技术出版社，2014.

22. 王立新，姜梅. 实用产科护理学. 北京：科技出版社，2013.

23. 邵肖梅，叶鸿瑁，丘小汕，等. 实用新生儿学. 北京：人民卫生出版社，2013.

24. 魏克伦，杨于嘉，译. 新生儿学手册. 第 5 版. 长沙：湖南科学技术出版社，2006.

25. 崔焱. 儿科护理学. 第 5 版. 北京：人民卫生出版社，2012.

26. Practice bulletin no. 146：management of late-term and postterm pregnancies. Obstet Gynecol, 2014, 124 (2 Pt 1)：390-396.

27. Queensland Maternity and Neonatal Clinical Guidelines Program. Vaginal birth after caesarean section (VBAC). Health professionals in Queensland public and private

maternity services Management of uterine rupture November 2014.

28. Childbirth：Labour，Delivery and Immediate Postpartum Care. from Pregnancy，Childbirth，Postpartum and Newborn Care：a Guide for Essential Practice. WHO 2003.

29. 中国疾病预防控制中心性病控制中心. 性传播疾病临床诊疗指南. 2006. 8.

30. 中华医学会妇产科学分会产科学组. 孕前和孕期保健指南. 中华妇产科杂志，2011，46（2）：150-153.

31. 中华医学会妇产科学分会产科学组. 前置胎盘的临床诊断与处理指南. 中华妇产科杂志，2013，48（2）：148-150.

32. 中华医学会妇产科学分会产科学组. 乙型肝炎母婴传播预防指南. 中华妇产科杂志，2013，48（2）：151-154.

33. 中华医学会妇产科学分会产科学组. 早产临床诊断与治疗指南（2014）. 中华妇产科杂志，2014，49（7）：481-485.

34. 中华医学会妇产科学分会产科学组. 新产程标准及处理的专家共识（2014）. 中华妇产科杂志，2014，49（7）：486-487.

35. 中华医学会妇产科学分会产科学组. 产后出血预防与处理指南（2014）. 中华妇产科杂志，2014，49（9）：641-646.

36. 中华医学会妇产科学分会产科学组，中华医学会围产医学会分会妊娠合并糖尿病协作组. 妊娠合并糖尿病诊治指南（2014）. 中华妇产科杂志，2014，49（8）：561-569.

37. 中华医学会妇产科学分会产科学组. 胎膜早破的诊断与处理指南（2015）. 中华妇产科杂志，2015，50（1）：3-8.

38. 熊永芳. 围产期母婴护理临床实践指南. 湖北：湖

北人民出版社, 2015.

39. 吕探云, 孙玉梅. 健康评估. 第 3 版. 北京：人民卫生出版社, 2013.

40. 刘兴会, 漆洪波. 难产. 北京. 人民卫生出版社, 2015.

41. KENNETH J. LEVENO；F. GARY CUNNINGHA, 等. 龚晓明, 边旭明, 主译. 威廉姆斯产科学. 第 22 版. 北京：人民卫生出版社, 2008.

42. 黄群, 姜梅. 妇产科护理. 上海：复旦大学出版社, 2015.

43. 罗碧如. 产科护理手册. 北京：科学出版社, 2011.

44. 李少寒, 尚少梅. 基础护理学. 第 5 版. 北京：人民卫生出版社, 2013.

45. 吕探云, 孙玉梅. 健康评估. 第 3 版. 北京：人民卫生出版社, 2013.

46. 薛辛东. 儿科学. 第 2 版. 北京：人民卫生出版社, 2010.